药物Ⅰ期临床试验质量管理实践

主　编　蒋　萌　邹　冲
副主编　刘　芳　殷俊刚　张　军
编　　委（按姓氏拼音排序）
　　　　戴国梁　高维敏　蒋　萌　刘　芳　史丽萍　王晓骁
　　　　殷俊刚　于　茜　俞景梅　张　军　朱玉先　邹　冲
编委单位　江苏省中医院

人民卫生出版社
·北京·

图书在版编目（CIP）数据

药物Ⅰ期临床试验质量管理实践 / 蒋萌，邹冲主编.—北京：人民卫生出版社，2021. 1

ISBN 978-7-117-31205-9

Ⅰ. ①药…　Ⅱ. ①蒋… ②邹…　Ⅲ. ①临床药学 - 药效试验 - 质量管理　Ⅳ. ①R969.4

中国版本图书馆 CIP 数据核字（2021）第 019835 号

| 人卫智网 | www.ipmph.com | 医学教育、学术、考试、健康，购书智慧智能综合服务平台 |
| 人卫官网 | www.pmph.com | 人卫官方资讯发布平台 |

药物Ⅰ期临床试验质量管理实践
Yaowu Yiqi Linchuangshiyan Zhiliang Guanli Shijian

主　　编：蒋　萌　邹　冲
出版发行：人民卫生出版社（中继线 010-59780011）
地　　址：北京市朝阳区潘家园南里 19 号
邮　　编：100021
E - mail：pmph @ pmph.com
购书热线：010-59787592　010-59787584　010-65264830
印　　刷：北京市艺辉印刷有限公司
经　　销：新华书店
开　　本：787 × 1092　1/16　印张：23
字　　数：531 千字
版　　次：2021 年 1 月第 1 版
印　　次：2021 年 2 月第 1 次印刷
标准书号：ISBN 978-7-117-31205-9
定　　价：69.00 元

打击盗版举报电话：010-59787491　E-mail：WQ @ pmph.com
质量问题联系电话：010-59787234　E-mail：zhiliang @ pmph.com

本书共分 7 章,主要内容有药物 I 期临床试验条件建设,包括 I 期病房的条件设备、组织体系和人员配备等内容;管理制度和岗位职责,包括 I 期临床试验的基本管理制度以及涉及的各类相关人员的职责;标准操作规程,包括项目的管理实施、各环节的流程、抢救与诊疗技术等标准操作;设计规范,包括 I 期临床试验以及等效性试验的试验方案、CRF、知情同意书、总结报告等的设计和撰写。所有涉及内容均附有相应的推荐模板。

本书所推荐的模板仅为药物 I 期临床试验机构制定管理制度和岗位职责、标准操作规程、设计规范等文件提供参考,各机构应根据药物 I 期临床试验运行的具体情况制定适合自身建设和管理的相关文件。本书还介绍了药物 I 期临床试验中信息管理系统、I 期临床试验数据核查等同行比较关注的内容,期望能对同行有所帮助。

本书可供药物临床试验机构管理人员、临床研究人员、临床医生、伦理委员会成员、制药企业、合同研究组织等相关人员参考使用,也可供医学院、药学院研究生以及科研人员查阅。

药物Ⅰ期临床试验是新药研发临床研究中非常重要的阶段，其受试者大多为健康人群或一些特殊病症人群，是新药的药理作用和安全性评价都尚处于早期探索的研究阶段。保证临床试验设计科学严谨，实施过程合法合规，提高临床试验质量，以达到研究结果真实可信，并使受试者权益得到充分保障是Ⅰ期临床试验的核心。因此，药物Ⅰ期临床试验需要制定详细的、符合临床试验实际运行需求的规章制度和人员职责、标准操作规程、设计规范等文件，以保证临床试验规范有序、高效运行。

目前，国内开展Ⅰ期临床试验的机构越来越多，同行之间需要经验交流，共同提高。本书编者长期从事Ⅰ期临床试验的项目管理和实施，熟悉Ⅰ期临床试验的各环节，对此有着深刻的体会和丰富的经验。我们愿意将自己多年的管理经验与同行进行交流和分享，为提高Ⅰ临床试验质量、推动新药的研发发挥一点作用。

本书主要从药物Ⅰ期临床试验条件建设包括Ⅰ期病房的条件设备、组织体系和人员配备等内容，管理制度和岗位职责包括Ⅰ期临床试验的基本管理制度以及涉及的各类相关人员职责等内容，标准操作规程包括项目的管理实施、各环节的流程、抢救与诊疗技术等操作内容，以及Ⅰ期临床试验和等效性试验的试验方案、CRF、知情同意书、总结报告的设计规范四个方面进行阐述。所有涉及内容均附有相应的推荐模板。本书作为参考性工具书，依据常规性、通用性原则进行介绍，有些环节和细节难以面面俱到，在实际操作过程中需要同行们根据具体情况补充和调整。

本书坚持"规范操作，注重实用，力求完整"的编写原则，对Ⅰ期临床试验中涉及的各环节尽可能进行了相应的文件制定并提供所需要的文本和表格。本书编者均长期从事Ⅰ期临床试验管理和实施、临床评价方法学研究等，多年来承担了大量的Ⅰ期临床试验项目，有着丰富的专业经验。然而由于临床试验是一个多方配合的运行体系，书中难免会有疏漏和失误，敬盼同行指正。

编　者

2020 年 10 月

目 录

第一章

药物Ⅰ期临床试验研究室实施条件

第一节 Ⅰ期临床试验研究室组织管理体系

一、概述

Ⅰ期临床试验研究室（以下简称研究室）主要向服务对象提供新药研发的临床耐受性试验、临床药代动力学试验及生物等效性试验，并提供相应的咨询服务，最大程度地满足服务对象的需求。研究室应严格按照《药物临床试验质量管理规范》《药物Ⅰ期临床试验管理指导原则（试行）》《药物临床试验生物样本分析实验室管理指南（试行）》及本研究室管理体系文件的要求，开展高质量的临床试验，为新药研发提供高效、优质的服务。研究室应不断完善质量体系，确保临床试验结果的科学性和可靠性。因此，建立完善的研究室组织机构，实现风险、成本和效果的最佳组合，是药物Ⅰ期临床试验高效实施的根本保证。

二、结构体系

Ⅰ期临床试验研究室组织结构分为两大部分：Ⅰ期病房和Ⅰ期测试室。Ⅰ期病房的工作包括完成受试者招募、受试者给药、生物样本采集、试验期间对受试者临床观察、数据采集、医疗保护等临床部分的研究内容。Ⅰ期病房应设置于具有一定规模和等级的医疗机构，以保证临床试验中所需的医疗条件，尤其是应保证对受试者的救治条件。Ⅰ期测试室主要完成生物样本检测、数据采集等实验室部分的研究内容。

本章主要阐述Ⅰ期病房的管理和技术特点。

三、管理体系

Ⅰ期临床试验研究室负责Ⅰ期临床试验的实施，为此，Ⅰ期病房应在药物临床试验机构的统一管理下，结合自身特点建立完善的管理体系并应保证其常规运行；Ⅰ期临床试验研究室应有组织结构的设置及职权的规定；制定并发布管理制度、标准操作规程、工作计划等，在实施过程中严格贯彻执行；Ⅰ期临床试验研究室应具备能够满足临床试验所需的资源，包括人员、环境条件、设施设备、试验场所等。

1. 设立Ⅰ期临床试验全范围、全过程的工作岗位并明确其责任 机构按相关管理要素任命符合专业要求并具备相应资质的负责人,配备相应的足够数量的人员,包括研究人员、研究协助人员、质量检查人员以及其他相关人员,并规定各类人员拥有所需的权力、资源和职责。实践经验表明,Ⅰ期临床试验研究室应配备一定数量的专职人员,尤其是具有一定临床经验的研究医生和研究护士,这是Ⅰ期临床试验得以正常运行很重要的因素。

2. 制定相对完整的研究室管理体系文件 ①规章制度和人员职责类文件:应根据《中华人民共和国药品管理法》《药物临床试验质量管理规范》《药物Ⅰ期临床试验管理指导原则(试行)》等相关规定制定。规章制度是Ⅰ期临床试验工作的纲领性文件,是对本研究室工作的指令和要求;人员职责的制定应根据管理体系的要素要求和设定的岗位明确各岗位人员职责以及实施路径。②标准操作规程(SOP)类文件:根据Ⅰ期临床试验相关的技术指导原则和医院诊疗护理相关要求制定Ⅰ期临床试验研究室自身的标准操作规程。标准操作规程是临床试验实施过程中的行为指导性文件,应详细描述临床试验的每一个实施细节,是工作人员实际操作时必须遵循的文件。③设计规范类文件:应根据《药品注册管理办法》和Ⅰ期临床试验相关的技术指导原则对研究方案的设计和撰写、研究病历和CRF[1]等数据采集和记录相关文件的设计等做出详细的规定,必要时应制定相应的应用模板指导并方便使用。管理体系文件的编制、修改、颁布、发放、保存和培训均应按照研究室文件管理规定执行。文件应使其处于受控状态。研究室负责人每年应定期组织研究室相关人员对管理体系文件的适用性及有效性进行评审,对审核结果的不适用或不符合实际操作情况应进行整改,从而保证管理体系的持续适应性和有效性。

3. 建立质量控制和质量保证体系 这是Ⅰ期临床试验管理体系中的重要环节。Ⅰ期临床试验研究室必须配备专门的质量检查人员。研究人员应严格按照试验方案和SOP开展Ⅰ期临床试验,同时,还必须有专门的质量检查人员对试验的每个环节、全过程全覆盖地进行核对检查,包括对试验过程中所有的实施环节、所有记录进行检查,及时发现问题,保证临床试验的质量。独立的第三方稽查也是Ⅰ期临床试验中非常有效的质量保证措施,非常建议Ⅰ期临床试验中引入稽查的机制,对临床试验设立多重质量防护堤,真正保证Ⅰ期临床试验的高质量、高水平。

4. 开展常规性、持续性人员培训 所有的管理体系文件均应传达至相关人员,并进行培训,使其被获取、理解、掌握并执行。

第二节　Ⅰ期病房人员配备和资质

一、概述

Ⅰ期临床试验主要研究人体对药物的耐受程度,并通过药代动力学研究,了解药物在人体内的吸收、分布、消除的规律,为后期临床试验制订给药方案提供依据。Ⅰ期临床试验

---

[1] 注:由于Ⅰ期临床试验主要为健康受试者,病例报告表术语使用不完全恰当,本书直接用CRF表述。

需要多学科专业技术人员的合作,因此所有人员应具备与承担的工作相适应的专业特长、资质和能力。应制定岗位职责,并按照岗位职责要求进行必要的岗位培训,使工作人员全面掌握本职工作须具备的基本知识和技能,确保技术先进和知识更新。

二、Ⅰ期病房人员结构

根据Ⅰ期病房的规模、开展项目数量配备足够的专业人员,包括研究室负责人、主要研究者、研究医生、药师、研究护士及其他工作人员(如项目管理人员、数据管理人员、统计人员、质控人员、文档管理员、研究助理、护工等)。人员配置时应充分考虑到具体岗位所要求的具体技能、教育背景、专业资格、相关知识、必要的经历以及判断能力。

三、能力资质要求

1. 研究室负责人　全面负责Ⅰ期临床试验管理工作;组织制定管理制度、标准操作规程、工作计划;建立、审批质量管理体系;检查和监督各岗位的工作状态;根据工作需求进行岗位配置和人员配置;保障Ⅰ期临床试验必需的资源;规范开展Ⅰ期临床试验;保障受试者的权益与安全。负责人应具备医学或药学本科以上学历并具有高级职称,具有5年以上药物临床试验实践和管理经验,组织过多项Ⅰ期临床试验,熟悉Ⅰ期临床试验相关的法规、规范和技术指导原则,熟悉Ⅰ期临床试验特性及工作管理程序。

2. 主要研究者　主要研究者为临床试验项目的总负责人,和申办者共同制订试验方案,授权项目中的研究人员及承担的职责,并带领研究团队按照试验方案开展Ⅰ期临床试验,对Ⅰ期临床试验数据的真实、可靠负责;保护受试者的权益与安全;应具有对相关试验结果的准确性和可靠性进行评价的能力。主要研究者应具备医学或药学本科或以上学历、高级技术职称,具有系统的临床药理专业知识,至少5年以上药物临床试验经验,负责过多项Ⅰ期试验。研究室负责人和主要研究者可以是同一人。

3. 研究医生　研究医生协助主要研究者进行Ⅰ期临床试验的医学观察、不良事件的监测与处置等工作。研究医生应具备执业医师资格,受聘于研究机构,具有医学本科或以上学历,有参与药物临床试验的经历,具备急诊和急救等方面的能力。Ⅰ期病房应根据开展项目的工作量配备相应数量的专职医生。

4. 药师　药师负责Ⅰ期临床试验用药品的管理和使用等工作。药师应具备药学本科或以上学历,具有临床药理学相关专业知识和技能。

5. 研究护士　研究护士负责Ⅰ期临床试验中受试者的护理、生物样本的采集、不良事件的监测等工作。研究护士应具备执业护士资格,受聘于研究机构,具有护理专科或以上学历,具有相关的Ⅰ期临床试验能力和经验。临床试验病房至少有一名具有重症护理或急救护理经历的专职护士。

6. 质控员　质控员负责Ⅰ期临床试验全过程的监控。质控员应具备医学、护理、药学或相关专业的本科或以上学历,熟悉本研究室管理体系的运作过程,熟悉Ⅰ期临床试验工作目的和运行程序,并了解对试验结果的评价。

7. 其他人员　主要包括:项目管理人员、数据管理人员、统计人员、研究助理等,均应具备相应的资质和能力。

四、人员培训

1. 培训计划应适应Ⅰ期临床试验管理体系不断完善的需要,通过多种渠道、多种形式实施各级人员的培训和考核,注重对业务技术骨干和学科带头人的培养。

2. 培训内容包括临床试验相关的法律法规、规范性文件和相关的Ⅰ期临床试验技术指导原则、专业知识和技能、管理制度、技术规范、标准操作规程、临床试验方案、数据管理等;确保参与临床试验的人员都有与其所承担的工作相适应的资质和能力。

3. 负责人应根据工作内容及时安排相关培训,以便知识更新;内部培训时,培训后应将有关材料、记录归档;外部培训时,应制订相应的培训计划并提出申请获批,培训后也应将相关材料归档。

五、人员考核

1. 质控人员应对研究室工作人员工作进行充分的监督,以确保其能够胜任岗位工作,并且能够依据质量体系和试验方案要求工作,有良好的依从性。

2. 注重人员培训的有效性,如通过检查外出培训人员的结业证、合格证或其他考试及考核合格证明材料,以评价学习成效。

3. 每年年底,研究室工作人员提交年度工作总结,参加年度考核,对不能胜任其职责或其工作不符合质量体系要求的人员应有相应的处置措施。

第三节　Ⅰ期病房的条件建设

Ⅰ期病房是开展Ⅰ期临床试验的场所。Ⅰ期病房的设施和环境是开展Ⅰ期临床试验的基础,是Ⅰ期临床试验正常运行的保障。应根据相关指导原则配备满足条件的场所、设施和环境,以确保Ⅰ期临床试验质量。

一、Ⅰ期病房布局

Ⅰ期病房应设置不同的功能区,包括试验区、工作人员办公区、受试者生活休息区等。
各区域应相对集中、相对独立、互不干扰,整个病房的路径应该保持流畅。图1-1为Ⅰ期病房的举例示意图。

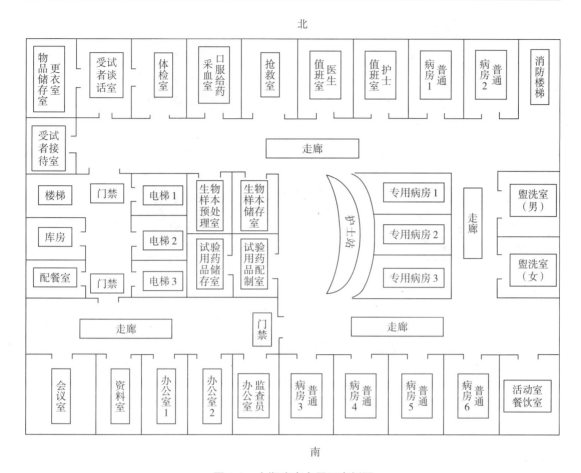

图 1-1　Ⅰ期病房布局示例图

图 1-1 所示的Ⅰ期病房的特点是：受试者和工作人员进入Ⅰ期病房有不同的路径，互不干扰；整个Ⅰ期病房的分区清晰并相对独立；病房的路径基本按照试验的流程布局。

1. 试验区　试验区根据试验不同的环节，一般又分为受试者筛选功能区，包括受试者接待室、谈话室、体格检查室等；受试者给药和临床观察区，包括普通试验病房、专用试验病房、抢救室、护士站等；生物标本采集功能区，包括生物标本采集室、生物标本处理以及保存的实验室；药物管理功能区，包括药物储存室、药物准备室等。应根据试验流程的顺畅进行试验区的布局，一般没有严格的布局规定。

（1）受试者接待室：是受试者签到报名的场所。通常应设有受试者报名系统、受试者参加临床试验查重系统，一般设置在靠近Ⅰ期病房入口附近。

（2）谈话室：是和受试者谈话沟通，介绍临床试验的详细情况并签署知情同意书的场所。条件许可的话可单独设置，也可以和受试者接待室合用。应是相对安静、独立的区域。可设有影音系统。

（3）体格检查室：是对受试者进行体检的场所。配置身高体重检测仪、血压计、体温计、诊察床，条件许可的情况下，可以配置能够溯源的心电图检查设备等（图 1-2）。

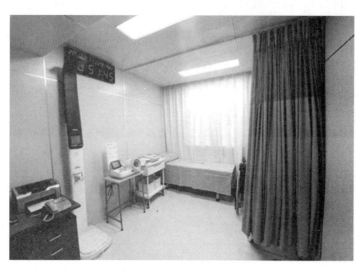

图 1-2 Ⅰ期病房检查室

（4）试验病房：包括专用试验病房和普通试验病房。专用试验病房是用于需要密切观察或需要卧床用药（如静脉给药）并床边采集生物样本的病房，大多采用开放式或半开放式的病房，应位于护士站周围，便于观察。普通试验病房用于受试者常规给药、一般临床观察和夜间休息。在一些Ⅰ期病房还设置了专门的给药室，视具体条件而定。试验病房应在标准病房的基础上体现人性化、多样化等临床试验特点。病床设备应有负压吸引和供氧、呼叫系统、心电监护设备、电源插座等设施。特殊情况下需配备专用仪器，如开展降糖药临床试验需配备血糖监测仪等。配置带有轮子的病床，且配备隔离装置如帐幔，以利于保护受试者的个人隐私和安静休息。病房门以及走廊应足够宽畅，以便于病床出入（图 1-3）。

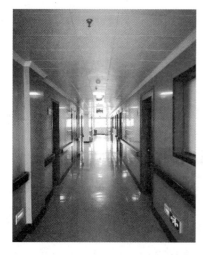
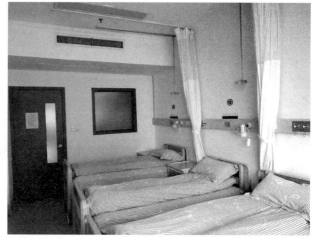

图 1-3 Ⅰ期病房

（5）抢救室：应具有必要的现场抢救条件，需要配备监护仪器设备如心电监护仪、呼吸机、心电图机、除颤仪、吸引器和常用的急救药品、紧急呼叫系统、可移动抢救车等，确保抢救药品齐全、抢救设备状态良好，能备应急使用。同时，试验场所也应有迅速转诊的条件，如通畅的应急通道，并能够在5~10min内到达医疗机构的专门抢救科室（图1-4）。

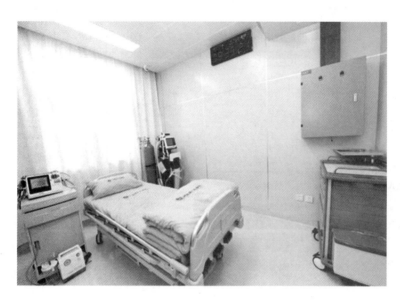

图1-4　Ⅰ期病房抢救室

（6）护士站：按照医疗机构常规要求设置病房护士站，应布局在病房的中心位置，便于对受试者的观察和试验操作（图1-5）。

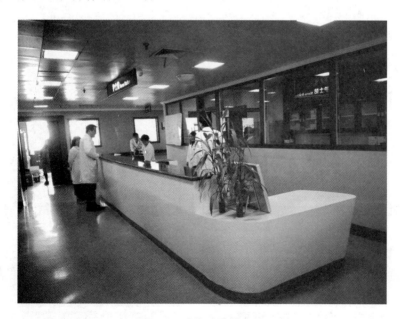

图1-5　Ⅰ期病房护士站

（7）生物标本采集室：当生物标本采集点比较密集，如间隔时间较短的静脉血抽取时，常常安排受试者集中在一个区域内进行采集，有利于临床观察和标本的准确采集。应考虑配备宽敞、安静、通风良好的场所，并邻近抢救室。室内应配备舒适的可调节座椅，使受试者处于比较舒适的体位，便于较长时间的等待；室内布置应体现温馨的气氛，必要时可以给受试者配备电视、书籍等，避免受试者等待时感觉枯燥乏味，并能缓解焦虑情绪。

（8）生物标本处理以及保存的实验室：需要配置离心机、低温冰箱、冷冻冰箱、温湿度监控设备、避光设施（避光窗帘、波长适合的黄光灯或避光操作箱）等（图1-6）。

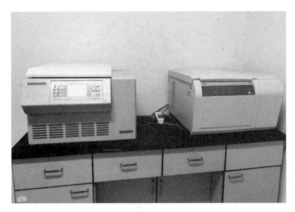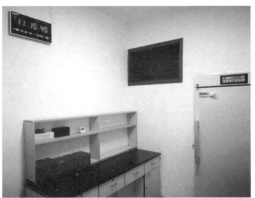

图1-6　Ⅰ期病房生物标本处理室

（9）药物储存准备室：需要配置药品专业储存柜、温湿度监控设施，必要时需配备层流净化台、生物安全柜、避光设施等。实施盲法给药的试验，药物准备室应配备保密设施，如安全锁、门口设有"药物准备中，勿入"等字样的警示灯，保证盲法的实施。

2. 办公区

（1）医生办公室：配备办公信息设备，包括联网工作计算机和联网查询医院信息系统（hospital information system, HIS）和实验室信息系统（laboratory information system, LIS）的计算机；配备文件柜（带锁）、传真机、直拨电话、复印设备、摄录设备等。

（2）资料档案室（图1-7）。

（3）监查员办公室。

（4）试验物资储存库房。

3. 受试者生活区

（1）更衣室：是提供受试者更换统一的Ⅰ期病房试验服的场所，应尽量布局在靠近Ⅰ期病房入口处，配备给受试者存放个人物品的带锁柜。

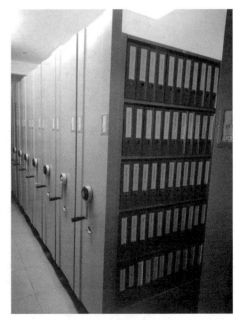

图1-7　Ⅰ期病房资料档案室

（2）餐饮室：包括配餐室和就餐室，配备饮水设备、食物称量秤、饮食保温设备等。

（3）活动室：可配备书籍报刊、棋牌、安全网络等，室内装修应体现舒适、温暖、愉悦的氛围。

（4）盥洗室：建议在整个生活区域设置数量合适的盥洗室便于试验期间监护。卫生间隔门应有向内向外双向开门的装置，以便受试者如厕时发生意外时可以迅速打开隔门进行救治。设计活动的男女卫生间的标志牌，可以根据需求随时调整男女卫生间数量比例。

二、病房信息系统设施

Ⅰ期病房应设置如下基本的信息系统：

1. 门禁系统　应设置双向的门禁系统。

2. 时钟同步系统。

3. 病房监控系统。

4. Ⅰ期病房办公系统。

5. 联网的 HIS 系统、LIS 系统等。

6. Ⅰ期试验药物管理系统和冰箱温湿度自动监控系统。

三、试验仪器设备管理

1. 试验病房设专人负责仪器设备管理，适时对试验设施和设备进行质量控制检查，对仪器资料进行归档管理。

2. 仪器设备操作者应具有适当资质并经过操作培训，应根据相应用途使用设备。

3. 仪器设备应有清晰的状态标识，标明其生产日期和运行状态。须检定校准的仪器设备按规定进行检定校准，确保试验病房的仪器设备符合国家的相关要求。

4. 仪器设备具有可操作的标准操作规程，并保留所有使用和维护的记录。

四、试验场所环境

1. 试验病房的能源、光照、通风、供水、废弃物处置设施以及环境条件应满足临床试验的要求。

2. 对于有特殊环境要求的工作区域，其设施的配备应满足规定的要求。有湿度或温度要求的试验房间，应配置温湿度监测仪。

3. 每批受试者出组后及时更换床单、被套，用消毒液擦拭床单位，开窗通风。

4. 试验产生的医疗废弃物和生活垃圾应按照临床医疗废弃物相关分类要求以及垃圾处理要求进行处理。

五、试验场所工作安全注意事项

1. 试验病房内不得进行与试验无关的活动，不得存放与试验无关的物品。

2. 为确保试验病房和人员安全，受试者试验期间根据方案规定留住试验病房，不能随意出入。对外来人员采取限制进入措施。非试验病房人员未经许可不得随意进出试验病房。允许进入者，需详细登记进入人员的信息和进出时间，佩戴标志牌，并接受工作人员的指引，按照规定路线出入。试验病房保持安静，不得大声喧哗。

3. 试验病房的台面和地面应保持干净整洁，进行常规清洁。值班人员每天下班时，不用的设施或设备应切断电源，关好门窗。

4. 试验病房应采用双供电线路并配备不间断电源。在使用电源、火源时必须遵守安全第一的规则。不得乱接电源。

5. 试验病房应设有消防通道并保持通畅。各工作场所均配备相应的消防设施并放置于醒目易取的地点。

6. 试验病房安全区域禁烟。

（张　军　殷俊刚　蒋　萌）

药物Ⅰ期临床试验管理制度及人员职责

第一节 Ⅰ期临床试验管理制度

一、概述

(一)定义

Ⅰ期临床试验管理制度是指药物临床试验机构为保证药物临床试验的有效运行,依照相关法律法规并结合本机构Ⅰ期临床试验工作特点,制定的涉及Ⅰ期临床试验工作的相关部门及其人员需共同遵守的规定和原则。生物等效性试验因管理性质、实施技术要求等均与Ⅰ期临床试验相同,故按照Ⅰ期临床试验的管理制度执行,不再另行制定。

Ⅰ期临床试验管理制度是对Ⅰ期临床试验实施过程中全面的目标性的要求,属于机构内部的指令性文件,具体执行和落实需要结合各岗位职责并且配套相应的标准操作规程等执行性文件,因此,规章制度和标准操作规程的概念是不同的,规章制度体现"应该、必须"的指令概念,标准操作规程则体现"如何做"的概念,包括"谁、什么时候、什么环节、什么动作"等,体现具体步骤和实施细节,两者切勿混为一谈。

(二)制定原则

1. 有法可依 Ⅰ期临床试验和生物等效性临床试验应遵循我国现行的《中华人民共和国药品管理法》《药物临床试验质量管理规范》(GCP)、《药品注册管理办法》《药物Ⅰ期临床试验管理指导原则(试行)》《化学药物制剂人体生物利用度和生物等效性研究技术指导原则》《以药动学参数为终点评价指标的化学药物仿制药人体生物等效性研究技术指导原则》《生物利用度及生物等效性研究中试验样品的提供与管理》、2020年版《中国药典》四部通则9012部分生物样品定量分析方法验证指导原则、《药物临床试验伦理审查工作指导原则》等法律法规,并参照国际通行规范,制定相关管理制度、岗位职责,确保临床试验的有效运行和管理。

2. 切实可行 Ⅰ期临床试验管理制度的制定应在机构制定的药物临床试验的规章制度基础上,结合Ⅰ期临床试验的实际操作情况,不能和机构制定的规章制度相悖,同时应凸显Ⅰ期临床试验特殊性、规范性、合理性和可操作性。

(三)制定要求

1. 内容完整 由于Ⅰ期临床试验的特殊性,尽管机构层面已经制定相应的管理制度,但是仍然建议制定完整的Ⅰ期临床试验管理制度。按照Ⅰ期临床试验运行环节及主要相关事件,制定Ⅰ期临床试验运行管理、试验药物管理、仪器设备管理、研究人员培训管理、文件资料管理、合同与财务管理、不良事件处理与报告管理、质量控制与质量保证、风险管理、病房管理、受试者管理、生物样品管理、人类遗传资源管理等纵向类的规章制度。本书主要是按照Ⅰ期与生物等效性临床试验各环节提供了14个相应的管理制度以供参考,包括:Ⅰ期临床试验运行管理制度、人员培训制度、合同管理制度、经费管理制度、风险管理制度、Ⅰ期病房管理制度、受试者管理制度、试验用药品管理制度、生物样品管理制度、仪器设备管理制度、档案管理制度、质量管理制度、不良事件处理与报告管理、人类遗传资源管理等。Ⅰ期临床试验测试室应制定相应的实验室管理制度,因其有特殊的实验室要求,本书未作阐述。

2. 表述准确　管理制度的文字表达应准确简洁,避免产生不易理解或不同理解的可能性。

3. 格式统一　管理制度制定的格式可包括但不限定于以下几方面:目的、适用范围、正文,以及版本号及版本日期、制定修订记录等。制度编写过程中涉及的术语、符号、代号应统一。同一概念与同一术语之间应保持唯一对应关系,类似部分应采用相同的表达方式与措辞。

二、管理制度推荐模板

模板2.01

××××××机构Ⅰ期临床试验管理制度		文件编号	
起草者(注:初订文件)或 修订者(注:修订文件)		版本号	
审核者		版本日期	
批准者		批准日期	

Ⅰ期临床试验运行管理制度

【目的】

规范药物Ⅰ期临床试验、生物等效性临床试验的准备阶段、实施阶段、完成阶段全过程的管理。

【适用范围】

药物Ⅰ期与生物等效性临床试验项目运行各环节主要相关事件的管理。

【管理制度】

一、项目评估

在承接Ⅰ期临床试验项目之前,由机构办公室、项目管理人员、主要研究者根据以下原则对项目进行评估:

1. 科学基础　试验药物具有良好的临床前研究的科学基础,预估临床试验风险程度。进行药代动力学研究的试验药物检测目标成分明确,有相应的标准品等。

2. 申办者条件　申办者发起临床试验的条件与质量管理能力,监查员的资质、经验与能力;合同研究组织(contract research organization,CRO)的资质以及对Ⅰ期临床试验的质量管理能力。

3. 检测条件(如有)　生物样本分析实验室的资质,具有承担该研究项目的能力,包括检测条件和完成检测任务的时效性、专业技术人员水平等。

4. Ⅰ期病房　床位数能满足临床试验需求,已承担的项目数,尤其是确认没有同时承担不同申办者相同品种的药物临床试验。

5. 研究团队　主要研究者组织研究团队,包括研究医生、研究护士、研究助理、药物管理员、质控员、生物样本处理和/或生物样本分析测试人员等。

评估后,对是否接受试验项目,由项目管理人员、主要研究者和/或机构质量管理员、机构办公室主任、机构负责人(或授权的负责人)在立项评估表中签字确认。

二、临床试验方案以及相关文件设计

1. Ⅰ期与生物等效性临床试验方案设计应依据试验药物的特性,遵循相关指导原则。相关文件设计包括研究病历/CRF、知情同意书、该临床试验各项标准操作规程等配套文件的设计。

2. 临床试验方案由申办者、主要研究者、分析检测人员(需要时)、统计人员、相关专家共同讨论商定并签字。应申办者委托,研究者可制订试验方案及设计相关文件。

三、提交伦理审查

研究者将临床试验方案、知情同意书等相关资料提交伦理委员会审查,并按规定提交跟踪审查及结题报告。

四、签署合同

机构办公室与主要研究者按照医院临床试验合同及财务管理规定起草临床试验合同,由机构项目管理员(注:或项目负责人、主要研究者等,根据机构具体情况指定)交审计部门审核,主要研究者、机构负责人(或授权的负责人)及申办者共同签字并加盖单位公章,若有CRO参与,则签署三方协议。

五、启动培训及授权

Ⅰ期临床试验开始前,由项目负责人或主要研究者组织Ⅰ期临床试验项目的启动培训,培训内容包括GCP等法规培训、Ⅰ期临床试验相关指导原则等技术培训,试验管理流程、试验方案和相关标准操作规程等实施过程培训;经考核合格,主要研究者对参加该项临床试验的研究者和研究协助人员进行授权分工,研究人员同时签署签名样张。

六、临床观察数据采集和记录

1. 临床观察数据采集和记录 主要研究者、研究者对临床观察原始数据采集和记录的及时性、真实性、完整性、规范性和准确性负责；研究助理可以协助研究者将原始数据录入CRF；数据管理员检查数据的有效性、一致性、缺失值等；质量管理员对可能影响临床试验数据结果的环节进行控制与管理；档案管理员负责对完成试验的原始文件归档，集中管理。

2. 数据质量管理流程 ①数据的采集应符合"及时、准确、完整、规范、真实"的管理规范，数据的报告应符合"正确"的管理规范；②主要研究者审核每份研究病历和CRF，并签字；③试验质量管理员对数据的质量进行检查；④数据管理员对录入的数据审核，对发现的问题及时清理，及时向研究者发放数据质疑表，研究者对疑问进行答疑；⑤机构及研究者接受监查员、稽查员及药品监督管理部门对临床试验数据的检查，并为其工作提供便利条件。

七、不良事件和严重不良事件的处理与报告

1. 研究医生负责做出与临床试验相关的医疗决定，保证受试者在试验期间出现不良事件时得到适当的处理，同时记录不良事件发生、处理、转归等过程。

2. 发生严重不良事件（serious adverse event，SAE）时，研究者应立即处理并向机构项目管理员报告，机构项目管理员应协助研究者（注：或机构办公室主任／机构秘书，根据各机构具体规定）于24h内向申办者报告。研究者填写"严重不良事件报告表"。详细流程见严重不良事件报告SOP。

八、总结报告

Ⅰ期临床试验研究者或主要研究者负责撰写临床部分的报告，Ⅰ期临床试验测试室完成生物样本分析结果报告，总结报告最后经申办者、研究者、测试人员（如有）、统计人员共同讨论定稿，审阅并签字，由申办者、药物临床试验机构、生物样本分析测试单位（如有）共同盖章。

九、Ⅰ期病房管理

Ⅰ期病房隶属Ⅰ期临床试验研究室，承担新药Ⅰ期与生物等效性临床试验中受试者招募和管理、用药、生物样本采集与处理、不良事件观察等任务。Ⅰ期病房应根据承担的项目任务强度配备相应数量的专职护士，负责病房的日常管理，研究助理负责协助护士管理受试者，遵循Ⅰ期病房的规章制度及试验方案规定的相关饮食、活动、安全等要求。

十、生物样本分析实验室及理化检查室管理

1. 生物样本分析实验室及理化检查科室，应有完善的工作制度、岗位职责和标准操作规程，建立质量控制系统。

2. 临床试验所涉及的理化检查项目均应在医院相应的检验科、功能检查科室、心电图室、超声影像检查等医技科室完成，纳入医院统一的质量控制体系。

3. 如果由临床试验机构进行生物样本分析,则临床试验机构应定期对生物样本分析实验室工作质量进行检查。检查项目包括:工作制度,人员资格,人员培训,实验室环境条件,仪器设备运行状态和质量控制,实验方法操作规程和质量控制,试剂、标准品的来源和管理,原始记录与报告的正确与规范,废弃物管理等,建议进行 ISO17025 认证,对精密仪器进行 3Q 认证。

十一、试验药物的管理

1. 药物临床试验机构设置临床试验药库 / 药房(注:应根据机构的具体情况采用不同的试验药物管理模式),配备专门设施和设备以符合临床试验用药储存要求。指定接受过 GCP 培训的药师或相关有资质的人员对临床试验用药物实行专人管理。

2. Ⅰ期病房药物管理员从机构药库领取试验用药物,并负责药物的随机抽样(生物等效性试验),临床试验项目的药物管理员或研究护士在试验开始前从Ⅰ期病房药物管理员中领取该项目试验用药物,按照要求配药并负责发放(静脉给药由研究护士按照方案要求配制并给药),剩余药物返还给Ⅰ期病房药物管理员,试验结束后Ⅰ期病房药物管理员将所有剩余药物返还给机构药库,机构药库药物管理员负责将剩余药物退还给申办者,若为生物等效性临床试验则按相关要求留样保存。

十二、质量管理

主要研究者应审核每份研究病历 /CRF 并签字;Ⅰ期与生物等效性临床试验项目配备质控员,负责项目过程的质量检查,机构质量管理员应进行定期检查;Ⅰ期临床试验项目接受申办者的监查、稽查,接受国家药品监督管理部门的检查、视察。

十三、档案管理

临床试验结束后,应及时将全部研究资料上交机构档案管理员。机构办公室档案管理员负责临床试验归档文件资料的管理工作。保存文件应符合 GCP 的规定。

模板 2.02

×××××× 机构Ⅰ期临床试验管理制度		文件编号	
起草者(注:初订文件)或修订者(注:修订文件)		版本号	
审核者		版本日期	
批准者		批准日期	

Ⅰ期临床试验人员培训制度

【目的】

保证Ⅰ期临床试验以及生物等效性临床试验质量,确保所有参加临床试验的人员遵循

GCP,执行方案,执行相关SOP。

【适用范围】

Ⅰ期临床研究室人员的GCP及相关知识培训,以及试验项目开始前启动培训。

【管理制度】

一、培训内容

1. 相关法规与政策 《中华人民共和国药品管理法》、现行《药物临床试验质量管理规范》(GCP)、《药品注册管理办法》、《赫尔辛基宣言》等。

2. 行业指导原则 《药物Ⅰ期临床试验管理指导原则(试行)》《化学药物制剂人体生物利用度和生物等效性研究技术指导原则》《以药动学参数为终点评价指标的化学药物仿制药人体生物等效性研究技术指导原则》《生物利用度及生物等效性研究中试验样品的提供与管理》、2020年版《中国药典》四部通则9012部分生物样品定量分析方法验证指导原则等临床试验相关技术。

3. 机构及Ⅰ期临床管理制度及SOP。

4. 临床试验方案、项目实施流程以及实施过程中关键问题等。

二、培训方式

1. 机构派出培训。

2. 机构内部培训。

3. Ⅰ期临床研究室组织的研究团队内部培训。

4. 临床试验开始前的项目培训。

取得GCP证书,或经过项目考核合格,由主要研究者予以授权参加临床试验项目。

三、组织者

1. 派出培训 机构制订每年的培训计划并按照年度培训计划派出人员培训。

2. 机构内部培训 机构按照年度工作计划自行组织,或与有关学术团体联合进行培训。一般每年举办1~2次大型培训班。根据承担项目情况举办小型的讨论会和学习沙龙若干次。

3. 科室培训 Ⅰ期临床研究室负责人、主要研究者组织培训。

4. 临床试验开始前的培训 申办者、主要研究者与项目管理员共同组织。

四、项目启动培训

参加人员:机构项目管理员/办公室主任、主要研究者、研究医生、研究护士、研究助理、药物管理员、质控员、生物样品处理人员、生物检测人员(如有)等(注:根据项目内容确定相关人员)。项目的启动培训应做好详细的培训记录。

针对培训的内容,应对培训参加人员进行考核,考核合格者方能参加药物临床试验。

培训结束后,主要研究者对研究人员的岗位进行分工并授权,研究者签署签名样张。

五、培训资料归档

GCP培训证书、培训班签到表、考试卷、项目授权分工表等相关资料应统一归档。

模板2.03

×××××机构Ⅰ期临床试验管理制度		文件编号	
起草者(注:初订文件)或 修订者(注:修订文件)		版本号	
审核者		版本日期	
批准者		批准日期	

Ⅰ期临床试验合同管理制度

【目的】

依据《中华人民共和国合同法》《药物临床试验质量管理规范》以及临床试验方案,明确申办者与研究者等各方职责,约定临床试验经费,确保Ⅰ期临床试验和生物等效性试验顺利运行。

【适用范围】

药物Ⅰ期与生物等效性临床试验项目合同的签署和管理。

【管理制度】

一、合同签署流程

1. 合同起草 主要研究者、机构项目管理人员/办公室主任负责与申办者或CRO洽谈临床试验合同。合同的内容包括但不限于:协议条款、明确申办者和CRO、研究者的各方职责,列明有关受试者保护的条款、保密责任、文章发表及知识产权、临床试验实施要求、研究物资供应、保险、由试验所致损害的相关赔偿、研究经费预算及支付方式等。经费应列出项目金额明细,涵盖Ⅰ期与生物等效性临床试验的所有款项,如受试者费用,包括补偿费、交通费、误工费、餐饮费、理化检查费、住院费、护理费、诊查费等;耗材费;研究劳务费,包括临床观察费、研究助理费、受试者招募费、培训费、夜班费、加班费、药品管理费、档案管理费/保管费(超过5年)、质量管理费、方案及附属文件设计费(如有)、总结及审核费(如有)、样品检测费(如有)等;医院管理费;系统维护费(临床试验用软件的配备和更新和维护等,如有);相关税费。根据机构的具体情况,伦理审查费用可以另行签署合同或列入项目的合同。

2. 合同审核 机构办公室负责向医院合同审核部门提供所需文件,如国家药品监督管理局《药物临床研究批件》(如有);申办者的企业法人营业执照复印件,企业药品生产许可证复印件,或申办者委托第三方履行申办者职责的委托书以及第三方的法人资格文件;临床试验方案;合同(草案)等。属人类遗传资源国际合作项目的,在签署合同时需要同时提交中国人类遗传资源管理办公室出具的《人类遗传资源采集、收集、买卖、出口、出境审批行政许可事项服务指南》,或者在合同中注明获得中国人类遗传资源管理办公室批准后生效。主要研究者、机构办公室主任在合同起草、审核单上签字。

审计部门负责审核合同的合法合规性。审核员在合同起草、审核单上签署审核意见。

3. 合同签署 医院法人或法人代表授权者、主要研究者共同签署,加盖公章及骑缝章。印章上的单位名称与合同中的单位名称以及付款时的单位名称应一致。

4. 合同变更 变更合同包括合同内容的变更与合同主体的变更。根据实施情况以及方案、知情同意书等修订,而相应增减相关费用及条款签署补充合同。补充合同要在主合同的基础上,进行相关条款的修改。

二、道德行为规范

1. 主要研究者/研究人员应主动声明和公开任何与临床试验项目相关的经济利益。

2. 所有临床试验经费必须按合同明示入账,不得将临床试验经费分解为合同经费与私下收受现金两部分。药物临床试验机构工作人员和研究者不得接受任何可能影响试验科学性和道德行为规范的宴请、礼金,不得向申办者或CRO报销各种私人费用。

三、合同管理

临床试验项目合同书一式4~6份,其中医院、申办者和/或CRO各2份(注:根据需要确定其他需要保管合同的职能部门)。药物临床试验机构应保存临床试验合同书电子及纸质文件。

四、附件

附件:合同模板

×××药物临床试验合同

项目:×××药 ××期(生物等效性)临床试验

甲方:××××××公司

乙方:××××××医院

一、签署本合同的依据

1. 国家药品监督管理局临床研究批件 ××××××(注:也可以备案文件或其他相应的文件)。

2. 临床试验方案 经申请人、主要研究者讨论并签名确认,伦理委员会审核批准。

二、双方约定

1. 本项研究将遵循国家药品监督管理局《药物临床试验质量管理规范》的规定,遵循伦理委员会批准的临床试验方案开展研究。

2. 双方均应及时回应对方的要求,协商处理临床试验中发生的问题。因试验药物严重不良事件、疗效不佳等原因,提前中止本项临床试验,应及时通知对方。

3. 本合同的试验药物获得"新药证书",甲方应及时通知乙方,并寄送新药证书复印件。

4. 试验结束后,乙方有权全文发表或节选发表临床试验论文。

三、甲方的职责

依据《药物临床试验质量管理规范》,认真履行申请人的职责:负责发起、申请、组织、监查和稽查本项临床试验,并提供试验经费;提供研究者手册;提供合格的临床试验用药,每次访视发放的试验用药品应独立包装和单独编码,附有装箱清单和药物质量检验报告,建立试验用药品的管理制度和记录系统;负责准备伦理审查的送审文件,负责向伦理委员会提交各中心研究进展的汇总报告,临床试验开始前对研究人员进行培训,并负责临床试验的注册;建立临床试验的质量控制和质量保证系统,任命合格的监查员,必要时需要聘请第三方进行稽查。监查员承担整个试验的核查工作,并对数据质量承担责任,访视频率应能满足临床试验质量的需求,每次访视结束应向乙方通报监查发现的问题;应对研究者整改情况进行评估;研究者严重违背方案,或持续违背方案,或研究者不配合监查/稽查,或研究者对违规事件不予纠正,应向伦理委员会报告,同时向药物临床试验机构报告;如果研究者严重违背方案或坚持不改,可以中止研究者参加试验;收到研究者报告的严重不良事件后,及时组织专家判定是否为非预期的严重不良反应并及时反馈给研究者。应与研究者迅速研究所发生的严重不良事件,采取必要的措施,以保证受试者的安全和权益,并及时向药品监督管理部门、卫生行政部门报告,同时向涉及同一药品的临床试验的其他研究者通报不良事件;对于发生与试验相关损害的受试者,承担治疗费用及相应的经济补偿,并向研究者提供法律上与经济上的担保,但由医疗事故所致者除外。负责定期汇总多中心临床试验的安全性信息,经主要研究者审阅后向机构和伦理委员会报告,当出现任何可能显著影响研究进行、或增加受试者危险的情况时,应在 30 日内报告伦理委员会。试验结束,及时向伦理委员会提交"结题报告",并向药品注册管理部门提交总结报告,对注册申报的数据承担全部法律责任。研究结束后若发现研究结果直接影响受试者的安全,应向研究者和机构通报。

四、乙方的职责

依据《药物临床试验质量管理规范》,认真履行研究者的有关职责:根据伦理委员会批准的临床试验方案开展本项临床试验;参加临床试验开始前的培训;研究者在每位受试者参加临床试验前取得其知情同意书;研究观察与检查结果应及时、准确、完整、规范、真实地记录于病历和正确地填写至 CRF 中;负责做出与临床试验相关的医疗决定,保证受试者在试验期间出现不良事件时得到适当的治疗;研究者有义务采取必要的措施以保障受试者的安全,并记录在案;在临床试验过程中如发生严重不良事件,研究者应立即对受试者采取适当的治疗措施,同时报告申办者,并按照 GCP 的要求报告伦理委员会,并在报告上签名及注明日期;接受监查和稽查。

五、临床试验经费

项目	单价	元/次	例数	小计
临床试验项目				
临床观察费				
受试者抽血补偿费				
受试者交通补偿费				
受试者餐饮费				
受试者住院床位费				
诊查费				
护理费				
药品管理费				
档案管理费				
质量管理费				
医院管理费				
耗材费				
分析测试费				
税费				
……				
理化检查项目				
……				
合同经费总额				

付款方式

甲方于伦理委员会审议试验方案前将伦理审查及医院管理费费用 ××× 元汇给乙方,于临床试验开始前将试验经费 ××× 元汇给乙方,临床试验结束前根据实际完成情况结清。

账户名称:××××× 医院　　开户银行:　　　　账号:

六、其他

1. 合同中未尽事宜,双方协商解决。若发生争议,按《中华人民共和国合同法》解决。
2. 本合同一式4份,甲乙双方各执2份,自签字之日起生效。

甲方:　　　　××××× 公司　　　乙方:　　　　××××× 医院

代表人:　　　　　　　　　　　　代表人:

日期:　　　　　　　　　　　　　日期:

模板2.04

×××××机构Ⅰ期临床试验管理制度	文件编号	
起草者(注：初订文件)或 修订者(注：修订文件)	版本号	
审核者	版本日期	
批准者	批准日期	

Ⅰ期临床试验经费管理制度

【目的】

保证Ⅰ期临床试验和生物等效性试验经费的合理使用与分配及其管理规范合理。

【适用范围】

适用于药物临床试验机构的Ⅰ期与生物等效性临床试验项目的财务管理、经费使用等。

【管理制度】

一、合同经费的管理

1. 临床试验开始前必须签订临床试验合同书或协议书，公开办事程序与行为规范。

2. 所有临床试验经费必须按照合同/协议明示入账，严禁将临床试验经费分解为合同/协议经费与私下收受现金两部分。

3. Ⅰ期临床试验经费统一归口医院财务部门管理。医院财务部门按临床试验项目分别建账，并按照合同/协议项目的经费科目列支。

4. Ⅰ期临床试验的劳务费用应采用实名制，依法纳税。

二、合同经费的使用

1. 临床试验经费按照合同所列项目列支。理化检查费用不得从公费医疗及医疗保险列支。

2. 研究劳务费　提取××%~××%作为Ⅰ期临床试验研究室研究基金或管理劳务费，也可用于奖励完成情况良好的研究者(注：各机构根据情况可适当规定此条，此处作为参考)；若研究者不依从方案实施研究，可扣除部分或全部违背方案病例的劳务费。其中夜班费、节假日加班费按照医院规定发放，兼职研究人员如研究护士等按照×××元/(日·人)标准发放，研究助理×××元/(日·人)(注：结合机构具体分配原则确定，此处仅为参考标准)。质量管理费、药品管理费、档案管理费可按×××元/(人·项)。档案保管费×××元/(年·项)。

3. 受试者费用　交通费、补偿费等由受试者本人签名，注明身份证号，打入银行卡或部分现金支取；理化检查费/样品检测耗材费，按试验方案规定的项目实报实销或划入医院作为相应的检查科室业务收入；餐饮费按照实际发生金额报销；理化检查费、住院床位费、护理费、诊查费,按实际发生金额划入医院。

4. 设备折旧与维护费 按合同/协议相应条款单独列支,或划入专用经费账号中。

5. 医院管理费 包括合同/协议的管理费条款以及按合同/协议条款支付各项费用后的结余部分,按照××%划入医院,用于包括水电等能源费、仪器设备、场地使用费等费用,××%作为机构管理费:用于机构建设、人员培训、学术交流、聘请专家、咨询、相关科室协作费等支出。

6. 伦理审查费 按照机构相关规定支付。

三、审核报销程序

按医院财务管理相关规定执行。

模板 2.05

×××××× 机构Ⅰ期临床试验管理制度		文件编号	
起草者(注:初订文件)或 修订者(注:修订文件)		版本号	
审核者		版本日期	
批准者		批准日期	

Ⅰ期临床试验风险管理制度

【目的】

保证Ⅰ期临床试验和生物等效性试验规范合法运行,保证临床试验数据的真实、完整、规范,保护受试者安全与健康,将试验风险降低到可接受的程度。

【适用范围】

Ⅰ期与生物等效性临床试验的风险管理,是在风险评估的基础上,制定针对性的风险控制策略,并保证其执行的效力。

【管理制度】

一、风险评估

机构办公室与主要研究者根据以下原则对Ⅰ期临床试验进行系统风险及项目风险评估:

1. 申办者的能力和条件 申办者发起临床试验的条件与质量管理能力,是否具有进行创新药物或生物等效性临床试验的经验,是否具备完善可靠的试验药物临床前研究数据,监查员是否具有相应的资质与监查经验,是否能提供预期的临床试验风险信息等。

2. 试验方案 试验药物具有临床前药学、药理、毒理学等研究资料,安全性在可控范围内,试验方案设计科学,受试者例数合理,纳入/排除标准等具有可操作性。

3. Ⅰ期病房 具备能满足临床试验所需的床位数、设施,有相适应的医疗抢救和应急预案。

4. 检测条件 如在机构生物样本分析实验室进行生物样本分析,应具有承担该研究项目的能力、条件和时间,以及相关仪器设备。进行药代动力学研究的试验药物检测目标成分明确,有相应的标准品。

二、风险控制

风险控制是指对风险因素进行有效控制的过程,以降低风险,或降低风险事件的发生概率,或把风险维持在规定范围内,或在风险发生前尽可能地将风险发生所带来的可能损失予以排除。

1. 研究人员风险控制 每项Ⅰ期临床试验由主要研究者、研究医生、研究护士、研究协助人员等组成研究小组,所有人员均具备相关资质和能力,主要研究者具有高级职称,有充分的时间和精力,并对Ⅰ期临床试验有丰富的经验,熟悉申办者所提供的与临床试验有关的资料和文献,并有权支配进行该项试验所需要的人员和设备条件。主要研究者可以选择有关人员组成研究小组。研究者应经过临床药理专业培训和 GCP 培训,掌握新药Ⅰ期临床试验的技术要求,并熟悉临床试验方案。机构配备项目管理员,负责项目的实施管理。

2. 受试者风险控制 受试者的安全、健康与权益高于科学性的考虑。在受试者招募时,与受试者进行沟通,评估其依从性,根据国内和区域内的受试者登记电子信息系统了解相关信息,尽可能防止受试者从试验过程中脱落,对预期可能依从性不良的受试者不予纳入,或在随机化之前备选受试者;实施及随访期应确保受试者的安全,使受试者的伤害降到最低。研究医生负责做出与临床试验相关的医疗决定,保证受试者在试验期间出现不良事件时得到适当的处理。对临床试验中发生的不良事件及时记录,特别同一类事件多次发生应进行评估,分析判断与试验药物的相关性。在合同中约定对受试者发生与试验相关损害的治疗费用及受益人经济补偿。

当发生严重不良事件时,特别是可疑且非预期的严重不良反应,在做好医疗处理时,按照相关要求进行书面报告。

3. 临床试验方案的风险要素 临床试验方案设计应借鉴"质量源于设计"的理念,依据试验药物的特性,遵循相关指导原则。重点关注受试者例数、纳入/排除标准、中止标准等风险的关键环节,要明确不良事件报告范围,包括理化检查异常、超出正常值范围的临床意义判定界限,不良事件的处理。

4. 临床试验数据质量管理 ①研究者对原始病历数据记录的及时、真实、完整、规范、准确负责,数据报告应符合"正确"的管理规范。②主要研究者审核每份研究病历和 CRF,并签字。③质量管理员检查研究病历和 CRF 完成的质量,以及项目实施的质量。④接受监查员、稽查员的检查,以及药物监督管理部门的检查。

5. 伦理委员会应审查风险控制措施,并监督其实施;根据临床试验的不良事件相关信息、处置方式及结果,对临床试验的暂停和中止,并进行审查,保障受试者权益。

6. 风险的再评估 当出现下列情况时,需要对临床试验项目进行风险再评估,如临床试验实施过程中出现严重不良事件,特别是可疑且非预期的严重不良反应;出现严重违背临床试验方案的情形,或者发现持续违背方案,如系研究者对方案理解的偏差,则重新进行相关培训,如因临床试验方案设计所致,则进行修正。

模板 2.06

×××××机构Ⅰ期临床试验管理制度		文件编号	
起草者(注:初订文件)或 修订者(注:修订文件)		版本号	
审核者		版本日期	
批准者		批准日期	

Ⅰ期病房管理制度

【目的】

按照《药物Ⅰ期临床试验管理指导原则(试行)》有关要求,保证Ⅰ期和生物等效性试验能够顺利运行。

【适用范围】

Ⅰ期病房场所与设施的管理。

【管理制度】

一、人员职责

在Ⅰ期病房负责人和/或主要研究者的指导下,研究医生、研究护士负责Ⅰ期受试者管理、用药、生物样本采集、不良事件观察等。Ⅰ期病房专职护士负责病房日常的管理,研究助理负责协助护士管理受试者,遵循Ⅰ期病房的规章制度及试验方案规定的相关饮食、活动、安全要求,以及水电安全,消防安全。

Ⅰ期病房仪器是否正常运行,操作安全由参加Ⅰ期临床试验相关的使用人员负责。

二、场所和设施

Ⅰ期病房设立于相对独立、安全性良好的病房区域。分别设置不同的相对独立的区域包括试验区,工作人员办公区,受试者生活休息区。试验区根据试验不同的环节,一般又分为受试者筛选功能区,包括受试者接待室、谈话室、体格检查室等;受试者给药和临床观察区,包括普通试验病房、专用试验病房、抢救室、护士站等;生物标本采集功能区,包括生物标本采集室、生物标本处理以及保存的实验室;药物管理功能区,包括药物储存室和药物准备室等。办公区包括医护人员办公室、值班室、资料档案室、监查员办公室、试验物资储存室(柜)等;受试者生活区包括更衣及衣物存放室、餐饮室包括配餐室和就餐室、活动室、盥洗室。Ⅰ期病房应配备具有生命体征监测与支持功能的设备,如心电监护仪、心电图机、除颤仪和呼吸机等,具有供氧和吸引装置,可移动抢救车,且配有抢救药品和简易抢救设备。血标本预处理室应配备离心机、制冰机、黄光灯等设施。Ⅰ期病房应具备安全良好的网络和通讯设施。

三、试验场所的管理

1. Ⅰ期病房设立双向门禁系统,试验无关人员不得随便出入,外来人员出入应获得机构办公室或项目负责人同意并进行来访登记记录。

2. 病区保持安静,避免噪声。

3. 病区统一陈设,床单位物品摆放整齐。

4. 保持环境清洁卫生,注意通风,禁止吸烟。

5. 在班医护人员应着装整齐,仪表规范。

6. 做好受试者的管理工作,未经许可不得随意进入医护办公室及治疗室。

7. 全面做好安全管理工作如防火、防窃等,发现异常及时汇报处理。

四、试验设施的管理

1. 研究护士对各种设施全面负责领取、保管、报损。必须建立账目,分类保管,定期检查,做到账物相符。

2. 研究护士按照病房管理的标准定期检查抢救药品及简易抢救设备,确保抢救设备状态良好,能备应急使用。

3. 仪器设备应有清晰的标签标明生产日期和运行状态,定期校准。

4. 具有可操作的SOP,并保留所有使用和维护的记录文档。

5. 使用者掌握各种设施的性能,凡因不负责任或违反操作规程造成物资损坏,应根据医院赔偿制度处理。

6. 受试者出院后,做好各类设施的终末处理。

7. 所有物品须经研究护士同意方可借出,必须有登记手续,经手人要签名。一般情况下抢救器材不外借。

8. 研究护士全面负责保管病区财产、设备,建立账目、定期清点。如有遗失,及时查明原因,按规定处理。如有人员调动,做好交接手续。

五、附件

附件:Ⅰ期病房来访登记表

Ⅰ期病房来访登记表

日期	单位及部门	姓名	进入Ⅰ期病房时间	离开时间	联系电话	备注

模板 2.07

×××××× 机构Ⅰ期临床试验管理制度		文件编号	
起草者(注:初订文件)或 修订者(注:修订文件)		版本号	
审核者		版本日期	
批准者		批准日期	

Ⅰ期临床试验受试者管理制度

【目的】

加强Ⅰ期和生物等效性试验的受试者管理,保护受试者权益并保障其安全。

【适用范围】

Ⅰ期与生物等效性临床试验的受试者知情同意、筛选、入住Ⅰ期病房、住院观察以及随访等相关环节的管理。

【管理制度】

一、知情同意

受试者可以通过现场、电话、网络等形式报名,并当面进行知情同意。知情同意过程中,研究者要进行通俗易懂的讲解,使受试者充分了解该临床试验的受益和风险,并让其有充分考虑的时间,过程中鼓励受试者多提问,受试者充分知情并签署姓名和日期后进入筛选。

二、筛选

为保护受试者,研究人员通过药物临床试验电子信息查重系统、询问以往参加试验的情况和检查手臂针眼等方法排除频繁参加药物临床试验的受试者,并通过医院管理信息系统查询受试者就诊史、合并用药史等情况,防止病史遗漏等现象的发生。筛选体检前详细告知受试者注意事项,包括清淡饮食,避免熬夜,禁烟酒,禁止服用药物等。进行心电图、胸片、B超等检查时,应由工作人员统一引导,筛选过程中注意核对身份证信息,确保参加筛选者为受试者本人。

三、入住Ⅰ期病房

根据方案要求,受试者于试验前一天或数天入住Ⅰ期病房,入住前再次告知受试者试验安排、筛选期饮食运动要求及入住要求等。入住时应认真检查受试者携带的物品,避免携带试验方案中禁止的一些物品如饮料、食品和烟酒类物品及危险品进入病房。除了必要的物品以外,受试者携带的物品应统一保管。入住当天进行入院宣教,介绍病房的环境(包括住宿、餐饮、娱乐等场所)、病房管理制度以及临床试验方案对受试者的要求,详细告知受试者试验流程、洗脱期注意事项、随访安排等,以保证和提高受试者在不同阶段试验流程的依从性,受试者签字确认知悉。

四、住院管理

为保证有良好、安静的试验环境,Ⅰ期病房应采用电子门禁管理系统,受试者不能随便外出,谢绝访视。住院期间受试者接受统一饮食和作息管理,所有受试者服用统一饮食,并根据试验方案记录饮食、饮水情况,服药后避免剧烈活动,避免长时间卧床。试验期间应注意对受试者生活照顾以及紧张或畏惧心理的疏导等。病房内应安排适当的运动器材和娱乐设施,缓解受试者住院期间的焦虑情绪。

五、随访管理

根据试验方案,受试者出院后需要随访,需在出院前对受试者进行宣教出院后注意事项,如活动、饮食和身体不适的报告等,随访前一天通知和确认受试者按时随访时间及强调注意事项,保证受试者随访的依从性和随访检查的质量。

模板 2.08

×××××机构Ⅰ期临床试验管理制度		文件编号	
起草者(注:初订文件)或 修订者(注:修订文件)		版本号	
审核者		版本日期	
批准者		批准日期	

Ⅰ期临床试验用药品管理制度

【目的】
保证Ⅰ期和生物等效性试验用药品的管理符合 GCP 以及相关指南要求。

【适用范围】
Ⅰ期与生物等效性临床试验用药品在验收、保存、分发、使用、回收、退回或留样等各环节的管理。

【管理制度】
1. 申办者免费向试验机构提供满足Ⅰ期临床试验研究需要的试验药物。应保证试验药物各项检验合格。试验用药物应按Ⅰ期试验方案的需要进行适当包装与标签,标明为临床试验专用,注明批号、有效期。生物利用度及生物等效性研究(BA/BE)中试验样品提供量除应满足试验研究需要外,尚应提供可满足全检需要量 5 倍的量用于留存作为保留样品,以便监管机构在必要时对保留样品进行核查和检验。
2. 药物临床试验管理部门负责人指定药师为试验药物药库管理员,负责Ⅰ期临床试验药物的验收。验收时注意试验用药品包装是否完好,核对品名、数量、规格、批号,核对试验药品的批号是否与药检报告一致,并做好验收记录。对验收不合格或质量可疑药品不得入库。毒、麻、精神药物按特殊药品管理规定执行。

3. Ⅰ期临床试验药物应专柜保存,上锁保管,整齐有序。保存条件应与药物储存条件一致,防止药品变质。药库管理员定期检查试验用药品的质量及有效期。

4. BA/BE 试验用药应由药库管理员在申办者提供的试验制剂及参比制剂全部样品中依据药物随机抽取表分别抽取,抽样后的剩余样品分别作为试验制剂及参比制剂的留样样品。

5. Ⅰ期病房试验药物管理员向药库管理员领取Ⅰ期临床试验用药,药库管理员及时做好领用记录。不得把试验用药转交任何非临床试验参加者。

6. Ⅰ期病房试验药物管理员和 / 或研究护士遵循试验方案进行药物的配制并遵医嘱向受试者发放试验药物,监督受试者按时按量正确服用试验药物,及时填写用药记录。

7. 临床试验结束后,Ⅰ期病房试验药物管理员应及时将剩余试验用药归还药库管理员,药库管理员负责将其单独存放,并填写药品退还记录。药品剩余数量与已使用药量应与入库试验药品总量相符。

8. 药库管理员负责将剩余药品退还给申办者,并填写试验药品退回或销毁清单,清单上必须有申办者签字(注:Ⅰ期临床试验抽取的用于受试者使用的试验用药剩余量是退回申办者并进行销毁或保存在试验机构目前尚无明确规定,根据申办方和机构双方的协议而定)。BA/BE 试验留样样品应由临床试验药库负责保存,不得退还申办者。药品留样至药品上市后至少 2 年。无保存条件的机构可将留存样品委托符合条件的独立的第三方保存,但不应返还申办者或与其利益相关的第三方。

模板 2.09

×××××× 机构Ⅰ期临床试验管理制度		文件编号	
起草者(注:初订文件)或 修订者(注:修订文件)		版本号	
审核者		版本日期	
批准者		批准日期	

Ⅰ期临床试验生物样本管理制度

【目的】

保证Ⅰ期药代动力学临床试验和生物等效性试验用生物样本管理规范。

【适用范围】

生物样本采集、预处理、保存、转运等环节的管理。

【管理制度】

1. Ⅰ期临床试验生物样本包括用于受试者筛选和安全性检查的标本和用于药代动力

学以及生物等效性研究的标本。Ⅰ期研究室对生物样本的采集、处理、贮存、转运以及样本的识别等各环节应实施有效的质量控制,确保检测样本的代表性、有效性和完整性。

2. 研究护士负责按试验方案和相关的SOP采集生物样本。

3. 经主要研究者授权的具有资质的技术人员负责生物样本的预处理,包括生物样本的离心、分装、储存,以及生物标本的移交。

4. 生物样本应在Ⅰ期病房进行采集。用于受试者筛选和安全性检查的生物标本采集后及时送到临床检验实验室,用于药代动力学和生物等效性研究的生物标本采集后及时送至生物样本预处理技术人员。

5. 采集生物样本前,必须按试验方案或相关SOP的规定对生物样本采集容器进行有效标识,采集样本时必须核对与标识的一致性。

6. 用于药代动力学和生物等效性研究的生物标本按试验方案规定的离心、分装进行操作。预处理后剩余生物标本按医疗废弃物进行处理。

7. 用于药代动力学和等效性研究的生物标本应按试验方案生物标本储存条件进行储存,储存的冰箱应有温控记录,确保温控符合要求。生物标本转出研究病房,需与接收方核对标本的数目、状态,双方签字确认。

模板 2.10

××××××机构Ⅰ期临床试验管理制度		文件编号	
起草者(注:初订文件)或 修订者(注:修订文件)		版本号	
审核者		版本日期	
批准者		批准日期	

Ⅰ期病房仪器设备管理制度

【目的】

依据《药物临床试验质量管理规范》《药物Ⅰ期临床试验管理指导原则(试行)》《药物临床试验生物样本分析实验室管理指南(试行)》以及国家医疗卫生管理部门对医疗卫生机构仪器设备管理要求,保证Ⅰ期病房仪器设备正常运行,参数符合要求,特制定本制度。

【适用范围】

涉及的相关科室以及职能部门均应按照本制度认真执行。

【管理制度】

一、人员职责

Ⅰ期病房负责人根据工作需要和经费情况,本着适用、先进、合理的原则,编制年度购置仪器设备计划和预算,按照相关程序批准购买。仪器设备管理应由Ⅰ期病房负责人指定专人负责。

二、仪器设备管理

1. 仪器设备操作者应经过操作培训，应根据相应用途使用设备。

2. 仪器设备应有清晰的标签标明其生产日期和运行状态，并进行维护、检测和校准。

3. 仪器设备具有可操作的标准操作规程，并保留所有使用和维护的记录文档。

4. 确保专人适时对试验设施设备进行质量控制检查，对仪器资料进行归档管理。

5. 确保Ⅰ期病房的仪器设备符合国家的相关要求。每台仪器设备均必须指定专人负责管理，定期进行检查、清洁保养，负责仪器设备的报修、计量校准、报损等工作，确保仪器设备的性能稳定可靠。

6. 大型精密仪器应由专人使用和管理，制定操作规程。使用人员必须经培训，考核合格后方可上岗操作。

7. 大型精密仪器设备应备有"使用登记本""维修登记本"，其使用、检查、测试、校正及故障修理应详细记录，内容包括日期、有关情况及操作人员的姓名等。

8. 非相关人员未经许可不得使用或借用仪器设备。实习、进修人员应在老师指导下使用。大型精密仪器由专业人员操作测试；经考核确认研究助理、实习、进修人员有独立操作能力，可在导师指导下操作，但此期间仪器出现故障或损坏，则根据导师和实习进修人员的责任，分别承担相应的赔偿责任。

三、制定相关标准操作规程

1. Ⅰ期病房负责人负责组织建立仪器设备管理的SOP；具体操作人员负责撰写专业的仪器设备保养、校正及使用方法的SOP。SOP项目包括：型号，制造厂商，购进日期，价格，主要技术指标，仪器特点，应用范围，管理人，仪器组成部分，操作规程，注意事项。SOP应经研究室负责人审核签字和临床试验机构负责人批准后生效。

2. 标准操作规程的存放应方便使用。在研究中如遇特殊情况需要偏离SOP时，必须报告研究机构负责批准SOP执行的领导，及时修订原有的SOP，按新制定的SOP执行，并在原始资料中记录。

模板2.11

××××× 机构Ⅰ期临床试验管理制度		文件编号	
起草者(注：初订文件)或修订者(注：修订文件)		版本号	
审核者		版本日期	
批准者		批准日期	

Ⅰ期临床试验档案管理制度

【目的】

依据《药物临床试验质量管理规范》、机构药物临床试验档案管理制度,规范Ⅰ期临床试验资料的档案管理。

【适用范围】

Ⅰ期临床研究室及临床试验资料的建档、保存、归档及借阅等环节。

【管理制度】

一、配备设置

1. Ⅰ期临床试验研究室/Ⅰ期病房配备专用文件档案柜,用于Ⅰ期临床试验相关文件资料的保存。

2. 指定专人负责保管Ⅰ期临床试验文件资料。

二、临床试验文件资料档案分类

1. Ⅰ期临床试验管理文件 包括规章制度人员职责,设计规范,标准操作规程。

2. 临床试验项目文件 药品监督管理部门批文(如有),申办者或 CRO 等资质文件,与申办者(或 CRO)签订的合同,伦理审查批件,研究者手册,临床试验方案,研究记录表/CRF(样表),知情同意书(样表),受试者招募材料;研究人员培训记录和授权分工名单,筛选病历,受试者随机表,药物抽样随机表,试验药物检验报告,试验药物出库、入库、退还、销毁记录,受试者试验用药记录,生物样本采集和预处理记录表,受试者鉴认代码表、筛选入选表、完成受试者编码目录表,实验室记录(如有),严重不良事件报告(如有),等。

3. 临床试验受试者入院记录文件(注:因Ⅰ期临床试验受试者大多为健康受试者,应尽量避免出现"病历""病程"等表述):体格检查登记表,知情同意书,研究过程记录/CRF,体温单,医嘱单,入院出院记录单,安全性观察的生物样品采集记录单,理化检查记录,进餐记录等。

三、文件资料保存

为了便于文件资料的管理与查阅,Ⅰ期临床试验中涉及的所有文件资料应分类管理。每个项目的临床试验文件资料应分别装入档案盒,并标明临床试验项目名称。Ⅰ期病房负责保存在研项目档案。

四、临床试验文件资料归档

1. 每项临床试验结束后,研究者或研究助理应及时将完成的研究病例资料交机构质量管理室检查后交机构档案室归档,并做好交接记录。

2. 所有接触档案资料的人员均应认真对待档案资料,避免损坏文件,不能随意销毁任何与试验相关的文件。

3. 临床试验资料一般不得外借,若因特殊情况需查阅相关资料,需经Ⅰ期病房负责人批准并登记,查阅人员应爱护档案,注意安全和保密,严禁涂改、拆散。

4. Ⅰ期临床试验档案柜应上锁,防火、防潮、防虫、防盗。

5. Ⅰ期临床试验资料记录及有关文件,必须按照GCP的要求保存至试验结束后5年。

模板2.12

×××××机构Ⅰ期临床试验管理制度		文件编号	
起草者(注:初订文件)或 修订者(注:修订文件)		版本号	
审核者		版本日期	
批准者		批准日期	

Ⅰ期临床试验质量管理制度

【目的】

保证Ⅰ期临床试验和生物等效性试验过程规范,结果科学可靠。

【适用范围】

Ⅰ期临床试验项目的质量控制与保证。

【管理制度】

1. 建立Ⅰ期临床试验良好的条件,包括仪器设备、符合医疗标准的病房和足够数量的床位、急救条件和受试者舒适的生活条件等。配备合格的专职专业人员。

2. 制定完善的Ⅰ期临床试验管理制度、岗位职责、SOP。研究者必须严格遵守规章制度,认真执行SOP。

3. 研究团队人员应具备实施Ⅰ期临床试验的能力,熟悉药物临床试验法律法规和技术要求,并且持续不断进行培训。培训的方式可采用院外培训、院内培训、团队内部培训以及项目培训等多种方式,定期进行考核,检查培训质量和团队人员能力提高的程度。

4. 主要研究者或项目负责人应按照运行流程实施Ⅰ期临床试验,参加试验方案的制订,组织团队人员进行项目的启动培训,使团队人员熟悉试验方案和相关SOP、了解试验药物的背景资料和预期不良反应以及应采取的处理措施等。

5. 建立Ⅰ期临床试验质量管理体系。内部的质量控制主要是:主要研究者是Ⅰ期临床试验项目质量的第一责任人,负责审签相关资料文件,负责协调安排对实施项目质量的检查;机构对Ⅰ期临床试验配备质量检查人员,负责对Ⅰ期临床试验项目实施全过程的跟踪检查,负责对申办者监查员的监查频率和监查质量进行考核,负责对检查发现的问题进行跟踪,评估改进效果,并根据违规情节的程度建议采取相应的处罚措施;外部的质量控制是:申办者保证高质量的监查,开展独立的第三方稽查,接受政府主管部门的视察。

6. 建立Ⅰ期临床试验信息管理系统,以提高管理制度及 SOP 的执行力,提高对试验方案的依从性,进一步保证Ⅰ期临床试验的质量。

(刘 芳 张 军 高维敏 蒋 萌)

第二节 Ⅰ期临床试验人员职责

一、概述

(一)定义

管理制度需要人执行。人员职责就是根据制定的管理制度,明确各个岗位需要遵守和完成的工作内容以及应当承担的责任范围。

(二)制定原则

1. 完整规范 Ⅰ期临床试验人员职责的制定应包含所有的相关人员,其内容应包括任务目的、范围、具体职责描述、附件等内容。

2. 权限明确 人员职责具有强制性,应清晰明确人员岗位以及职责范围,交叉重复的工作内容应明确各自的权限边缘。以免相互推诿,或重复实施。

3. 分工合理 各个职责之间要有比较好的协调一致性。对涉及临床试验的有关人员进行合理有效的分工,让每个岗位人员明确应该遵守什么,怎样遵守,保证各司其职,责任到人。达到"自扫门前雪"又兼顾他人"瓦上霜"的目的。

4. 表述清晰 文字表达应准确、简明、易懂、逻辑严谨。

(三)制定要求

1. Ⅰ期临床试验有其特殊性,因此,人员职责的制定是在临床试验机构的人员职责基础上明确规定Ⅰ期临床试验相关人员的职责,两者之间不能相互矛盾。

2. 按照不同适用范围和涉及层面,一般制定以下几方面职责:

(1)管理人员职责:包括Ⅰ期临床试验项目管理人员、Ⅰ期病房负责人、Ⅰ期临床试验药物管理员、Ⅰ期临床试验资料管理员、Ⅰ期临床试验设备管理员等人员的职责。

(2)专业人员职责:包括主要研究者、研究医生、研究护士、研究助理、生物样本处理和检测等人员的职责。

(3)质量管理人员:Ⅰ期临床试验的质量管理应纳入机构的质量管理体系。但是,鉴于Ⅰ期临床试验的专业性和特殊性,为了保证Ⅰ期临床试验高质量地开展,建议机构指定对Ⅰ期临床试验进行专门质量检查的人员,制定质量管理人员的职责,对Ⅰ期临床试验进行实时、全过程、全覆盖的质量检查。

3. 人员职责应根据岗位设置而定,各临床试验机构对Ⅰ期临床试验管理模式可能不同,应结合本机构Ⅰ期临床试验工作特点和具体管理模式制定人员职责,切忌生搬硬套。本书主要介绍Ⅰ期临床试验中临床部分的工作内容涉及的人员制定的职责。

二、人员职责推荐模板

模板 2.13

×××××机构Ⅰ期临床试验人员职责		文件编号	
起草者(注:初订文件)或 修订者(注:修订文件)		版本号	
审核者		版本日期	
批准者		批准日期	

Ⅰ期临床试验研究室/Ⅰ期病房负责人职责

1. 具备医学或药学本科以上学历并具有高级职称,具有 5 年以上药物临床试验实践和管理经验,经过 GCP 等法规、临床试验流程和技术培训,组织过多项Ⅰ期与生物等效性临床试验。

2. 总体负责Ⅰ期试验的管理工作,保证设施与条件满足Ⅰ期临床试验的需要,保障受试者的权益与安全。

3. 负责制定/修订/审核Ⅰ期试验研究室管理制度与岗位职责,设计规范、标准操作规程。

4. 负责制订/审定Ⅰ期试验研究室的年度工作计划与工作总结。

5. 负责对Ⅰ期试验的相关人员进行培训,保证研究者具备承担临床试验的专业特长、资格和能力。

6. 负责组织开展Ⅰ期与生物等效性临床试验,督促质量管理人员对Ⅰ期临床试验进行质量检查。

模板 2.14

×××××机构Ⅰ期临床试验人员职责		文件编号	
起草者(注:初订文件)或 修订者(注:修订文件)		版本号	
审核者		版本日期	
批准者		批准日期	

Ⅰ期临床试验主要研究者职责

1. 具备医学或药学本科或以上学历、高级技术职称,具有系统的临床药理专业知识,至少5年以上药物临床试验经验,经过GCP及相关知识培训,有参加3项以上Ⅰ期临床试验的经历。

2. 对申办方委托的Ⅰ期临床试验项目进行立项评估。

3. 负责Ⅰ期临床试验的实施以及全过程管理,熟悉与临床试验有关的资料与文献,确保试验顺利进行。

4. 受申办者委托,撰写临床试验方案,参与方案讨论,并在方案上签字。

5. 提交伦理审查申请、跟踪审查及结题报告,负责回答伦理委员会提出的疑问。

6. 组织项目研究团队,对参加临床试验的相关人员进行项目的启动培训包括试验方案及其相关文件的培训,并进行分工授权。

7. 负责与机构办公室主任、申办者/CRO共同制订临床试验协议书,确定各方的相应职责,商定临床试验费用,并在协议书上签字。

8. 负责组织临床试验项目的实施,指导研究者遵循GCP规范、临床试验方案和相关SOP开展临床试验。在试验中负责做出与临床试验相关的医疗决定,保护受试者权益,保证受试者在试验期间出现不良事件及严重不良事件时得到及时有效的处理。

9. 负责临床试验记录文件的审核并签字。

10. 接受机构质控室的检查,接受申办者的监查、稽查,接受药品监督管理部门的检查,确保临床试验的质量。

11. 受申办者委托,起草Ⅰ期临床试验总结报告,提交申办者和临床试验总结会议讨论;或参与临床试验总结报告的讨论;并在总结报告上签字。

12. 督促和检查所有Ⅰ期临床试验的资料文件归档。

模板2.15

×××××机构Ⅰ期临床试验人员职责		文件编号	
起草者(注:初订文件)或 修订者(注:修订文件)		版本号	
审核者		版本日期	
批准者		批准日期	

Ⅰ期临床试验项目负责人/项目管理员职责

1. 项目负责人必须具有医学或药学专业本科以上学历及本专业中级或高级技术职务,经过GCP、临床试验流程和技术培训。在机构办公室的领导下,负责药物Ⅰ期临床试验及生物等效性临床试验项目的管理工作。

2. 负责组织临床试验项目的立项评估。

3. 负责与申办者协商,确定主要研究者。

4. 负责和主要研究者与申办者洽谈临床试验项目,明确研究职责与经费,起草临床试验合同。

5. 参与制订、修订试验方案及相关文件;负责协助主要研究者落实试验的分工。

6. 协助主要研究者提交伦理审查申请/报告。

7. 协助主要研究者与机构办公室共同组织参加临床试验的研究者进行试验方案及其相关文件的培训。

8. 负责试验经费的管理工作:建立经费账号,查验试验经费到账情况,经费使用管理。

9. 负责协调Ⅰ期临床试验中涉及各临床专业科室、理化检查实验室、试验药物库房、不良反应监测室等相关科室的事务工作。

10. 在试验中协助主要研究者对受损害受试者的医疗救治与补偿工作,保证受试者在试验期间出现不良事件及严重不良事件时得到及时、有效的救治,负责严重不良事件的报告及紧急破盲。

11. 负责督促和检查Ⅰ期临床试验质量管理员、药物管理员、资料管理员工作,接受药品监管部门的检查或申办者/CRO的监查、稽查及机构内部的质量检查,对存在的问题进行及时整改。

12. 试验结束时,协助主要研究者撰写试验小结或总结报告,负责向机构办公室递交结题报告。督促药物管理员将本项目剩余药物返还至药库,督促资料管理员将本项目试验资料及相关文件归档机构档案室。

13. 可以承担Ⅰ期和生物等效性临床试验的Ⅰ期病房主要研究者的工作(注:根据机构的具体情况而定)。

注:项目负责人或称项目管理员角色是Ⅰ期临床试验中承担项目管理的工作人员,可以根据机构的具体情况决定是否设置其岗位,此角色也可由PI同时承担。

模板2.16

×××××机构Ⅰ期临床试验人员职责		文件编号	
起草者(注:初订文件)或修订者(注:修订文件)		版本号	
审核者		版本日期	
批准者		批准日期	

Ⅰ期临床试验研究医生职责

1. 具备执业医师资格,具有医学本科或以上学历,经过 GCP 及相关技术等培训,具备急诊和急救等方面的能力。

2. 在主要研究者的指导和授权下完成Ⅰ期与生物等效性临床试验工作。

3. 参加临床试验项目启动培训,了解试验药物的性质、作用、疗效及安全性(包括该药物临床前研究的有关资料),熟悉临床试验方案,同时应掌握临床试验进行期间发现的所有与该药有关的新信息。

4. 遵循 GCP 原则,严格执行临床试验方案。

5. 负责受试者的招募,向受试者说明经伦理委员会同意的有关试验的详细情况,并取得知情同意书,确保有足够数量并符合试验方案的受试者进入临床试验。

6. 负责临床试验的观察记录,保证将数据及时、准确、完整、规范、真实记录于病历,正确地填写至 CRF。

7. 必须保证所有试验用药物仅用于该临床试验的受试者,其剂量与用法应遵照试验方案。

8. 负责做出与临床试验相关的医疗决定,保证受试者在试验期间出现不良事件时得到适当的处理。

9. 有义务采取必要的措施以保障受试者的安全,并记录在案。在临床试验过程中如发生严重不良事件,研究者应立即对受试者采取适当的治疗措施,同时报告申办者,审阅申办方的安全评估报告,协助申办者报告药监部门和伦理委员会,并在报告上签名及注明日期。

10. 接受机构质量管理人员的检查,接受申办者的监查、稽查及药品监督管理部门的检查,确保临床试验的质量。

11. 负责发放受试者补偿费(注:根据机构的具体情况作此分工)。

12. 临床试验完成后,参与主要研究者组织的临床试验讨论及小结或总结报告的撰写,负责将本项目试验资料及相关文件交至机构档案管理员。

模板 2.17

×××××机构Ⅰ期临床试验人员职责		文件编号	
起草者(注:初订文件)或 修订者(注:修订文件)		版本号	
审核者		版本日期	
批准者		批准日期	

Ⅰ期临床试验研究护士职责

1. 具备执业护士资格，具有相关的临床试验能力和经验，负责Ⅰ期临床试验中的护理工作。

2. 执行医院《护理常规》。认真做好"三查""七对"和交接班工作，严防差错和事故发生。

3. 按消毒隔离规范要求，每日做好体温表等物品的清洁、消毒工作，防止发生交叉感染。

4. 参加GCP培训和项目培训，熟悉相关法律法规和技术要求。详细阅读和了解试验方案的内容，并严格按照方案执行。执行医嘱，做好Ⅰ期临床试验护理观察记录，正确采集各种生物标本。

5. 协助研究者招募受试者、体格检查、知情同意。

6. 负责试验药物的领用、配制、使用、返还。

7. 协助研究者观察试验期间受试者的不良事件，以保障受试者的安全。

8. 负责受试者的管理，包括餐饮以及Ⅰ期病房受试者生活作息的管理等。

9. 负责试验护理文件的整理和归档。

模板2.18

××××××机构Ⅰ期临床试验人员职责		文件编号	
起草者（注：初订文件）或修订者（注：修订文件）		版本号	
审核者		版本日期	
批准者		批准日期	

Ⅰ期临床试验研究助理职责

1. 研究助理由经过培训的具有医师、护士、技师、药师或其他专业资格类别的人员担任。研究助理应在专业资质和执行许可的范围内从事临床试验工作。

2. 参加GCP培训和Ⅰ期临床试验项目培训，熟悉相关法律法规和技术要求。详细阅读和了解试验方案的内容。完成主要研究者授权范围内的工作。

3. 负责协助研究者进行临床试验的各项工作。如负责填写受试者筛选入组表、受试者鉴认代码表、完成试验受试者编码目录表等；协助研究者完成知情同意过程，随访受试者等。研究助理/研究护士不承担方案规定必须由研究者亲自完成的工作。

4. 负责将试验中的原始数据真实、准确、完整、及时、合法地转抄或转录至CRF或电子CRF。

5. 协助研究护士进行试验物资的申购、领取。

6. 协助研究护士完成生物样本的采集工作。

7. 接受申办者/CRO派遣的监查员或稽查员的监查、稽查及药品监督管理部门的检查，以及机构质管员和本专业项目质控员的检查，确保临床试验质量。

8. 完成其他研究者交给的工作。

模板 2.19

××××× 机构Ⅰ期临床试验人员职责	文件编号	
起草者(注：初订文件)或修订者(注：修订文件)	版本号	
审核者	版本日期	
批准者	批准日期	

Ⅰ期临床试验药物管理员职责

1. 由医生、护士、药师(士)担任，定期参加GCP和药物临床试验相关知识培训，熟悉临床试验用药品的管理规定。经过机构任命或主要研究者授权。

2. 熟悉临床试验方案中有关药物的用药信息及不良反应。

3. 向机构药库管理员领取试验用药物，核对药物的名称、数量以及试验项目名称，确保无误。领取的试验用药专柜上锁保管，并进行温湿度监控。

4. 按试验方案规定准备Ⅰ期临床试验用药物，确保试验用药的用法用量与方案一致。

5. 依据试验方案和医嘱向受试者或研究护士发放或使用试验药物，记录受试者服药时间，检查受试者服药情况。

6. 临床试验结束后，及时将试验用剩余药物返还药库，做好交接记录。

模板 2.20

××××× 机构Ⅰ期临床试验人员职责	文件编号	
起草者(注：初订文件)或修订者(注：修订文件)	版本号	
审核者	版本日期	
批准者	批准日期	

Ⅰ期临床试验生物样品管理员职责

1. 定期参加GCP和药物临床试验相关知识培训，熟悉生物样品的管理规定。

2. 参加临床试验方案启动培训，熟悉临床试验方案中有关生物样品的具体操作流程。

3. 临床试验开始前对生物样品预处理使用到的仪器设备如冰箱、离心机、移液枪、制冰机、灯源等进行状态检查,确保正常使用。

4. 临床试验生物样本采集前一天,对储存样本的空容器进行标签粘贴和核对;对试验方案中规定的样本特殊处理所需的条件,如冰块的制备、稳定剂的配制等提前准备。

5. 严格执行临床试验方案中有关生物样品处理、保存的要求。如出现与试验方案偏离的情况及时做好记录,并及时汇报项目管理员和主要研究者,对偏离进行风险和质量评估。

6. 按方案规定的生物样品转运要求转运生物样品,核对样品的种类、名称、数量,确保无误。

7. 定期对保存生物样品的冰箱进行维护,确保冰箱的正常运转,并进行温度监控。

模板 2.21

××××× 机构Ⅰ期临床试验人员职责		文件编号	
起草者(注:初订文件)或 修订者(注:修订文件)		版本号	
审核者		版本日期	
批准者		批准日期	

Ⅰ期临床试验文件资料管理员职责

1. 负责Ⅰ期临床试验文件资料的收集、整理、保管工作。

2. 负责Ⅰ期临床试验项目的建档、存档、归档以及查阅工作。实行分类放置。

3. 负责Ⅰ期临床试验研究室通用文件(管理制度/人员职责、标准操作规程、技术规范等)的保存与管理。

4. 负责建立Ⅰ期临床试验在研项目文件资料目录,负责研究资料(研究者手册、试验方案、知情同意书、研究病历、CRF、受试者用药记录、血样采集记录、餐饮记录等)、培训资料、会议记录的整理和归档工作。研究病历移交机构质量管理室(注:此处可根据机构的SOP确定交接对象),做好交接登记手续。

5. 按照档案管理制度,认真执行Ⅰ期临床试验文件资料管理SOP,确保Ⅰ期临床试验文件资料完整,有效,安全。

6. 遵守机构制定的相关文件资料管理的所有规章制度。

模板 2.22

×××××× 机构 I 期临床试验人员职责	文件编号	
起草者(注:初订文件)或 修订者(注:修订文件)	版本号	
审核者	版本日期	
批准者	批准日期	

I 期临床试验质量管理员职责

1. 具有医学、或药学、或护理专业知识背景和相应专业技术职务,经过 GCP、临床试验流程和技术培训。

2. 参与撰写本专业临床试验的各项管理制度 / 职责以及标准操作规程。

3. 参加项目培训,了解并熟悉试验流程。

4. 负责对 I 期临床试验项目进行全过程的质量检查,包括但不限于以下工作:

4.1 临床试验开始前,I 期临床试验设施与条件符合试验要求、研究者资质合格、研究者均经过试验方案的培训。

4.2 临床试验过程中,受试者知情同意、受试者筛选是否符合试验方案标准、试验药物管理、受试者用药过程、血样采集和处理保存、临床观察结果的记录、CRF 填写、严重不良事件的处理与报告、方案的依从性、试验资料管理等均遵守相关制度的规定并严格执行标准操作规程。

4.3 临床试验结束时,各阶段文件资料齐全,保存、归档符合 GCP 相关要求。

5. 负责将检查情况及时记录,及时向研究者反馈检查中发现的问题,提出整改意见,并督促研究者予以纠正,发现重大问题及时向主要研究者 / 项目负责人和机构办公室报告,并记录处理意见。

6. 试验过程中接受来自申办者 /CRO 的监查与稽查,药品监督管理部门的稽查与视察或机构内部的质量检查,督促整改存在的问题。

模板 2.23

×××××× 机构 I 期临床试验人员职责	文件编号	
起草者(注:初订文件)或 修订者(注:修订文件)	版本号	
审核者	版本日期	
批准者	批准日期	

Ⅰ期临床试验设备管理员职责

1. Ⅰ期临床试验设备管理员定期参加 GCP 和药物临床试验相关知识培训,熟悉临床试验设备和仪器的管理规定。负责Ⅰ期临床试验仪器设备及计算机系统的管理。

2. 仪器设备操作者应具有适当资质并经过操作培训,并根据相应用途使用设备。

3. 负责制定Ⅰ期临床试验设备仪器的管理制度和 SOP。

4. 负责制作仪器设备标签标明其生产日期和运行状态,并进行维护、检测和校准。

5. 负责记录并保留所有使用和维护的记录文档。

6. 负责联系专人适时对试验设施设备进行质量控制检查,对仪器资料进行归档管理。

7. 负责联系专人适时对计算机系统进行升级、维护,确保系统的稳定。

8. 确保试验病房的仪器设备及计算机系统符合国家的相关要求。

(殷俊刚 张 军 朱玉先 戴国梁 俞景梅 蒋 萌)

药物Ⅰ期临床试验应急预案

第一节　防范和处理突发事件应急预案

一、概述

（一）定义

Ⅰ期临床试验防范和处理突发事件应急预案是指为保护受试者安全快速应对Ⅰ期临床试验中出现突发事件预先制订的工作方案。

（二）制定原则

各机构均制定有《防范和处理突发事件的应急预案》，原则上可依据其执行。但是由于Ⅰ期临床试验有其特殊性，如受试人群为健康者，试验场地相对独立和封闭等特点，建议在机构制定的应急预案基础上，制定体现Ⅰ期临床试验的操作特殊性的应急预案，但总体内容应和机构编制的预案保持一致。

二、应急预案推荐模板

模板 3.01

×××××机构Ⅰ期临床试验应急预案		文件编号	
起草者（注：初订文件）或修订者（注：修订文件）		版本号	
审核者		版本日期	
批准者		批准日期	

防范和处理突发事件应急预案

一、目的

为了及时、有效地防范和处理Ⅰ期临床试验中可能出现的突发事件，指导和规范各类突发事件应急处理工作，保障受试者健康与安全，最大程度地减少突发事件对临床试验的影响。

二、制定依据

依据机构防范和处理突发事件应急预案制订。

三、适用范围

适用突发事件发生时，无法启动或继续进行Ⅰ期临床试验的应急处理工作。

四、应急预案

（一）相关定义

突发事件：指突然发生，造成或者可能造成严重社会危害，需要采取应急处置措施予以应对的自然灾害、事故灾难、公共卫生事件和社会安全事件。

突发公共卫生事件：是指突然发生，造成或者可能造成社会公众健康严重损害的重大传染病疫情、群体性不明原因疾病和职业中毒以及其他严重影响公众健康的事件。

事件分级：按事件性质、严重程度、可控性和影响范围等因素，一般分为4级：一级（特别重大），二级（重大），三级（较大），四级（一般）。

（二）基本原则

1. 以人为本、预防为主、常备不懈 提高对突发事件的防范意识，落实各项防范措施，做好人员、技术、物资和设备的应急储备工作。对各类可能引发突发事件的情况及时进行分析、预警，做到早发现、早报告、早处理。

2. 统一领导、分级负责、协同合作、快速反应、有效处置。

（三）操作要求

1. 一旦出现突发事件，研究者应第一时间迅速通知机构办公室、相关部门和科室，必要时直接向医院领导报告。

2. 机构办公室应尽快对突发事件进行综合评估，初步判断突发事件的类型，根据事态严重程度向领导请示决定是否启动突发事件应急预案，同时研究者应在原始病历中详细记录突发事件的处理过程。机构办公室负责向申办者通报有关情况。

（四）机构突发公共卫生事件处理的应急预案

1. 信息报告 发现突发公共卫生事件，应立即报告医院相关职能部门，并向医院突发公共卫生事件处置小组报告，并在规定的时限内向上一级行政部门或疾病预防控制中心报告。突发公共卫生事件处置小组应当对突发事件进行综合评估，初步判断突发事件的类型，根据事态严重程度决定是否启动突发事件应急预案。

应急处置过程中，要及时续报相关信息。

2. 启动应急预案 应急预案启动后，医院各部门应当根据预案规定的职责要求，服从突发公共卫生事件处置工作组的统一指挥，立即到达规定岗位，采取有关控制措施，包括：

2.1 应急通讯：医院迅速制定院领导值班表，保证一名院领导24h值班，全面负责突发事件；医务处每日有专门人员24h值班；所有相关人员24h手机开通，确保联络通畅。接到通知的人员必须在10min内无条件赶到指定地点。

2.2 人员调配：应急人员的应急调配由医务处、护理部及人事部门共同负责，根据事件的性质确定并选择应急人员，通知医疗队队员在规定时间内赶赴医院。

2.3 物资、后勤保障：平时定期开展突发事件应急处理相关知识、技能的培训，定期组织进行突发事件应急演练，推广最新知识和先进技术；建立应急物资储备库，储备应急设施、设备、救治药品、医疗器械、资金以及其他物资和技术等；有关应急物资的配备由药学部门、设备管理部门和后勤总务部门负责调配。

2.4 感染/现场控制：医院各科室采取卫生防护、消毒处理措施，在感染管理科指导下防止交叉感染和污染。安保部门负责突发公共卫生事件急救通道的通畅、处置现场医疗秩序的维护及院内的安全。

2.5 救援及转送：急诊科为医院承担救治突发公共卫生事件患者的第一科室，接诊医务人员应向护送人员了解事件性质，病员病情及处理情况，医务人员需严格遵守防护措施，对患者进行紧急医疗救护和现场救治；对需要转送的患者，应当按照规定将患者及其病情介绍送至指定的医疗机构。

3. 记录　书写详细、完整的病历记录。

4. 培训和演练　平时针对突发公共卫生事件的性质进行应急处理相关知识、技能的培训和演练，随时做好应急准备工作。

（五）机构突发自然灾害处理的应急预案

1. 信息报告　自然灾害发生时，医院应立即与"119"或"110"联系，并向突发事件应急领导小组报告，节假日或夜间应立即报告医院总值班，由总值班通知上述小组，接受小组负责人的指示，同时由院长办公室向全院通告紧急状况，相关职能部门做好各自工作。

2. 启动应急预案　应急预案启动后，医院各部门应当根据预案规定的职责要求，服从突发事件应急领导小组的统一指挥，立即到达规定岗位，采取有关的控制措施，包括：

2.1 人员调配：应急领导小组成员和医院24h应急抢救队伍的人员，均需无条件地投入紧急救援工作中，根据自然灾害严重程度，再抽调在院医护人员组成紧急救援队伍，确保在院患者和受灾群众得到及时救助。

2.2 物资、后勤保障：完善救灾储备管理制度，确保应对自然灾害的急救药品、设备设施的供应。应急物资可采取储备与应急调运相结合的方式。

3. 记录　对处置过程进行详细、完整的记录。

4. 宣传、培训和演习　向全院广泛宣传自然灾害救助应急预案有关内容，通过各种形式，宣传、普及自然灾害应急办法以及抗灾救灾、现场救护的科学知识，增强职工防灾减灾意识，提高现场救护技能，重视救灾业务学习和培训，适时组织预案演练，提高应急反应能力。

5. Ⅰ期病房应根据突发自然灾害的情况决定是否需要立即停止试验，根据上述流程确保受试者安全。

（六）停电停水处理的应急预案

1. 信息报告　发生突然停电、停水情况，医护人员应当立即电话通知后勤保障突发事件处置工作组，节假日或夜间应立即报告总值班，由总值班通知上述小组。后勤管理人员在接到通知后立即安排水电应急抢修人员赶赴现场紧急抢修,尽快恢复供电供水。

2. 启动应急预案　应急预案启动后,医院各部门应当根据预案规定的职责要求,服从后勤保障突发事件处置工作组的统一指挥,立即到达规定岗位,采取有关的控制措施,包括:

2.1 后勤总务部门应急程序

2.1.1 计划性停电、停水:在停电前30min到配电室,做好切换备用第二电源的前期检查;停电时要在15min中保证备用第二电源的正常启动和输送;在停电前10min,将全部客用电梯停置1楼位置;做好备用第二电源运行记录及恢复市电供电后的记录。医院备有蓄水池,通过二次供水可以起到应急效果。

2.1.2 临时性停电、停水:如停电时间较短(10min之内),应等待市电来后送高低压电,如停电时间较长,应立即准备切换备用第二电源;医院内部原因停电时,要查明停电原因属于高压电路还是低压电路;如果高压电路出现故障,医院电工立即导入备用电源,应及时与供电部门抢修班联系,尽快恢复,保证用电;如果医院低压电路出现故障时,应快速查明原因,按照操作规定恢复电路。如停水时间较短,通过二次供水可以起到应急效果,如停水时间较长,应立即准备启动应急预案;医院内部原因停水时,要查明停水原因并及时抢修,在最短时间内消除故障,恢复供水。

2.2 Ⅰ期病房应急程序:Ⅰ期病房提前接到停水、停电通知,务必提前安排好受试者住院期间的试验和生活,避开该时间段进行相关检查或治疗。对于临床试验方案中要求当天检测的标本,应确保标本质量的前提下妥善保存,待供水或供电恢复后再行检测。突然发生的停电,应立即启动不间断电源,保证试验药物和生物样本储存所需的温度条件。

3. 记录　对处置过程进行详细、完整的记录。

4. 预防措施

4.1 停电:Ⅰ期病房常规备有不间断电源、应急灯、电筒等照明用物,定期检查,保持完好状态;参加后勤总务部门组织的应急停电演练,每年1~2次,通过演练,使大家熟悉掌握突发停电的应急处置程序,确保受试者安全。

4.2 停水:Ⅰ期病房工作人员应督促医院相关部门对供水管路、阀门进行常规检查,发现问题及时处理;熟悉医院供水维修人员的24h值班人员的联系方式。

第二节　重大突发公共卫生事件一级响应下的 Ⅰ期临床试验应急预案

一、概述

(一)定义

是指在国家发生级别为一级响应的重大突发公共卫生事件的情况下,制定的Ⅰ期临床试验快速响应的工作指引。

（二）制定原则

应依据国家和地方政府关于启动重大突发公共卫生事件一级响应的指令和机构《××突发公共卫生事件应急预案》制定适合机构Ⅰ期临床试验的工作要求。制定一级响应的工作指引的主要目的是为了保护受试者安全健康；一级响应的工作指引仅仅是阶段性的工作要求，应根据重大突发公共卫生事件形势的变化而及时进行阶段性调整，并体现Ⅰ期临床试验工作的特点和可操作性。

二、应急预案推荐模板

模板 3.02

××××× 机构Ⅰ期临床试验应急预案		文件编号	
起草者(注:初订文件)或修订者(注:修订文件)		版本号	
审核者		版本日期	
批准者		启用日期	

国家药物临床试验机构 ××××× 医院
重大突发公共卫生事件(疫情)一级响应下的Ⅰ期临床试验工作指引

一、目的

为遵从 ×××× 关于 ×××× 公共卫生突发事件(疫情)一级响应指令，保护临床试验受试者和相关工作人员安全和健康，最大程度地减少突发事件对临床试验的影响，规范临床试验中的应急工作和流程，特制定本工作指引。

二、制定依据

依据国家有关药物临床试验相关法律法规、×××× 关于 ×××× 公共卫生突发事件(疫情)一级响应指令、机构《×× 突发公共卫生事件应急预案》等文件。

三、适用范围

适用于当前 ×××× 关于 ×××× 公共卫生突发事件(疫情)一级响应指令下的Ⅰ期临床试验工作，将与各级政府及医院公共突发事件防控要求保持一致。根据疫情防控形势，×× 月 ×× 日之前所有在研项目暂按以下原则管理，×× 月 ×× 日之后根据防控形势再行制定管理原则。

四、工作指引

1. 对于目前已经启动的Ⅰ期临床试验项目，如为非重大紧急项目，暂停筛选、入组受试者;尚未启动的项目,延期启动;需要集体筛查、集体入住的临床试验项目,暂停启动。具体启动时间将根据国家防控要求决定,届时本机构将发布具体通知。

2. 所有临床试验项目中申办方、CRO、SMO 公司等相关人员暂缓进入医疗机构现场开展工作。制订应急工作计划,尽量通过电话或网络开展工作,如有特殊情况必须到医疗机构进行现场工作,需提前预约,并提交个人情况说明登记表(见附件),包括近期有无到过疫情传播地区、有无 ×× 接触史以及本人现阶段临床表现等,将登记表通过邮件(邮箱地址:××××××)方式告知机构办公室管理人员。必须排除登记表中的所有条目方可进入现场工作。同时应做好个人防护,如避免乘坐公共交通工具、佩戴口罩、做好手卫生及体温测量等(根据传染病的流行病学特点制定相关要求)。在医疗机构工作期间必须佩戴防护口罩并服从医疗机构的防控管理;如有任何不适症状、体征应及时申报并就诊以排除疾病可能。

3. 受试者管理

3.1 充分保护受试者:在研项目主要研究者(PI)组织安排研究团队成员对全部在研项目进行梳理,确定目前正在访视期内的受试者人员名单,PI、机构办公室与申办方协商,按照严格执行疫情防控相关要求和充分保护受试者原则,对需要开展的研究或随访的受试者做好安排,制订详细的受试者随访计划。

3.2 能够允许延期随访的项目,一律推迟随访。必须进行随访的项目,应尽量采取远程方式、非人员流动方式进行随访,严控现场随访。外地患者一律暂缓来研究现场随访,或延期进行访视。不得强制要求外地受试者到研究所在医院随访,以减少人员流动。远程随访可通过电话、电子邮件、微信等方式进行。任何远程随访的过程及内容应如实详细记录。

3.3 确因重大项目研究需要(经批准)以及受试者安全性(复查)需要,按照就近方便和有利于减少交叉感染原则,指导外地受试者到当地正规医疗机构进行相应检查,并指导受试者充分做好个人防护。本地区受试者到医疗机构进行随访时,应做好现场随访防护,告知受试者尽量避免乘坐公共交通,务必佩戴防护口罩。本地区医疗机构应安排专门的临床试验随访诊室。严格执行"一人一室一诊",避免二次聚集;随访应首先测量体温,再按计划内容进行随访。

3.4 对所有在研受试者进行远程疫情随访。全面掌握在研受试者流行病学史和临床表现。随访内容包括:① ××;② ××;③ ××。电话随访时应做好详细记录,如发现有异常情况,研究者以及机构应督促受试者按照政府有关要求,主动报告社区组织,进行必要隔离或就近到指定医疗机构及时就诊、隔离、治疗。研究团队通过远程方式,持续做好跟踪随访,并告知受试者有任何不适症状,可随时联系研究者,获得医学指导。

3.5 科学处置确诊或者疑似病例。对于目前已确诊或疑似病例的受试者,指导受试者向就诊医疗机构主动报告参与临床试验相关情况,一并进行研究相关安全性检查,保护受试者的安全,研究者根据情况决定受试者是否退出试验。受试者如住院,应上报严重不良事件。处于医学隔离或居家隔离的受试者、因任何原因不能按时随访治疗的受试者,研究者判定其是否退出试验并给予医学指导。

3.6 受试者按研究方案要求返还的物品,均应做好消毒,并做好记录。

4. 物资管理 各医疗机构应按照制定的 SOP 对临床试验物资进行严格管理。相关物资如试验药物、器械等应以邮寄方式运送。接收时做好消毒工作,妥善保存并尽量暂缓和申办方的接收验收工作。

5. 为保护受试者,出现的严重方案违背需按照GCP的要求上报伦理委员会。

如有任何问题,请随时和机构办公室联系,联系人:×××,联系电话 ××××。

附件:重大突发公共卫生事件(疫情)一级响应下的来访人员工作登记表
(根据传染病的流行病学特点制定相关表格)

姓名		性别	
年龄		单位	
职业		填表日期	
来访时间			
来访事由			
××××	□无	□有→请详述	
××××	□无	□有→请详述	
××××	□无	□有→请详述	
××××	□无	□有→请详述	
××××	××××	××××	

国家药物临床试验机构 ×××××× 医院

×××× 年 ×× 月 ×× 日

（刘　芳　邹　冲　蒋　萌）

第四章

药物Ⅰ期临床试验标准操作规程

第一节　Ⅰ期临床试验标准操作规程制定的 SOP

一、概述

（一）定义

Ⅰ期临床试验标准操作规程（standard operating procedure，SOP），是为有效地执行规章制度，实施和完成Ⅰ期临床试验中每项工作所拟定的标准和详细的书面规程。生物等效性试验执行Ⅰ期临床试验标准操作规程。

（二）制定原则

SOP 是具体执行和操作类文件，其制定的基本原则为：一是规范化，要遵循相关法律法规；二是流程化，将临床试验各环节从开始到结束的操作步骤详细描述，一环扣一环；三是可操作性，当前条件可实现；四是可读性，语言简明，通俗易懂，使执行者不会产生歧义；四是要格式统一。

Ⅰ期临床试验的 SOP 应根据Ⅰ期临床试验规章制度内容制定，保持与本机构 SOP 的一致性，以及与已生效的其他文件具有兼容性。

本章主要阐述Ⅰ期临床试验中涉及临床部分的 SOP，Ⅰ期临床试验测试实验室因其工作内容的特殊性，不在本章进行阐述。

（三）制定要求

1. SOP 分类及制定范围　①工作程序类，具体某项临床试验工作环节的操作程序，包括试验运行管理、研究者培训、试验药物管理、不良事件和严重不良事件处理与报告、文件资料管理、质量管理的 SOP 等；②事件实施类，包括受试者招募、知情同意、入组、出组、试验观察的 SOP 等，③护理、抢救与诊疗技术类 SOP；④仪器操作类 SOP；⑤文件设计类，包括耐受性、药代动力学、生物等效性临床试验方案设计、知情同意书设计、CRF 设计、总结报告撰写的 SOP。

2. 制定格式及内容　可包括但不限于以下几方面：一般信息、正文、附件等。

一般信息：标题，文件编号，版本号，版本日期，起草者或修订者、审核者、批准者签名与日期、页码（总页数、分页号）。

正文：目的、范围、职责、操作规程、术语表、参考文献。

附件：操作过程中需要的相关表单。

编写过程中涉及的符号、计量单位、参考文献等应按照国家有关标准或国际通用原则书写,并前后统一;术语应简洁明了,能够"顾名思义";文件的编号应统一,具有系统性、唯一性及可追踪性,版本号应有连续性。

3. 编写流程 初次制定 SOP 或者对已有的 SOP 进行全面修改时,应成立"SOP 制定工作组",一般由机构办公室、Ⅰ期临床试验研究室人员组成,确定起草者或修订者、审核者/批准者,拟定需制定或修改的 SOP 目录,起草者必须熟悉所描述程序的技术或管理人员。一般情况下,每 2~3 年需要对 SOP 进行全面的修订,如果有特殊情况,也可及时进行较大的修订。仅对 SOP 的小部分内容进行的完善和修订应遵循的原则应是边执行,边修订,边完善,缺什么,补什么。

起草人撰写初稿后,由制定工作组共同讨论,重点讨论 SOP 的科学性和可操作性,条理是否清晰,是否产生理解偏差,根据讨论意见修改定稿后,由审核者、批准者签名生效。

(四)SOP 的管理

Ⅰ期临床试验 SOP 生效后,应发放至相关部门和人员,进行 SOP 培训。可通过自学、培训课、提问与回答、模拟演习等方式进行培训。培训者原则上为起草者或审核/批准者,要保证所有使用者均参加培训并详细记录培训过程。Ⅰ期临床试验 SOP 的原始文件原则上保存在机构,Ⅰ期病房以及其他相关科室均应保留一份复印件并应放在方便取阅的地方,执行操作时随手可得;为了方便操作,可以针对不同人员执行的 SOP 制备手册或卡片便于随身携带。相关人员应定期检查执行情况,核对现行 SOP 清单,不经修订不得随意偏离或变更,如不可操作或流程与现行 SOP 有变动,应及时记录,由使用者按照相关流程提出修订;新的 SOP 生成后应及时收回旧版本,并按要求进行相应的处理。

二、SOP 推荐模板

模板 4.01

×××××× 机构Ⅰ期临床试验标准操作规程	文件编号	SOP/XX. ZZ/YY. W
起草者(注:初订文件)或 修订者(注:修订文件)	版本号	
审核者	版本日期	
批准者	批准日期	

制定Ⅰ期临床试验 SOP 的 SOP

一、目的(PURPOSE)

为使Ⅰ期临床试验起草、审核、批准、颁布和修订 SOP 的工作有章可循,以明确制定和修订 SOP 工作过程中各类人员的职责及相关规程。

二、范围(SCOPE)

本 SOP 适用于Ⅰ期临床试验研究室起草、审核、批准、颁布和修订 SOP 的工作。本 SOP 是对制定和修订 SOP 工作的每一环节或操作所制定的标准和详细的书面规程,以使Ⅰ期临床试验活动与我国现行的相关法律法规及指导原则相一致,并与机构的 SOP 具有兼容性。

三、职责(RESPONSIBILITY)

1. Ⅰ期临床试验研究室/Ⅰ期病房负责人　是制定Ⅰ期临床试验 SOP 的主要责任人,负责组织整个Ⅰ期临床试验 SOP 的撰写、审核工作。

2. SOP 制定工作组　是制定Ⅰ期临床试验 SOP 的具体实施者。

3. 机构办公室主任或副主任　是Ⅰ期临床试验 SOP 的批准者。

4. 机构办公室秘书　负责Ⅰ期临床试验 SOP 制定过程中文件的管理。

四、流程图(FLOW CHART)

No.	工作环节或操作	责任者
1	组织 SOP 制定工作组	研究室负责人
	↓	
2	规定格式和编码系统	SOP 制定工作组
	↓	
3	起草/修订	SOP 制定工作组
	↓	
4	审核	研究室负责人
	↓	
5	批准	机构办公室主任/副主任
	↓	
6	分发、收回、存档	机构办公室秘书

五、流程的操作细则(DETAILED INSTRUCTIONS)

1. 组织Ⅰ期临床试验 SOP 制定工作组　Ⅰ期临床试验研究室负责人组织合适的人员组成Ⅰ期临床试验 SOP 制定工作组;工作组成员对Ⅰ期临床工作程序、相关政策法规充分了解。

2. 列出 SOP 清单　Ⅰ期临床试验研究室负责人列出需制定或修订的 SOP 清单,确定起草者或修订者、审核人。

3. 规定格式和编码系统　Ⅰ期临床试验 SOP 制定工作组根据机构 SOP 规定执行格式和编码系统(注:格式和编码并没有强制性规定,各机构自定,以下仅为示例)。

3.1 格式

3.1.1 版面:A4 页面,上下边距 2.54cm,左右边距 3.17cm,标题四号黑体,正文小标题五号黑体,内容五号宋体,数据与英文字母 Times New Roman,每行 39 字,每页 40 行。

3.1.2 封面页:操作规程项目的名称,操作规程文件的单位,文件编号,版本号,版本日期,起草或修订者,审核者,批准者,批准实施日期,文件分发部门。

3.1.3 页眉和页脚:页眉左侧为 SOP 的题目,右侧为文件编号。页脚为当前页码和总页码。

3.1.4 正文:一般包括目的,范围,职责,流程图,流程的操作细则,术语表,参考文献,附件;每段标题中英文,黑体,Times New Roman;每段之间空行。

具体格式参见"SOP 模版"。

3.2 编码系统:每个 SOP 都应有文件名(标题)和文件编号,作为该文件的唯一识别码,并易于理解。

3.2.1 SOP 文件编号规则:以 SOP/XX.ZZ/YY.W 格式命名的唯一编码。XX 是特指 SOP 类别的 2 位数字顺序号;ZZ 是特指该 SOP 在本类别中的 2 位数字顺序号;YY 是识别 SOP 版本的 2 位数字顺序(版本)号,版本号应从 01 开始;W 是特指该 SOP 较小修改版本的 1 位数字顺序号,W 应从 0 开始。例如:SOP/01.01/01.1,是 01 类别 SOP 第 1 个文件第 1 版的较小修改。

3.2.2 SOP 附件编号规则:以 AF/BB-XX. ZZ/YY. W 格式命名的唯一编码。AF 是附件表格(annex form)的缩写;BB 是附件编号的 2 位数字顺序号。例如:AF/01-01.01/01.1,是 SOP/01.01/01.1 的附件 1。

4. 制定与审批

4.1 由 SOP 制定工作组指定某位成员撰写 SOP 初稿;起草人依据本 SOP,按照相同的程序、格式和编码系统进行撰写;所有相关工作人员应对 SOP 草案进行讨论,SOP 草案完成后征求相关研究者意见,SOP 应取得其所涉及工作环节的相关人员的认可。

4.2 如果以新版本 SOP 取代其旧版本,应在"机构文件沿革表"中注明以前的 SOP 版本。

4.3 定稿版本送Ⅰ期临床试验研究室负责人审核。

4.4 由机构办公室主任/副主任批准。

5. 分发、执行和存档

5.1 SOP 批准后立即生效执行。

5.2 机构办公室秘书负责将批准的 SOP 分发给相关人员;所有的使用者在"SOP 分发签名表"签名,保证所有相关科室收到更新版本的 SOP;保证相关工作人员都知晓 SOP 的更新;分发更新版本时,旧的版本要收回并废止,并在 SOP 分发及回收记录表中签名。

5.3 机构办公室秘书负责将所有现行的Ⅰ期临床试验 SOP 的一整套电子版和纸质原始文件和 SOP 一览表保存在机构办公室。办公室保存的一整套 SOP 纸质版文件作为 SOP 主文件。

6. 现行 SOP 的复审和修订

6.1 一般情况下,Ⅰ期临床试验 SOP 每 3 年进行一次常规的全面审查和修订。在新的法律法规、指导原则生效，现行 SOP 与之不符，或仪器设备、技术更新，操作重大变更，或在执行过程中有较大的问题或流程进行调整或 SOP 之间存在冲突等情况下，可以随时进行 SOP 的较大修订。由Ⅰ期临床试验研究室负责人向机构办公室提出申请，机构办公室秘书提请 SOP 制定工作组和 / 或研究室负责人 / 研究者讨论、评估对现行 SOP 进行修订的申请，如果同意该申请，由 SOP 制定工作组指定某位成员处理修订事宜；如果不同意，由秘书通知申请者。

6.2　对Ⅰ期临床试验 SOP 中某项操作规程的细节提出较小的改进建议，执行工作人员可以向Ⅰ期临床试验研究室负责人提出申请获得批准后进行修改，修改的 SOP 提交研究室负责人进行审核批准并更新替换。

6.3　SOP 的修订批准程序同新 SOP 制定程序。

7.　废止 SOP 的处理和归档　机构办公室秘书负责将废止的 SOP 收回，并且明确注明"废止"字样，其中完整的一套由机构档案管理员保存在历史文件库中，其余的销毁，同时填写"SOP 销毁记录表"。

六、术语表（GLOSSARY）

1.　标准操作规程（SOP）　按规定格式所制定的详细书面规程，说明某一组织开展的所有工作环节或操作，以保证执行某项工作或操作的一致性。SOP 及其附录的清单和表格是为了简化操作的程序和文件，同时保持临床研究质量的高标准。

2.　SOP 制定工作组（SOP team）　从机构和专业科室工作人员中挑选出来组成的小组，负责本机构 SOP 的起草、修订、审核和批准等工作。

3.　SOP 主文件（master SOP files）　由机构办公室保存一整套 SOP 纸质版原始文件，每份都有审核者和批准者的签名，供所有机构工作人员、稽查员和政府视察员查阅。

4.　SOP 历史文件库（SOP historical files）　以前版本的整套 SOP，包括目录、所有修改的相关信息。

七、参考文献（REFERENCES）

略。

八、附件（ANNEX）

附件 1（AF/01-SOP/XX.ZZ/YY.W）: SOP 列表

附件 2（AF/02-SOP/XX.ZZ/YY.W）: 本机构 SOP 模板

附件 3（AF/03-SOP/XX.ZZ/YY.W）: 本机构 SOP 文件沿革表

附件 4（AF/04-SOP/XX.ZZ/YY.W）: SOP 分发记录表

附件 5（AF/05-SOP/XX.ZZ/YY.W）: SOP 回收记录表

附件 6（AF/06-SOP/XX.ZZ/YY.W）: SOP 销毁记录表

附件 7（AF/07-SOP/XX.ZZ/YY.W）: SOP 文件修订申请表

附件1（AF/01-SOP/XX.ZZ/YY.W）：SOP列表

SOP列表

序号	标准操作规程	文件编号
01	标准操作规程的制定	
01.01	标准操作规程制定的SOP	SOP/XX.ZZ/YY.W
	附件1：SOP列表	AF/01-SOP/XX.ZZ/YY.W
	附件2：机构SOP模板	AF/02-SOP/XX.ZZ/YY.W
	附件3：机构SOP文件沿革表	AF/03-SOP/XX.ZZ/YY.W
	附件4：SOP分发记录表	AF/04-SOP/XX.ZZ/YY.W
	附件5：SOP回收记录表	AF/05-SOP/XX.ZZ/YY.W
	附件6：SOP销毁记录表	AF/06-SOP/XX.ZZ/YY.W
	附件7：SOP文件修订申请表	AF/07-SOP/XX.ZZ/YY.W
02	临床试验运行管理	
02.01	临床试验运行SOP和工作程序	SOP/XX.ZZ/YY.W
	附件1：立项评估表	AF/01-SOP/XX.ZZ/YY.W
	……	

附件2（AF/02-SOP/XX.ZZ/YY.W）：本机构SOP模板

标准操作规程模板

一、信息框

××××××机构Ⅰ期临床试验标准操作规程		文件编号	
起草者（注：初订文件）或 修订者（注：修订文件）		版本号	
审核者		版本日期	
批准者		批准日期	

二、正文

标题

1. 目的（PURPOSE）　对操作规程的目的进行概述和解释。

2. 范围（SCOPE）　描述SOP所适用的活动范围。

3. 职责（RESPONSIBILITY）　SOP相关活动实施者。

4. 流程图（FLOW CHART）　简述操作步骤,明确各项活动（工作环节或操作）的责任者或职位。

格式如下：

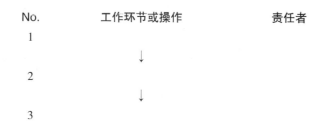

No.	工作环节或操作	责任者
1		
	↓	
2		
	↓	
3		

5. 流程的操作细则（DETAILED INSTRUCTIONS） 对各操作步骤用简洁的语句逐条描述。

6. 术语表（GLOSSARY） 术语是用来表示事物、状态或过程概念的称谓的集合，解释不常见或比较难懂的词句。可以是词，也可以是词组，应简洁明了，使用频率较高、范围较广。已经约定俗成的术语，没有重要原因，即使是有不理想之处也不宜轻易变更。术语要符合语言习惯，用字遣词，务求不引起歧义，不要带有褒贬等感情色彩的意蕴。在创立新术语之前应先检查有无同义词，并在已有的几个同义词之间，选择能较好满足对术语其他要求的术语。

7. 参考文献（REFERENCES） 列出 SOP 中给出的信息来源。

8. 附件（ANNEX） 附件是用文件来进一步解释或阐明复杂的表述，用来避免文字表述难以理解的情况。附件可以是示例的模板或对 SOP 中实施需要的表单等文件。

格式：附件顺序编号（文件编号），附件名称。

附件 3（AF/03-SOP/XX.ZZ/YY.W）：本机构 SOP 文件沿革表

文件制定/修订沿革表

版本号	版本日期	制定/修订主要的沿革说明
1.0		
1.1		
2.0		

附件 4（AF/04-SOP/XX.ZZ/YY.W）：SOP 分发记录表

SOP 分发记录表

No.	文件名称	文件编号	版本号	科室	收件人签名	日期
1						
2						
3						
4						

注：请妥善保存 SOP，版本更新时将收回。

附件5（AF/05-SOP/XX.ZZ/YY.W）：SOP回收记录表

SOP回收记录表

No.	文件名称	文件编号	版本号	科室	收件人签名	日期
1						
2						
3						
4						

注：请妥善保存SOP，版本更新时将收回。

附件6（AF/06-SOP/XX.ZZ/YY.W）：SOP销毁记录表

SOP销毁记录表

No.	文件名称	文件编号	版本号	份数
1				
2				
3				
销毁方式				
销毁地点				
销毁人				
监销人				
销毁日期	年　　月　　日			

附件7（AF/07-SOP/XX.ZZ/YY.W）：SOP文件修订申请表

SOP文件修订申请表

拟修订文件编号					
详细说明现行版本SOP文件存在的问题或缺陷：					
提议者：			日期：		
附议者：					
研究室主任	□同意，□不同意	签名		日期	
机构办公室主任/副主任	□同意，□不同意	签名		日期	
机构办公室秘书	同意□→修订者： 不同意□→原因：			签字：	
重新定稿日期（版本日期）					
机构文件批准日期					
机构文件生效日期					

（刘　芳　殷俊刚　蒋　萌）

第二节 I 期临床试验运行 SOP 和工作程序

一、概述

(一)定义

I 期临床试验运行 SOP 是对临床试验准备、实施和完成三个阶段过程中的工作内容所拟定的标准和详细的书面规程。

(二)制定原则

I 期临床试验运行 SOP 应依据《I 期与生物等效性临床试验运行管理制度》和相关的人员职责制定,SOP 是对上述规章制度和人员职责的具体落实的文件。应结合本机构 I 期临床试验运行的实际情况制定。

(三)制定要求

I 期临床试验运行 SOP 的制定应针对 I 期与生物等效性临床试验项目的全过程中各个节点进行阐述,包括项目的评估和立项,方案及其附属文件的设计,提交伦理审查,签署合同,项目启动培训,受试者临床观察和管理,结题及总结等相关工作环节。

I 期与生物等效性临床试验受试者入住 I 期病房期间,原则上应按照医院医疗流程进行管理,如办理相关的住院手续并进行相关理化检查,按照医疗文件格式撰写病历,并完整记录临床试验相关信息,同时应结合 I 期临床试验研究的特点制定相应的操作规程。

二、SOP 推荐模板

模板 4.02

×××××× 机构 I 期临床试验标准操作规程		文件编号	SOP/XX.ZZ/YY.W
起草者(注:初订文件)或 修订者(注:修订文件)		版本号	
审核者		版本日期	
批准者		批准日期	

I 期临床试验运行的 SOP

一、目的(PURPOSE)

为使 I 期与生物等效性临床试验项目运行的管理制度和人员职责具体落实,针对运行过程中各个节点特制定本规程,以保证试验过程规范有序。

二、范围(SCOPE)

本SOP适用于机构承担的Ⅰ期临床试验、生物等效性临床试验项目运行的各环节工作。

三、职责(RESPONSIBILITY)

1. 主要研究者(PI)　是Ⅰ期临床试验和生物等效性临床试验项目的主要负责人。负责组织临床试验的全过程管理与实施,指导研究者工作,对研究保持适当的监管,保证临床试验的质量。

2. 研究者(SUBI)　是Ⅰ期临床试验和生物等效性临床试验的具体实施者。执行临床试验方案,保障受试者权益与安全,保证临床试验结果真实可靠。

3. 研究助理(CRC)　在允许的资质权限范围内协助研究者完成临床试验过程中的部分工作。

4. 研究护士　执行研究者医嘱,完成Ⅰ期临床试验和生物等效性临床试验中的护理工作。

5. 药物管理员　负责Ⅰ期临床试验和生物等效性临床试验的药物使用和管理。

6. 质量管理员　负责对Ⅰ期临床试验和生物等效性临床试验的各环节进行质量检查,发现问题并对问题的整改进行跟踪检查。

四、流程图(FLOW CHART)

No.	工作环节或操作	责任者
1	立项评估	研究室负责人 / 主要研究者
2	参与方案及附属文件制定	主要研究者,研究者
3	提交伦理审查	主要研究者,研究者
4	签署合同	主要研究者,机构
5	项目启动培训	主要研究者
6	招募受试者	研究者
7	签署知情同意书	研究者
8	筛选检查	研究者
9	入住Ⅰ期病房	研究者,研究护士
10	给药 / 采血 / 试验观察	研究者,研究护士

11	出院与随访	研究者
	↓	
12	试验结束工作	研究者

五、流程的操作细则（DETAILED INSTRUCTIONS）

1. 立项评估　Ⅰ期临床试验研究室负责人/PI与机构办公室主任一起根据试验药物的科学基础和风险程度、申办者条件与能力、Ⅰ期病房的条件以及方案的可执行性确定是否承接项目，组建研究团队，在立项评估表中签字确认。

2. 讨论、设计临床试验方案及其附属文件　PI/研究者参与临床试验方案的讨论，如申办者委托，PI/研究者可参与撰写临床试验方案及其附属文件。

3. 提交伦理审查　PI/研究者协助申办者或接受申办者委托，向伦理委员会提交伦理审查资料包括但不限于：相关的批文和资质文件、临床试验方案、知情同意书、招募公告、CRF、研究者履历等，填写"伦理审查申请表"，PI向伦理委员会汇报并回答对伦理审查的提问，获得伦理委员会批件，并负责向伦理委员会提交跟踪审查及结题报告。

4. 签署合同　PI和机构办公室主任根据"合同管理制度"及临床试验方案要求，与申办方和/或CRO签署两方或三方合同，PI在合同中签字。

5. 项目启动培训　临床试验经费及相关物资到账后，PI组织临床试验研究团队，组织对所有的研究医生、研究护士、研究助理、药物管理员等相关人员进行项目启动培训，明确各研究岗位的职责分工并进行研究人员分工授权。

6. 招募受试者

6.1 受试者来源：健康受试者或特殊疾病患者；受试者信息数据库。

6.2 发布招募信息：研究者或研究助理，或委托的第三方公司负责将经过伦理委员会批准的招募公告发布于新闻媒体或微信，或张贴在需招募单位的信息公告栏。

6.3 报名登记：研究者或研究助理通过网络、电话、现场报名的方式进行受试者报名，填写基本信息，包括：受试者姓名，性别，联系手机号码，联系人姓名及联系号码。

7. 签署知情同意书　研究者按照完全告知、充分理解、自主选择的原则获取受试者知情同意书；临床试验开始前，研究者必须获得受试者的知情同意书；研究者详细告知受试者研究信息；鼓励受试者多提问，随时了解与其有关的信息资料；研究者耐心回答，给予受试者足够的时间考虑以做出决定；研究者与受试者签字并注明日期，受试者保留一份知情同意书副本。

8. 受试者筛选

8.1 确定筛选号：研究者或研究助理按照签署知情同意书的时间顺序确定受试者筛选号（注：也可以按照其他的方式）。

8.2 受试者参加临床试验查重：研究者或研究助理登录"受试者试验信息管理系统"及"受试者登记查重系统"，根据临床试验方案对受试者参加临床试验时间1个月或3个月进行查询，如符合条件则进入筛选检查阶段；否则排除。

8.3　病史询问及体格检查：研究医生询问受试者既往病史、用药史等；研究者和研究护士根据临床试验项目设计"药物临床试验志愿者体检表"，按照内容逐项进行体格检查并记录签名；体检完成后，研究者依据方案要求对体检结果判断是否合格，合格者进入理化检查流程；反之则排除。

8.4　理化检查：研究者根据试验方案要求对受试者进行理化检查，开具申请单。可先进行初步的筛选检查项目，如烟筛、毒筛、酒精呼气等筛查，合格者再进行下一步的相关理化检查，根据检查结果确定是否需要进行复查；根据纳入和排除标准对合格者确定最后入组的受试者，合格受试者人数大于方案要求的例数时，根据筛选号顺序入组以及确定备选受试者。

9.　受试者入组

9.1　入住Ⅰ期病房：研究护士负责筛为选合格的受试者办理住院手续、受试者签到、更衣、储存个人物品等，为受试者安排床位；研究者或研究护士告知受试者"Ⅰ期病房管理规定"。

9.2　入院记录及首次临床观察记录：研究者在医疗电子病历系统中真实、详细、全面地记录受试者的医疗常规信息及临床试验相关信息，包括：受试者基本信息，主诉、现病史、既往史、个人史、过敏史及家族史，女性受试者需完善月经史及婚育史；体格检查；辅助检查完整、规范，标明项目名称，检查时间等，撰写符合方案纳入标准的依据，纳入/排除标准再次确认，并根据方案要求，制订研究计划。

开具医嘱：研究者进入住院患者医嘱系统下达医嘱；研究护士执行医嘱；医嘱需签字及签署日期。

9.3　随机化入组：研究者根据统计单位出具的随机化分配方案要求对受试者进行随机化分配组别。受试者入住Ⅰ期病房后因各种原因退出试验，如在随机化分配前退出，则从备选受试者中依次选择进入随机化分配；如在随机化分配后退出，则不予替补。

10.　试验用药　项目授权药物管理员从机构药库领取Ⅰ期临床试验用药，由研究护士/药物管理员按照临床试验方案配制药物，注射液一般为现配现用，口服及外用制剂一般可提前30min左右配药，口服给药在给药前15min准备温开水。

两人发药，分别核对，或一人发药一人核对。按照方案设定的给药间隔时间及方法用药，注射制剂按照静脉输液要求给药。口服制剂或外用制剂等按照随机方案，逐个或两个及以上同时给药。口服制剂应确认受试者服下药物，检查口腔，嘱受试者张口，仔细观察舌下、咽峡部有无药物有无残留。与受试者交谈，通过发音情况，了解口腔中是否有药物；观察受试者水杯或手中有无剩余药物；也可直接用服药小药杯由研究护士将口服药物倒入受试者口腔内服下。

给药后应同时记录给药时间，用药者、核对者签名及日期。

11.　生物样本采集　药代动力学、生物等效性临床试验需采集受试者的生物样本，由研究护士根据方案要求进行采集。研究护士的人数根据试验方案中规定的采集时间点密集程度进行设定和调整。研究助理认真记录每个时点的采集情况，研究护士对此进行确认。

12.　临床观察及记录

12.1　查房：研究者每天查房至少3次，分别为上午、下午及晚上（注：可以根据实际情况进行调整），如果考虑到药物风险较大，应增加查房次数；观察受试者的一般情况与生命体征，询问受试者有无不适症状，发现不良事件给予相应的处理，密切观察随访，书写电子病历，详细记录不良事件（adverse event，AE）的表现、开始及结束时间（尽可能精确到分钟）、AE 的程度、转归、处理措施、相应的诊断与鉴别诊断信息、与试验药物的关系等，同时填写 AE/SAE 表。

12.2　护理记录：研究护士执行护理常规，包括记录体温单、一般护理、样本采集记录、护理观察记录，护理记录应详细记录执行的医嘱时间。

12.3　交流：应以相互尊重、亲切、和蔼可亲的语气与受试者进行交流，避免带有诱导性的询问，如"头晕吗，是否感到有些胸闷"等，可以询问"是否有不舒服的感觉"等。

12.4　夜间值班：巡视病房并询问受试者一般情况，按方案观察时点测量并记录生命体征及各项观察指标，注意观察受试者有无异常情况；督促受试者按时熄灯就寝；检查门窗水电是否关闭。

13.　饮食管理　研究护士 / 研究助理按试验方案规定时间统一发放食物，督促按时进食并做好记录。

14.　出院与随访　研究者负责观察受试者是否可以出院并按照方案要求对受试者完成理化检查项目，撰写出院小结，包括住院期间用药观察情况、有无不适症状体征、完成试验情况及出院后关注要点。耐受性试验按方案规定进行随访观察；所有不良事件都要随访至症状体征消失 / 痊愈，或病情稳定。

15.　质量管理　质量管理员负责对临床试验源文件数据的检查，发现问题及时与主要研究者、研究者面谈沟通，讨论改进措施，并对改进情况进行跟踪评估。

16.　试验结束工作

16.1　发放受试者酬劳费。

16.2　整理归档资料：研究医生整理筛选表、入院记录，观察记录，耐受性观察记录表 / 采血记录表，不良事件记录表 / 严重不良事件记录表，出院记录，随访记录；给药记录表，血药标本采集记录表（整体），受试者入组与筛选表，完成试验受试者编码目录，完成受试者鉴认代码表等资料，经主要研究者审核，交档案管理员归档。

16.3　试验项目经费结算：包括不良事件医疗处理费用等。

16.4　结题及总结：PI 撰写临床试验总结报告，并向伦理委员会提交结题报告。

六、术语表（GLOSSARY）

无。

七、参考文献（REFERENCES）

略。

八、附件（ANNEX）

附件 1：立项评估审核表

附件2：Ⅰ期及生物等效性临床试验项目立项评估细则

附件3：伦理审查申请表

附件4：药物临床试验项目合同起草、审核单

附件5：临床试验项目合同审核要素

附件6：结题报告

附件1：立项评估审核表

立项评估审核表

项目	
申办者	
CRO	
承担科室	Ⅰ期病房□，Ⅰ期生物样本分析室□

主要研究者	□同意 □不同意	签字：
研究室负责人	□同意 □不同意	签字：
机构办公室主任	□同意 □不同意	签字：
机构负责人或授权负责人	□同意 □不同意	签字：

项目管理员	□同意 □不同意→原因：		签字：
日期			

　　需提供评估资料如下：申办者/CRO资质、简介，临床试验批件（如有），研究者手册，临床试验方案，药品说明书（如有），药检报告（如有）。

附件2：Ⅰ期与生物等效性临床试验项目立项评估细则

Ⅰ期与生物等效性临床试验项目立项评估细则

药物名称	
Ⅰ期类别	□耐受 □药代动力学 □耐受+药代动力学 □生物等效性 □一致性评价
申办者	
CRO	
对项目的评估	
项目的风险	剂型：□注射剂 □口服 □外用 □其他→ 安全性：有无毒性成分药物 □无 □有→ 　　　　　　心、肝、肾、生殖等重要脏器功能影响：□无 □有→
项目的可操作性	受试者：□健康者 □患者→ 受试者招募：□预期能按进度完成 □有难度 □很困难 创伤性/特殊检查：□无 □有→ 例数：　　例 BE项目：周期

续表

对申办者/CRO/代理人评估		
申办者	企业规模	上市公司：□是 □否 年产值 万元/年
	是否做过Ⅰ期或BE	□是 □否
	企业是否具备GMP：	□有 □无
	企业是否有核心产品	□有 □无
	是否合作过	□是→合作情况：□好 □中 □差 □否
CRO	能力和口碑	□好 □中 □差
	是否承担过Ⅰ期或BE	□是 □否
	申办者合作的职责	□全部代理 □监查
监查能力		□好 □中 □差 □不详
配备CRC		□是 □否
合同签署		□两方 □三方
Ⅰ期研究室、主要研究者评估		
是否具备所需的理化检查条件		□是 □否
床位数		□是 □否
预期时间安排		
科室是否有项目的研究团队		PI 研究者姓名（主要人员）： 研究护士：
目前在研临床试验项目数		项
同类品种		□有 □无
承担项目中是否存在严重违背方案情况		□是 □否
其他：		

附件3：伦理审查申请表

伦理审查申请表

项目名称			
申办者			
方案版本号		方案版本日期	
知情同意书版本号		知情同意书版本日期	

一、方案设计类型

1. □实验性研究
2. □观察性研究　□回顾性分析　□前瞻性研究
3. 利用人体生物标本的研究　□以往采集保存　□研究采集

二、研究信息

1. 资金来源　□企业　□政府　□学术团体　□本单位　□自筹
2. 数据与安全监察委员会　□有　□无
3. 其他伦理委员会对该项目的否定性、或提前中止的决定　□无　□有→请提交相关文件
4. 研究需要使用人体生物标本　□否　□是→填写下列选项
   ⏶ 采集生物标本：□是　□否
   ⏶ 利用以往保存的生物标本：□是　□否
5. 研究干预超出产品说明书范围，没有获得行政监管部门的批准　□是　□否（选择"是"，填写下列选项）
   ⏶ 研究结果是否用于注册或修改说明书：□是　□否
   ⏶ 研究是否用于产品的广告：□是　□否

三、招募受试者

1. 谁负责招募　□医生　□研究者　□研究助理　□研究护士　□其他：
2. 招募方式　□广告　□诊疗过程　□数据库　□中介　□其他：
3. 招募人群特征　□健康者　□患者　□弱势群体　□孕妇
   ⏶ 弱势群体的特征（选择弱势群体，填写选项）：□儿童／未成年人　□认知障碍或健康状况而没有能力做出知情同意的成人　□申办者／研究者的雇员或学生　□教育／经济地位低下的人员　□疾病终末期患者　□囚犯或劳教人员　□其他：
   ⏶ 知情同意能力的评估方式（选择弱势群体，填写该选项）：□临床判断　□量表　□仪器
   ⏶ 涉及孕妇研究的信息（选择孕妇，填写该选项）：□没有通过经济利益引诱其终止妊娠　□研究人员不参与终止妊娠的决策　□研究人员不参与新生儿生存能力的判断
4. 受试者报酬　□有　□无
   ⏶ 报酬金额：
   ⏶ 报酬支付方式：□按随访观察时点，分次支付　□按完成的随访观察工作量，一次性支付　□完成全部随访观察后支付

四、知情同意的过程

1. 谁获取知情同意　□医生／研究者　□医生　□研究者　□研究护士　□研究助理
2. 获取知情同意地点　□私密房间／受试者接待室　□诊室　□病房
3. 知情同意签字　□受试者签字　□法定代理人签字

五、知情同意的例外

□否　□是→填写下列选项

1. □申请免除知情同意——利用以往临床诊疗中获得的病历／生物标本的研究；

2. □申请免除知情同意——研究病历／生物标本的二次利用；

3. □申请免除知情同意签字——签字的知情同意书会对受试者的隐私构成不正当的威胁，联系受试者真实身份和研究的唯一记录是知情同意文件，并且主要风险就来自受试者身份或个人隐私的泄露；

4. □申请免除知情同意签字——研究对受试者的风险不大于最小风险，并且如果脱离"研究"背景，相同情况下的行为或程序不要求签署书面知情同意。如访谈研究，邮件／电话调查。

六、主要研究者信息

◇ 主要研究者负责的在研项目数：＿＿＿＿＿＿＿项

◇ 主要研究者负责的在研项目中，与本项目的目标疾病相同的项目数：＿＿＿＿＿＿＿项

主要研究者责任声明	我将遵循GCP、方案以及伦理委员会的要求，开展本项临床研究	
签字	日期	

附件4：药物临床试验项目合同起草、审核单

临床试验项目合同起草、审核单

一、项目概况

项目名称	
申办者	
CRO	

二、起草

责任者	签名	日期
研究者		
项目管理员		
机构办公室主任		

三、审核

审核意见	修改□	意见：	
		审核人员签名	日期
审核意见	同意□	审核人员签名	日期

附件5：临床试验项目合同审核要素

临床试验项目合同审核要素

项目名称				
申办者				
CRO				

一、合同法定责任者		是	否	不适用
1	双方合同	—	—	—
	申办者(药品生产企业)：企业法人营业执照复印件,企业药品生产许可证复印件			
	申办者与国家药品监督管理局(NMPA)临床研究批件申请人不一致：申办者与临床批件申请人关系证明文件			
	如果申办者将其职责全部委托给CRO：委托书复印件或证明文件			
2	三方合同	—	—	—
	如果申办者委托其部分职责给CRO,应签署三方合同			
二、合同依据		是	否	不适用
1	国家药品监督管理局临床研究批件复印件			
2	临床试验方案			
三、申办者/CRO职责		是	否	不适用
1	依据《药物临床试验质量管理规范》,履行申请人的职责			
2	提供研究者手册			
3	提供合格的临床试验用药,建立试验用药品的管理制度和记录系统			
4	临床试验开始前,在药监局网站登记注册			
5	临床试验开始前对研究人员进行培训			
6	任命合格的监查员和稽查员,访视频率应能满足临床试验质量的需求			
7	负责准备伦理审查的送审文件,交主要研究者审阅签字			
8	负责向伦理委员会提交各中心研究进展的汇总报告			
9	研究者重大违背方案,应向伦理委员会和药物临床试验机构报告			
10	与研究者迅速研究所发生的严重不良事件,采取必要的措施			
11	及时向药品监督管理部门报告严重不良事件,并向其他中心研究者通报			
12	负责定期汇总多中心临床试验的安全性信息,经主要研究者审阅后向机构和伦理委员会报告			
13	当出现任何可能显著影响研究进行、或增加受试者危险的情况时,应在30日内报告伦理委员会			
14	按伦理委员会批准的数据与安全监察计划(如有)规定的时间节点,向机构发送常规的或紧急的数据安全监察报告			

续表

		是	否	不适用
15	对于发生与试验相关的损害或死亡的受试者承担治疗费用及相应的经济补偿			
16	应向研究者提供法律上与经济上的担保,但由医疗事故所致者除外			
17	临床试验保险(如有)不要求研究者无过错举证,购买保险不能免除申办者的赔付责任			
18	临床试验的阳性或阴性结果都应向药品注册管理部门报告			
19	研究结束后若发现研究结果直接影响受试者的安全,应向研究者和机构通报			
四、研究者职责		是	否	不适用
1	依据《药物临床试验质量管理规范》,履行研究者的职责			
2	审阅全部伦理审查的送审文件,提交伦理审查			
3	参加临床试验开始前的培训			
4	在每位受试者参加临床试验前取得其知情同意书			
5	研究观察应及时、准确、完整、规范、真实地记录于病历			
6	负责做出与临床试验相关的医疗决定,保证受试者出现不良事件时得到适当的治疗			
7	如发生严重不良事件,应采取适当的治疗措施,并报告申办者和伦理委员会			
8	接受监查和稽查			
五、临床试验经费		是	否	不适用
1	合同费用应列出项目金额明细			
2	合同费用确定合理			
3	合同费用支付方式符合医院财务规定			
六、其他		是	否	不适用
1	合同未尽事宜解决方式			
2	合同生效时间			
审核意见	□同意 □修改			
审核者				
日期				

　　审计文件:合同,企业法人营业执照复印件,企业药品生产许可证复印件,申办者与 NMPA 临床研究批件申请人不一致,则提供申办者与临床批件申请人关系证明文件,申办者将其职责委托给 CRO 的委托书证明文件,临床研究方案,知情同意书,向受试者提供保险的证明文件(如有)。

附件6：结题报告

结 题 报 告

项目名称			
申办者			
伦理审查批件号		主要研究者	
研究开始日期		最后1例出组日期	
合同总例数		已入组例数	
完成观察例数		提前退出例数	
SAE 例数		已报告的 SAE 例数	
是否存在可疑且非预期的严重不良反应：□否　□是→			
研究中是否存在影响受试者权益的问题：□否　□是→			
申请人签字		日期	

（刘　芳　邹　冲　蒋　萌）

第三节　Ⅰ期临床试验管理的 SOP

一、概述

（一）定义

Ⅰ期临床试验管理 SOP 是对临床试验实施过程中管理工作的重要节点内容所拟定的标准和详细的书面规程。

（二）制定原则

Ⅰ期临床试验与生物等效性临床试验的管理 SOP 中涉及相关技术和文件设计操作流程应遵循《药物Ⅰ期临床试验管理指导原则（试行）》要求，并结合本机构制定的相关管理的规章制度制定。

（三）制定要求

Ⅰ期临床试验管理 SOP 应针对实施过程管理的重要节点，如临床试验相关技术文件设计的操作流程，包括临床试验方案、CRF、总结报告的撰写 SOP；各个节点的管理，包括研究者培训、试验药物管理、数据的记录与报告、试验过程的质量控制、不良事件及严重不良事件的处理、严重不良事件报告、文件档案管理等，制定全面完整、合理可行的 SOP，以保证临床试验的数据真实，质量可控，结果可靠。

二、SOP 推荐模板

模板 4.03

×××××机构Ⅰ期临床试验标准操作规程		文件编号	SOP/XX.ZZ/YY.W
起草者(注:初订文件)或 修订者(注:修订文件)		版本号	
审核者		版本日期	
批准者		批准日期	

Ⅰ期临床试验方案设计的 SOP

一、目的(PURPOSE)

为保证Ⅰ期与生物等效性临床试验方案设计的科学性和规范性,特制定本规程。

二、范围(SCOPE)

本 SOP 适用于Ⅰ期临床研究室的主要研究者受申办者委托,制订临床试验方案及其附属文件。

三、职责(RESPONSIBILITY)

主要研究者是试验方案设计的主要责任人;研究者接受主要研究者的授权和指导,作为试验方案的起草者或协助者;主要研究者、研究者和申办者共同讨论和确定临床试验方案及其相关文件。

四、流程图(FLOW CHART)

No.	工作环节或操作	责任者
1	收集资料、查阅文献	PI
	↓	
2	起草试验方案	PI、申办者
	↓	
3	讨论、修订方案	PI、申办者
	↓	
4	提交伦理审查	PI、研究者

五、流程的操作细则（DETAILED INSTRUCTIONS）

1. 收集资料、查阅文献 向申办者收集相关研究资料，包括但不限于：临床试验批件（如有），提交药品审评中心的试验方案草案、研究者手册、试验药物的医学文献资料等，与申办者讨论明确药物研究预期的适应人群、目标定位、给药方案、评价指标等。

2. 起草试验方案 主要研究者或指定研究者起草临床试验方案等初稿。格式：A4 纸，上下边距 2.54cm，左右边距 3.17cm，标题四号黑体，正文五号宋体，正文小标题五号黑体，数字 Times New Roman。每行 39~40 字，每页 40 行。正文分段数字字体的顺序为：一、（一）1.（1）①。

3. 讨论、修订方案 申办者组织临床试验方案讨论会议，参加人员有：主要研究者、研究者、研究护士、统计人员、检测人员等，根据讨论意见进行方案及附属文件的修正，申办者负责撰写会议纪要。

4. 提交伦理审查 主要研究者/研究者撰写伦理审查申请报告，提交伦理审查；根据伦理委员会审查意见，并征得申办者同意后进行必要的修改；修改的方案要修改版本号与版本日期，并重新提交伦理审查批准。

六、术语表（GLOSSARY）

无。

七、参考文献（REFERENCES）

略。

八、附件（ANNEX）

无。

模版 4.04

×××××机构Ⅰ期临床试验标准操作规程		文件编号	SOP/XX.ZZ/YY.W
起草者（注：初订文件）或修订者（注：修订文件）		版本号	
审核者		版本日期	
批准者		批准日期	

Ⅰ期临床试验 CRF 设计的 SOP

一、目的（PURPOSE）

为保证Ⅰ期与生物等效性临床试验数据记录与原始资料的一致性和数据录入的准确

性,特制定本规程。

二、范围(SCOPE)

本SOP适用于Ⅰ期临床研究室的主要研究者/研究者接受申办者委托设计CRF。

三、职责(RESPONSIBILITY)

研究者负责起草CRF初稿或修改由申办者设计的CRF初稿;研究者、申办者、数据管理和统计人员共同讨论修订并确认。

四、流程图(FLOW CHART)

No.	工作环节或操作	责任者
1	设计CRF初稿	研究者
	↓	
2	讨论修订	研究者、PI、申办者、数据管理和统计人员
	↓	
3	确认定稿	申办者

五、流程的操作细则(DETAILED INSTRUCTIONS)

1. 设计CRF初稿 研究者和/或申办者按照试验方案内容,确定CRF制作模板,包括版面设计规格,CRF填写指南,需要采集的数据信息等,设计CRF初稿。

2. 初稿设计完成后,由研究者、申办者、数据管理和统计人员共同讨论修订并确认。

3. 由申办者或申办者委托的CRO完成对CRF的最终校对和印刷。

六、术语表(GLOSSARY)

CRF(case report form) 指按试验方案所规定设计的一种文件,用于记录每一名受试者在试验过程中的数据。

七、参考文献(REFERENCES)

略。

八、附件(ANNEX)

无。

模版 4.05

×××××机构Ⅰ期临床试验标准操作规程	文件编号	SOP/XX.ZZ/YY.W
起草者(注:初订文件)或 修订者(注:修订文件)	版本号	
审核者	版本日期	
批准者	批准日期	

Ⅰ期临床试验研究人员培训的 SOP

一、目的(PURPOSE)

对Ⅰ期与生物等效性临床试验研究人员培训流程进行规定,保证研究人员培训的管理工作符合 GCP 原则,保证培训质量。

二、范围(SCOPE)

本 SOP 适用于Ⅰ期与生物等效性试验中主要研究者、研究者、研究助理、研究护士等相关人员参加 GCP 培训以及临床试验开始前培训的管理工作。

三、职责(RESPONSIBILITY)

Ⅰ期临床试验研究室负责人和 / 或主要研究者负责培训工作;机构办公室秘书和 / 或项目管理人员负责培训的具体事务。

四、流程图(FLOW CHART)

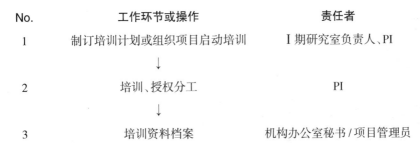

No.	工作环节或操作	责任者
1	制订培训计划或组织项目启动培训	Ⅰ期研究室负责人、PI
	↓	
2	培训、授权分工	PI
	↓	
3	培训资料档案	机构办公室秘书 / 项目管理员

五、流程的操作细则(DETAILED INSTRUCTIONS)

1. 常规培训　Ⅰ期临床试验研究室负责人制订本科室年度培训计划,并按照计划派出相关人员参加国内各类培训学习;组织科室内部培训。

2. 临床试验项目启动培训

2.1 机构项目管理员 / 秘书准备培训资料,确认临床试验方案、知情同意书、招募材料等获得伦理委员会批准,试验药物验收入库、试验经费到账、相关物资签收,参加培训的研究者获得了 GCP 培训证书。

2.2 申办者/主要研究者负责临床试验方案及其实施操作的培训,主要为试验方案、观察记录、CRF 填写、药物的管理等内容;必要时,药物管理员、数据录入员进行单独培训。

2.3 进行研究岗位授权,包括研究者、研究助理、研究护士、药物管理员、CRF 填写/录入员、生物标本预处理、生物样本分析,研究人员签署"项目授权分工及签名样张表"。

3. 培训资料档案 派出培训、机构内部培训结束后将培训证书扫描件交机构办公室;临床试验项目培训签到表、会议记录表、研究人员授权签名表等归入项目档案。

六、术语表(GLOSSARY)

无。

七、参考文献(REFERENCES)

略。

八、附件(ANNEX)

附件 1:培训签到及会议记录表
附件 2:项目授权分工及签名样张表

附件 1:培训签到及会议记录表

临床试验开始前研究者培训签到及会议记录表

项目名称			
申办者			
培训地点			
参加人员签名			
培训内容			
培训记录			
记录者签字		日期	

附件 2:项目授权分工及签名样张表

项目授权分工及签名样张表

项目名称			
申办者			
研究单位		主要研究者	

续表

主要研究者签字				姓名缩写		
姓名（正楷）	职称	研究分工	签名样张	姓名缩写	起始日期	结束日期

研究分工编号：

1. 知情同意；2. 受试者筛选／入组；3. 医疗／观察／源数据采集；4. 护理管理；5. 受试者管理；6. 样本采集；7. 样本处理及管理；8. 药物管理；9. 质量管理；10. CRF 录入；11. 其他

模版 4.06

×××××机构Ⅰ期临床试验标准操作规程		文件编号	SOP/XX.ZZ/YY.W
起草者（注：初订文件）或 修订者（注：修订文件）		版本号	
审核者		版本日期	
批准者		批准日期	

Ⅰ期临床试验药物管理的 SOP

一、目的（PURPOSE）

对Ⅰ期临床试验用药物管理各流程的操作进行规定，保证Ⅰ期临床试验药物的管理工作符合 GCP 原则。

二、范围（SCOPE）

本 SOP 适用于Ⅰ期临床试验用药物的验收、保存、分发使用与回收、返还、退还等各环节的管理工作。

三、职责（RESPONSIBILITY）

1. 申办者　对Ⅰ期试验药物管理的全过程负责，是试验药物管理的主要责任人。
2. 研究者　负责依据Ⅰ期临床试验方案的规定规范使用试验药物。
3. 机构药库管理员　负责Ⅰ期临床试验用药的验收、入库、储存、出库、回收、退回或留样各环节的规范管理。
4. 临床试验项目药物管理员　负责Ⅰ期临床试验用药的领用、发放、回收环节的规范管理。
5. 研究护士　负责按照试验方案要求和研究者医嘱给受试者用药。

6. 质量管理员　负责对临床试验用药验收、保存、分发与回收、返还、退还等各环节进行检查。

四、流程图（FLOW CHART）

No.	工作环节或操作	责任者
1	设定试验药物基本信息	项目管理员
	↓	
2	验收	药库药物管理员
	↓	
3	保管	药库药物管理员
	↓	
4	领药出库 / 发药与回收	临床试验项目药物管理员
	↓	
5	使用	研究者、研究护士
	↓	
6	返还	临床试验项目药物管理员
	↓	
7	退还（申办者）	药库药物管理员
	↓	
8	资料归档	资料管理员

五、流程的操作细则（DETAILED INSTRUCTIONS）

1. 设定试验药物基本信息　试验药物基本信息设定应在试验药物验收入库前完成，以便在药物管理各环节中可以随时进行核对。

机构秘书或项目管理员在临床试验准备阶段依据试验用药说明书、标签、质量标准、伦理委员会批准的临床试验方案相关内容，在药物临床试验管理信息系统内设定试验药物基本信息，包括药物基本信息、包装信息、用药信息等（注：如果机构尚未建立药物临床试验管理信息系统，则可建立相应的台账），涉及试验药物管理的相关人员均应知晓试验药物的基本信息。

2. 验收　机构设置临床试验药库，配备专门设施和设备以符合临床试验药品储存要求。指定接受过GCP培训的药师对临床试验用药物实行专人管理。

申办者/CRO负责对Ⅰ期临床试验用药作适当的包装与粘贴标签，并标明为临床试验专用。在盲法临床试验中，试验药物与对照药品或安慰剂在外形、气味、包装、标签和其他特征上均应一致；提供足够临床试验及留存样品的生物等效性试验用药；负责将Ⅰ期临床试验用药运送至机构临床试验药库；试验药物应包装完好，附有装箱清单、试验药物质量检验报告、运送过程中温度记录等。

机构药物管理员负责试验药物的验收。核实检验报告是否加盖其质量管理专用章原印章；核实药物运输过程中的条件是否符合储存要求；检查包装是否完好，药品标签上是否标有药品名称、临床试验批件号（如有）、生产批号、有效期、生产单位、标注"临床试验专用"等；按装箱清单核对试验用药物的品名、编码、批号、数量；核对批号、有效期是否与药检报告一致；填写"临床试验药物验收单"，双方签字归档。

生物等效性试验药物，机构药物管理员还要核实用于生物等效性试验用药的数量，必须满足临床试验用量及留存样品的数量。留存样品的数量应足够进行 5 次按质量标准全检的要求。对于口服固体制剂（如片剂、胶囊），试验制剂及参比制剂应分别提供 300 个单位（片/粒）。

3. 保存　对符合验收要求的Ⅰ期临床试验用药，药库管理员按品种特性要求存放于试验药库相应区域的药柜中，药柜上锁。

试验药物储存应当按照要求采取避光、遮光、通风、防潮、防虫、防鼠等措施。药房设置不同温湿度的区域，其中常温区域温度应保持在 10~30℃，阴凉区域温度应不超过 20℃，冷柜温度应保持在 2~10℃。各区域相对湿度应保持在 35%~75%。药库管理员做好药库温湿度的监测与管理。如温湿度超出规定范围，应及时采取调控措施，如通风、降温、吸湿、升温、增湿等，并予以记录。

药库管理员定期检查药品质量及是否在效期内，如发生变质、失效，立即将药物集中存放于"不合格药物区"，立刻通知申办者、研究者进行处理，检查过程应予以记录。

药库管理员依据药物随机抽取表在生物等效性临床试验用药品中抽取试验用药品后，按生物等效性试验用药的储存条件对其余用作留存的样品进行保管，留样样品保存在申办方的原包装容器中，直至药品上市后 2 年。

4. 领药/出库　Ⅰ期临床试验项目药物管理员填写药物领用单并向药库管理员领取试验用药，双方核对试验项目名称、药物编码、药物名称、规格、数量、使用方法等，确定无误后，双方签字；药库管理员负责出库记录。

领出的Ⅰ期临床试验用药，如果不是即时使用，则要上锁专柜妥善保管于Ⅰ期临床试验药物储存室；按药物标签或质量标准规定的存储条件对药物进行储存；记录储存药物的温湿度。对不符合存储要求的情况采取必要的调整措施，如调节温度、除湿增湿等工作。

5. 发药/使用　研究者依据临床试验方案试验用药剂量与用法规定，处方试验药物；保证所有试验用药仅用于该临床试验项目的受试者。

Ⅰ期临床试验项目药物管理员按试验方案和医嘱将试验药物发放给受试者，监视受试者用药情况，记录受试者用药情况，尤其需要准确记录用药时间（注：此过程也可以由研究护士完成）。需要进行配制的试验用药或静脉用药应由研究护士从药库直接领取或从Ⅰ期临床试验项目药物管理员处领取后，按照试验方案要求配制和用药，并详细记录药物配制过程和用药时间（注：此模式可以根据机构具体情况和试验方案要求具体设定）。

6. 回收　Ⅰ期临床试验项目药物管理员负责剩余试验用药的回收并将回收的剩余试验药物返还药库管理员，回收的临床试验用药集中储存于临床试验药房规定的"药物回收区"；药库管理员记录相关信息；返还者和药库管理员在返还记录上签字，归档。

7. 退回　Ⅰ期临床试验项目结束后，药库管理员将回收的药物包装及剩余试验药物退还申办者/CRO代表,记录相关信息;退还者和申办者代表在退还记录上签字。

生物等效性临床试验留存样品集中保存在临床试验药房规定的"药品留样区"内,供监管机构在必要时对保留样品进行核查和检验,不得返还给申办方。

8. 资料归档　临床试验结束后,药库管理员将临床试验药物验收入库记录、临床试验药物领药出库记录、试验药物返还药库记录、临床试验药物退还记录,Ⅰ期临床试验项目的药物管理员将试验药物使用记录等涉及整个试验过程中用药的所有文件交机构档案管理员归档。

9. 质量检查　监查员对试验药物管理的全过程进行监查。机构质量管理员对药物的管理过程进行自查。

六、术语表（GLOSSARY）

无。

七、参考文献（REFERENCES）

略。

八、附件（ANNEX）

附件1:验收入库单

附件2:领药出库单

附件3:临床试验药物使用记录表

附件4:临床试验药物领药使用返回单（BE）

附件5:临床试验药物返还药库清单

附件6:临床试验药物退还表

附件7:BE试验药物留样清单

附件8:有效期检查表

附件9:临床试验药房温湿度调控记录表

附件1:验收入库单

临床试验药物验收入库单

项目	（名称,期类别）					
申办者						
药物信息						
编码范围	编码数量	药物名称	规格	批号	有效期	贮存条件

续表

药物名称	规格	批号	有效期	贮存条件	最小包装单位数量

验收信息

• 试验药物包装：□完好 □破损

• 装箱清单：□有 □无

• 药检合格报告：□有 □无

• 药物名称、规格、批号、有效期与装箱清单和药检报告：□一致 □不一致

• 药物编码范围/数量与实物：□一致 □不一致

• 试验药物标签注明"临床试验用"：□已标注 □没有标注

• 运送方式：□厂家直接送货 □托运公司

• 运送温度与储存条件：□一致 □不一致

验收意见：□同意入库 □不同意入库 储存地点：

验收者：

核对者：

验收日期：

备注：1. 如果运送方式为托运，请将托运单据粘贴在验收单背面。

2. 签字的验收单、装箱清单、药检合格报告交由项目管理员归档。

附件2：领药出库单

临床试验药物领药出库单

项目	（名称，期类别）		申办者		
承担科室		储存地点		发药地点	
领药出库					
编码范围			编码数量		
每个编码内药物信息					
药物名称		规格	批号	编码内最小包装单位数	
领用者					
出库者					
领药出库日期					

附件3：临床试验药物使用记录表

临床试验药物使用记录表

项目(名称,期类别)					申办者		
发药序号	药物编码	患者姓名	日期	药物名称	发药量	回收量	发药者

附件4：临床试验药物领药使用返回单(BE)

临床试验药物领药使用返还回单(BE)

项目		申办者	
承担科室		储存地点	
领药使用退回			
药物名称	规格	批号	领用最小包装单位数	领用制剂单位数	返还制剂单位数
领药使用日期			药物退还日期		
领药使用者			退还者		
临床试验项目药物管理员			接收者		

备注：标明领用药物编号,返还药物编号。

附件5：临床试验药物返还药库清单

临床试验药物返还药库清单

项目（名称，期类别）			申办者		
承担科室			储存地点		
日期	药物名称	完整最小包装单位数	制剂单位数	返还者	药库接受者

备注：BE试验药物标明返还药物编号。

附件6：临床试验药物退还表

临床试验药物退还表

项目	（名称，期类别）		
申办者			
完整包装的编码范围	（××）~（××）		
编码数量			
药物名称	批号	完整最小包装单位数量	制剂单位数量
签字			
申办者代表签字：			
退还者签字：			
核对者签字：			
日期：			

附件7：BE试验药物留样清单

BE试验药物留样清单

项目	
申办者	
储存地点	

留样药物				
药物名称	批号	有效期	留样完整最小包装单位数量	使用后返还制剂单位数量

签字

留样签字：

留样日期：

备注：标明留样药物编号，使用后返还药物编号。

附件8：有效期检查表

临床试验药物效期检查表

年份：   第　　页 共　　页

编号	药物名称	批号	有效期	检查月份			备注
				1	2	3……	
1							
检查人							
2							
检查人							

注：药品在有效期内"√"，超过有效期"×"。

附件9：临床试验药房温湿度调控记录表

临床试验药房温湿度调控记录表

序号	不符合储存要求时间	药品储存位置	调控前		调控措施					调控后		符合储存要求时间	处理人
			温度/℃	相对湿度/%	通风	降温	吸湿	升温	增湿	温度/℃	相对湿度/%		

模板 4.07

××××××机构Ⅰ期临床试验标准操作规程		文件编号	SOP/XX.ZZ/YY.W
起草者（注：初订文件）或修订者（注：修订文件）		版本号	
审核者		版本日期	
批准者		批准日期	

Ⅰ期临床试验不良事件和严重不良事件处理的 SOP

一、目的（PURPOSE）

为保证Ⅰ期临床试验过程中的不良事件（AE）、严重不良事件（SAE）的处理符合 GCP 规定，保障受试者安全和健康，充分保护受试者权益，特制定本规程。

二、范围（SCOPE）

本 SOP 适用于Ⅰ期临床试验项目的不良事件、严重不良事件的处理全过程。

三、职责（RESPONSIBILITY）

1. 主要研究者/研究者　研究者是 AE 和 SAE 的规范处理，保护受试者安全和健康的主要责任人。

2. 研究护士　研究护士负责在护理工作中观察和监测受试者的 AE 和 SAE，并报告研究者。

3. 项目管理员　负责协调医疗处理；负责协调受试者损害的补偿、赔偿。

四、流程图（FLOW CHART）

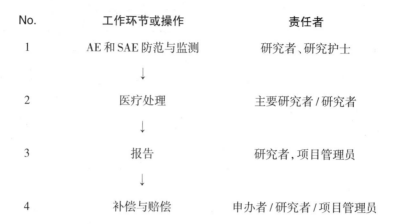

No.	工作环节或操作	责任者
1	AE 和 SAE 防范与监测	研究者、研究护士
	↓	
2	医疗处理	主要研究者/研究者
	↓	
3	报告	研究者，项目管理员
	↓	
4	补偿与赔偿	申办者/研究者/项目管理员

五、流程的操作细则（DETAILED INSTRUCTIONS）

1. AE 和 SAE 的防范与监测　Ⅰ期临床试验方案应有对预期不良反应处理的措施或应急预案；Ⅰ期病房研究者和研究护士应根据方案准备应急处理的医疗仪器设备和抢救药品。研究者负责培训研究人员。

研究者在知情同意时应详细告知受试者研究过程中可能出现的不良反应，将联系电话告知受试者，以便受试者在需要帮助时能够及时找到研究者。

在试验过程中，研究者和研究护士应注意观察患者用药后以及药物剂量改变后机体变化，询问受试者，避免诱导性提问；及时发现不良事件。

2. 医疗处理　研究者如实记录试验期间出现的全部不良医学事件，包括症状、体征、实验室检查结果，出现时间，持续时间，特点，程度，处理措施、发生过程与转归，并填写"不良事件表"或"严重不良事件报告表"，判断不良事件或严重不良事件的程度以及与试验药物的关系。

发现不良事件时，研究者根据不良事件的严重程度采取有效的处理措施甚至积极的救治，并决定是否中止试验；需要抢救治疗时，主要研究者应在现场进行组织。

盲法设计的试验，主要研究者根据不良事件严重程度判断需要紧急破盲时，可与项目管理员联系启动紧急破盲（拆封应急信件）流程，查明所用药物的种类，以便给予相应处理。

研究者负责 AE 和 SAE 的随访，应随访至症状体征消失，理化化验检查恢复正常或病情稳定；随访方式可以根据不良事件的轻重选择住院、门诊、家访、电话等多种形式。

研究者/项目管理员负责协调科室间的医疗救治配合，需要住院时，负责签字给予受试者免费住院治疗，或门诊医药费用先行支付/报销。

3. 补偿与赔偿　项目管理员负责协调申办者与受损害受试者的协商，包括申办者支付全部医疗费用、补偿费（交通费、营养费、误工、陪护等）、损害的赔偿等。

六、术语表（GLOSSARY）

1. 不良事件（adverse event，AE）　指受试者接受试验用药品后出现的所有不良医学事件，可以表现为症状、体征、疾病或实验室检查异常，但不一定与试验用药品有因果关系。

2. 严重不良事件（serious adverse event，SAE）　指受试者接受试验用药品后出现死亡、危及生命、永久或者严重的残疾或者功能丧失、受试者需要住院治疗或者延长住院时间，以及先天性异常或者出生缺陷等不良医学事件。

3. 可疑且非预期严重不良反应（SUSAR）　指临床表现的性质和严重程度超出了试验药物研究者手册、已上市药品的说明书或者产品特性摘要等已有资料信息的可疑并且非预期的严重不良反应。

七、参考文献（REFERENCES）

略。

八、附件（ANNEX）

附件：不良事件报告表

附件：不良事件报告表

不良事件（AE）报告表

不良事件名称 （含理化检查）	
发生时间	＿＿＿＿＿年＿＿月＿＿日＿＿：＿＿（24小时制）
转归时间	＿＿＿＿＿年＿＿月＿＿日＿＿：＿＿（24小时制）
AE转归	□消失　□持续　□缓解　□后遗症 □稳定　□加重　□死亡
不良事件严重程度	□Ⅰ级：轻度，无临床症状或有轻微临床症状；仅有临床或实验室检查异常；不需治疗 □Ⅱ级：中度，需要微量的、局部的或非侵害性的治疗；与年龄相符的使用工具的日常生活活动受限，使用工具的日常生活指做饭、购物、打电话等 □Ⅲ级：病情重或有医学上严重的症状但是暂时不会危及生命；导致住院或住院时间延长；导致残疾；日常生活自理受限。日常生活自理指：洗澡、穿衣、脱衣、吃饭、如厕、吃药等，非卧床不起 □Ⅳ级：危及生命，需要紧急治疗 □Ⅴ级：因不良事件致死
与试验药物的关系	□肯定有关　□很可能有关 □可能有关　□可能无关 □肯定无关

续表

对试验药物采取的措施	□继续用药　　□停止用药　　□试验用药结束
是否采取措施	□否　　□是→重要 AE，填写合并用药表
是否因 AE 退出试验	□是　　□否
破盲情况	□未破盲　　□已破盲（20|＿|＿|年|＿|＿|月|＿|＿|日）
是否是 SAE	□否　　□是→填写 SAE 报告表
AE 详细描述	

模板 4.08

×××××机构Ⅰ期临床试验标准操作规程		文件编号	SOP/XX.ZZ/YY.W
起草者（注：初订文件）或 修订者（注：修订文件）		版本号	
审核者		版本日期	
批准者		批准日期	

Ⅰ期临床试验严重不良事件报告的 SOP

一、目的（PURPOSE）

为保证临床研究严重不良事件及时、完整和规范报告，特制定本规程。

二、范围（SCOPE）

本 SOP 适用于Ⅰ期临床试验项目的严重不良事件报告的过程。

三、职责（RESPONSIBILITY）

1. 研究者 / 主要研究者　及时向申办者报告严重不良事件，向伦理委员会报告同时向机构办公室报告。

2. 申办者　负责对报告的严重不良事件进行安全性评估并向国家药品监督管理局报告；负责向省药品监督管理局报告，负责向其他试验中心通报。

四、流程图（FLOW CHART）

No.	工作环节或操作	责任者
1	向申办者 / 机构办公室报告	研究者 /PI

↓

2	向伦理委员会报告	研究者/PI

↓

3	向国家卫生健康委、国家药品监督管理局报告	申办者

五、流程的操作细则（DETAILED INSTRUCTIONS）

1. 向申办者/机构办公室报告　研究者/主要研究者在获知发生按照国家药品监督管理局《药物临床试验质量管理规范》《药物临床试验期间安全性数据快速报告标准和程序》文件规定需要报告的 SAE 后，填写"严重不良事件报告表"，应立即向申办者、机构办公室报告。

2. 向伦理委员会、其他中心报告

2.1　申办者应当立即分析安全性信息，以个例安全性报告方式将 SUSAR 快速报告给所有参加临床试验的研究者及临床试验机构、伦理委员会。申办者对 SUSAR 判断与研究者不一致，也要快速报告。研究者签收申办者提供的严重不良事件报告，如判断为 SUSAR 应及时向伦理委员会报告。如所报告的 SUSAR 涉及死亡事件，研究者应当向申办者和伦理委员会提供其他所需资料，如尸检报告、最终医学报告。

2.2　SUSAR 报告的时限：对于致死或危及生命的 SUSAR，报告时间不得超过 7 天，并在随后的 8 天内报告完善随访信息（申请人首次获知当天为第 0 天）。非致死或危及生命的非预期严重不良反应，申请人应在首次获知后尽快报告，但不得超过 15 天。

2.3　随访报告：申请人在首次报告后，应继续跟踪严重不良反应，以随访报告的形式及时报送有关新信息或对前次报告的更改信息等，报告时限为获得新信息起 15 天内。

报告中应使用受试者的试验编号，而不暴露其姓名、住址和个人身份证号。

3. 其他 SAE 向国家卫健委、药监部门和伦理委员会报告　申办者应当将临床试验中发现的可能影响受试者安全、可能影响临床试验实施、可能改变伦理委员会同意意见的问题，及时通知研究者和临床试验机构及药品监督管理部门和伦理委员会。

申办者收到任何来源的安全性相关信息后，均应当立即分析评估，包括严重性、与试验药物的相关性以及是否为预期事件等。申办者应当向药品监督管理部门和卫生健康主管部门报告 SUSAR。

六、术语表（GLOSSARY）

1. 严重不良事件（serious adverse event，SAE）　指受试者接受试验用药品后出现死亡、危及生命、永久或者严重的残疾或者功能丧失、受试者需要住院治疗或者延长住院时间，以及先天性异常或者出生缺陷等不良医学事件。

2. 可疑且非预期严重不良反应（suspected unexpected serious adverse reaction，SUSAR）　指临床表现的性质和严重程度超出了试验药物研究者手册、已上市药品的说明书或者产品特性摘要等已有资料信息的可疑并且非预期的严重不良反应。

七、参考文献（REFERENCES）

略。

八、附件（ANNEX）

附件：严重不良事件报告表

附件：严重不良事件报告表

严重不良事件（SAE）报告表

试验相关资料	
研究药物名称	
研究药物分类	□中药　□化学药品　□预防用生物制品　□治疗用生物制品　□其他
临床试验批准文号	
研究分类	□Ⅰ期　□Ⅱ期　□Ⅲ期　□Ⅳ期　□生物等效性试验　□其他
□首次报告（日期：　　　年　　月　　日）　　□随访报告	
申办单位	
申办单位名称	
申办单位地址	
电话	传真
获知 SAE 日期	年　　　月　　　日
研究单位	
研究机构名称	
研究机构地址	
电话	传真
获知 SAE 日期	年　　　月　　　日
首次报告 SAE 日期	年　　　月　　　日
受试者	
姓名拼音首字母缩写	
受试者（药物／随机）编码	
出生日期	年　　　月　　　日
性别	□男　□女
体重	＿＿＿．＿＿kg
身高	cm

续表

SAE 分类
□住院 □延长住院时间 □致畸 □危及生命 □永久或严重致残 □其他重要医学事件
□死亡 死亡时间： 年 月 日

SAE 名称及描述	
SAE 名称	（如可能，请做出诊断，并使用专业术语）
SAE 是否预期	□否 □是（已在临床试验方案/知情同意书中说明）
SAE 首次发生时间	年 月 日 时 分

SAE 描述（包括受试者相关病史，SAE 的症状/体征、治疗、发生及转归过程/结果和 SAE 可能原因分析，如有更多信息可另附页记录）：

相关实验室/其他检查结果

实验室/检查项目	结果	单位	检查日期	对结果的说明

研究用药

药物名称	剂量/日	给药途径	给药频次	首次用药日期	用药中	停药日期
				年 月 日	□是 □否	年 月 日
				年 月 日	□是 □否	年 月 日
				年 月 日	□是 □否	年 月 日

注1：如为设盲试验，是否紧急破盲：□是 □否→请在上述"药物名称"栏填写药物编号

注2：如方案规定需调整研究用药剂量，请说明：

伴随用药

药物名称	剂量/日	给药途径	给药频次	首次用药日期	用药中	停药日期	用药原因
				年 月 日	□是 □否	年 月 日	
				年 月 日	□是 □否	年 月 日	
				年 月 日	□是 □否	年 月 日	
				年 月 日	□是 □否	年 月 日	

可能与 SAE 有关的药物（如非药物因素导致 SAE，此栏内容可不填）

可能与 SAE 有关的药物名称	
该药物属于本临床试验的	□研究用药（如果非盲/破盲：□试验药物 □对照药物） □伴随用药
该药物适应证	
首次用药至 SAE 发生的时间	天（如果能够精确计算： 时 分）

续表

末次用药至SAE发生的时间	天（如果能够精确计算：　　时　　　分）
SAE与研究用药的关系（因果关系）	
□无关　□可能无关　□可能有关　□很可能有关　□有关　□现有信息无法判断	
采取的措施	
□无　□调整研究用药剂量　□暂停研究用药　□停用研究用药　□停用伴随用药　□增加新的治疗药物　□应用非药物治疗　□延长住院时间　□修改方案/知情同意书	
转归	
□痊愈　□好转　□恶化　□有后遗症　□未好转　□不详　□死亡 尸检：□否　□是（请附尸检报告）	
报告	
报告人签字	
本次报告日期	年　　月　　日

模板 4.09

×××××机构Ⅰ期临床试验标准操作规程	文件编号	SOP/XX.ZZ/YY.W
起草者（注：初订文件）或 修订者（注：修订文件）	版本号	
审核者	版本日期	
批准者	批准日期	

Ⅰ期临床试验安全性数据快速报告的 SOP

一、目的（PURPOSE）

为了充分保护受试者权益，加强Ⅰ期临床试验安全风险管理，强化受试者安全保障，根据我国《药品注册管理办法》《药物临床试验质量管理规范》有关规定，参照国际通行规则，以及《药物临床试验期间安全性数据快速报告标准和程序》，保证临床试验安全性数据报告符合相关要求，制定本规程。

二、范围（SCOPE）

本SOP适用于Ⅰ期临床试验期间发生的所有与试验药物相关或可疑且非预期严重不良反应及其他情形（包括明显影响药品风险获益评估的信息或可能考虑药品用法改变，或影响总体药品研发进程的信息）。

三、职责（RESPONSIBILITY）

1. 研究者 / 主要研究者 负责向机构办公室、伦理委员会报告所有可疑且非预期严重不良反应。

2. 机构办公室主任 / 秘书 / 项目管理员 指导研究者填写可疑且非预期严重不良反应报告或严重不良事件报告；负责向申办者通报，必要时组织现场调查。

四、流程图（FLOW CHART）

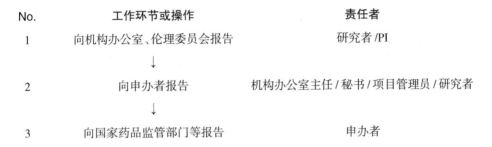

No.	工作环节或操作	责任者
1	向机构办公室、伦理委员会报告	研究者 /PI
	↓	
2	向申办者报告	机构办公室主任 / 秘书 / 项目管理员 / 研究者
	↓	
3	向国家药品监管部门等报告	申办者

五、流程的操作细则（DETAILED INSTRUCTIONS）

1. 向伦理委员会报告 研究者在获知可疑非预期严重不良反应，应立即向伦理委员会及机构办公室主任或项目管理员报告。涉及死亡事件的报告，应当向申办者和伦理委员会提供其他所需要的资料，如尸检报告和最终医学报告。

研究者收到申办者提供的临床试验的相关安全性信息后应当及时签收阅读，并考虑受试者的治疗是否进行相应调整，必要时尽早与受试者沟通。

2. 向申办者报告 研究者应立即向申办者书面报告所有严重不良事件，除试验方案或其他文件（如研究者手册）中规定不需立即报告的严重不良事件外，随后应及时提供详尽、书面的随访报告。严重不良事件报告和随访报告应注明受试者在临床试验中的鉴认编码，而不暴露受试者的真实姓名、公民身份证号码和住址等身份信息。试验方案中规定的、对安全性评价重要的不良事件和实验室异常值，应按照试验方案的要求和时限向申办者报告。

3. 申办者根据《药物临床试验期间安全性数据快速报告标准和程序》要求，在规定的时限内负责向国家药品监管部门、卫生健康主管部门等报告。

六、术语表（GLOSSARY）

1. 不良事件 指受试者接受试验用药品后出现的所有不良医学事件，可以表现为症状、体征、疾病或者实验室检查异常，但不一定与试验用药品有因果关系。

2. 严重不良事件 指受试者接受试验用药品后出现死亡、危及生命、永久或者严重的残疾或者功能丧失、受试者需要住院治疗或者延长住院时间，以及先天性异常或者出生缺陷等不良医学事件。

3. 药物不良反应　指临床试验中发生的任何与试验用药品可能有关的对人体有害或者非期望的反应。试验用药品与不良事件之间的因果关系至少有一个合理的可能性,即不能排除相关性。

4. 可疑且非预期严重不良反应　指临床表现的性质和严重程度超出了试验药物研究者手册、已上市药品的说明书或者产品特性摘要等已有资料信息的可疑并且非预期的严重不良反应。

七、参考文献(REFERENCES)

略。

八、附件(ANNEX)

无。

模板 4.10

×××××× 机构Ⅰ期临床试验标准操作规程		文件编号	SOP/XX.ZZ/YY.W
起草者(注:初订文件)或 修订者(注:修订文件)		版本号	
审核者		版本日期	
批准者		批准日期	

机构对Ⅰ期临床试验质量管理的 SOP

一、目的(PURPOSE)

对Ⅰ期临床试验研究室承担的临床试验项目质量管理操作流程进行规定,以使Ⅰ期临床试验符合 GCP 规定,提高临床试验质量。

二、范围(SCOPE)

本 SOP 适用于临床试验机构对Ⅰ期临床试验研究室所承担的Ⅰ期临床试验项目的质量管理工作。

三、职责(RESPONSIBILITY)

1. 主要研究者　Ⅰ期临床试验项目质量第一责任人。
2. 研究者　实施Ⅰ期临床试验,是保证质量的直接责任人。
3. 质量管理员　对Ⅰ期临床试验项目进行独立的质量检查。
4. 项目管理员　承担对Ⅰ期临床试验项目的管理责任。

四、流程图(FLOW CHART)

No.	工作环节或操作	责任者
1	科室质量控制	PI
	↓	
2	机构质量管理	质量管理员、项目管理员
	↓	
3	接受监查、稽查	PI、机构办公室

五、流程的操作细则(DETAILED INSTRUCTIONS)

1. 科室质量控制

1.1 研究者承担临床试验项目前签署"研究者声明",承诺将依据临床试验方案,以及《赫尔辛基宣言》和GCP规定的伦理道德与科学原则开展临床研究,承诺临床试验中的任何观察、检查结果均应及时、准确、完整、规范、真实地记录于病历和正确填写至CRF中。

1.2 主要研究者组建合格的研究队伍,临床试验开始前组织研究者进行试验方案培训,对研究人员进行授权,保证研究者熟知其职责,落实临床试验流程及其各环节标准操作规程;对研究过程遵循GCP和临床试验方案质量负责,接受监查、稽查和检查。

1.3 研究者熟悉试验方案的内容,严格按照方案执行。

1.4 研究者保证将数据真实、准确、完整、及时、合法地载入病历和CRF。

1.5 主要研究者应审签临床试验文件(CRF)。

1.6 主要研究者可以指定研究助理,对临床试验项目实施的质量进行自查。

1.7 主要研究者应审阅研究总结报告,并签署主要研究者声明。

1.8 研究者完成的病例观察记录文件应及时送交机构办公室项目管理员。

1.9 研究者接受申办者派遣的监查员或稽查员的监查和稽查及药品监督管理部门的稽查和视察,确保临床试验的质量。

2. 机构质量管理

2.1 系统质量管理

2.1.1 机构对Ⅰ期临床试验制定质量管理目标:包括配备专业的研究人员与良好的医疗设施,制订科学的试验设计与试验方案,建立合格的实验室与测试条件(如有),以及完善的组织管理与监督体系。

2.1.2 机构依据质量管理目标制订Ⅰ期临床试验系统质量管理中长期计划和年度计划。

2.1.3 机构通过与相关部门协调,共同保证Ⅰ期临床试验研究者在有良好的医疗设施、实验室设备、人员配备的条件下进行临床试验。

2.1.4 机构组织相关部门对Ⅰ期临床试验的管理制度和SOP进行起草、审核、批准;对执行过程中需要修改的应及时修订并颁布执行。

2.1.5 机构对Ⅰ期临床试验研究的相关部门如合同管理部门、财务管理部门、实验室

（检验科、功能检查相关科室、临床药理实验室）、药学部、信息工程部、临床专业科室对相关法规、制度、SOP 等的执行进行监督和协调管理。

2.1.6　机构通过组织派出培训、机构内部培训以及组织临床试验开始前培训，提高Ⅰ期临床试验研究人员实施临床试验项目的能力。

2.1.7　机构对主要研究者设计临床试验方案提供技术支持，完善研究方案的设计；保证临床试验方案的科学性和保护受试者的权益。

2.1.8　机构协调相关部门建设标准化的实验室，督促机构检验科室申请质量认证，如 ISO 15189 认可等。

2.1.9　机构建立"药物临床试验电子信息管理系统"，实现Ⅰ期临床试验信息化管理，保证所承担临床试验项目的质量。

2.1.10　机构督促研究者严格执行机构制定的科研行为准则。

2.1.11　机构每年年底对质量管理年度计划完成情况、临床试验系统运行过程中发现的问题，采取的纠正措施、预防措施及追踪的结果和评价，形成系统质量评估报告，报相关管理部门，提出改进措施，保证系统质量的持续有效。

2.2　项目质量管理

2.2.1　临床试验研究文件资料的管理：档案管理员在Ⅰ期临床试验项目研究阶段收集下列资料（但不限于）：临床研究申办方、CRO 资质，临床研究批件（如有），临床试验合同、伦理委员会批件，伦理委员会批准的临床试验方案及修正案、研究病历 /CRF（样表）、研究者履历、研究人员培训签到表、授权签名表（签名样张）、药物检验报告、临床试验文件与相关物资签收记录、紧急破盲信封等；研究结束阶段收集下列资料（但不限于）：研究受试者鉴认代码表、受试者筛选表与入选表、试验用药品记录表、病历、CRF、总结报告等资料等。

2.2.2　项目管理员在研究项目开始前组织研究者进行 GCP 相关知识的培训并考核，保证研究者熟知数据记录与报告的管理规范，试验药物管理的 SOP，不良事件和严重不良事件处理与报告的 SOP。

2.2.3　项目管理员在临床试验项目立项评估时确认Ⅰ期临床试验研究室承担的项目数和条件相适应。

2.2.4　项目管理员在质量检查人员发现问题时协助主要研究者讨论并明确问题发生的原因，并进行相应的整改，防止问题再次发生，必要时辅以一定的处罚。

2.2.5　项目管理员根据试验实施情况，必要时在试验中期召开临床试验项目例会，听取研究者和质量检查人员通报临床试验方案执行情况，针对问题提出纠正措施、预防措施，保证临床试验研究质量。

2.2.6　机构每年对Ⅰ期临床试验项目质量进行评估，向主管部门提交评估报告，提出整改措施。

2.3　项目质量控制

2.3.1　机构设定质量管理办公室，指派专职质量检查员，对Ⅰ期临床试验项目执行过程进行检查。

2.3.2 质量检查员参加Ⅰ期临床试验项目研究启动会，熟悉了解临床试验方案。

2.3.3 质量检查员通过登录"临床试验药物管理系统"（如有）和"医院门诊电子病历系统"，对在研试验项目研究过程是否符合试验方案要求进行检查。

2.3.4 质量检查员通过实地访谈或电话寻访等方式检查受试者签署知情同意书过程是否符合规定要求。

2.3.5 质量检查员通过查阅受试者的研究病历，检查研究者是否严格执行试验方案。

2.3.6 质量检查员制订质量控制计划，对试验进行的每个阶段和程序进行核查，填写"Ⅰ期临床试验质量检查清单"，对发现的问题及时与研究者沟通，记录纠正及纠正措施。

2.3.7 质量检查员对Ⅰ期临床试验项目中药物管理进行检查，填写"试验用药物管理检查记录表"。

2.3.8 质量检查员将检查意见通报研究者，要求其在规定时间内进行整改并将意见反馈给机构项目管理员。

2.3.9 质量检查员在受试者临床观察结束后，要求研究者应在10个工作日内将"研究病历和/或CRF"交主要研究者审核、签名，并上交到机构办公室。

2.3.10 质量检查员对上交的研究病历和/或CRF进行检查，填写"药物临床试验项目质量检查报告表"，确认记录是否完整、规范、真实，CRF填写是否正确。对发现的问题及时与研究者沟通，提出纠正措施，督促研究者予以整改。发现重大问题及时向项目负责人和机构负责人报告，并记录处理意见。

2.3.11 质量检查员将对既往检查中的问题整改情况进行追踪。

2.3.12 质量检查员将项目检查发现的问题和申办方派出的监查员发现的问题进行比较，考核监查员的监查质量。

2.3.13 临床试验项目各过程质量检查记录由机构存档。

3. 接受监查、稽查

3.1 项目管理员组织主要研究者和机构质量管理办公室接受临床试验项目的监查、稽查。

3.2 机构质量管理办公室负责具体的接待工作；提供良好的检查环境和条件；在系统记录接受监查日期。

3.3 针对检查发现的问题，研究改进措施。

3.4 机构在必要时召开例会，通报监查、稽查情况，针对问题修订管理制度和标准操作规程。

六、术语表（GLOSSARY）

略。

七、参考文献（REFERENCES）

略。

八、附件（ANNEX）

附件 1：Ⅰ期临床试验质量检查清单
附件 2：试验用药物的质量检查记录表
附件 3：药物临床试验项目质量检查报告表

附件 1：Ⅰ期临床试验质量检查清单

Ⅰ期临床试验质量检查清单（临床部分）

临床试验项目名称：　　　　　　　　　　　　　试验分类：耐受□　药代□　等效□

申办方：　　　　　　　　　　　　　　　　　　项目管理员：

质量监督员：

一、试验准备阶段	
联系阶段	
临床试验批件 / 备案件	□有　□无→
企业法人及 CRO（如有）营业执照复印件	□有　□无→
药品生产企业许可证复印件	□有　□无→
企业药品 GMP 证书复印件	□有　□无→
联系人的法人委托书原件	□有　□无→
联系人身份证复印件	□有　□无→
立项阶段	
立项评估表	□有　□无→
研究者手册（包括药学、药理、毒理、前期临床研究、药品说明书等）	□有　□无→
临床试验协议审核单、协议书及签字盖章	□有　□无→
伦理审查受理通知单	□有　□无→
伦理委员会批件 / 意见（原件）	□有　□无→
伦理委员会批准的临床试验方案、知情同意书、招募广告	□有　□无→
试验方案版本号与本中心伦理批件一致性	□是　□否→
知情同意书版本号与本中心伦理批件一致性	□是　□否→
试验方案签字（申办方、主要研究者、CRO）	□有　□无→
启动阶段	
试验启动培训、培训记录及培训资料	□有　□无→
研究者履历	□有　□无→
研究者授权签名表	□有　□无→
授权研究者的资质是否符合规定要求	□是　□否→
研究病历 /CRF（样表）	□有　□无→

试验药物的检验报告,验收记录	□有　□无→
试验药物运输和储存过程温度有记录并符合药品要求储存要求	□是　□否→
等效性试验参比药物备案表复印件	□是　□否→
临床试验有关的实验室检测正常值范围	□有　□无→
紧急破盲信封＿＿份(＿＿~＿＿)	□有　□无→
试验条件合规性	
满足试验需要的床位＿＿张及抢救药品(如有)	□是　□否→
是否配备相应的仪器设备(心电监护仪、心电图机、除颤仪、呼吸机、供氧和负压吸引装置、可移动抢救车等)	□是　□否→
仪器设备是否由专人管理;具有可操作的标准操作规程,是否保留所有使用和维护的记录;操作者是否具有适当资质并经过操作培训	□是　□否→
仪器设备是否有清晰的标签标明其生产日期和运行状态,并有维护、检测和校准记录	□是　□否→
是否制定相应的管理制度和标准操作规程(SOP),是否现行有效	□是　□否→
其他:	
检查者:	检查日期:
整改记录:	
责任人签名:	整改日期:
质量监督员确认签名:	确认日期:
二、试验实施阶段	
受试者筛选	
受试者筛选例数与签署知情同意书一致	□是　□否→
知情同意书签署内容完整、规范	□完整　□缺陷→
受试者筛选、入选表记录信息完整(姓名、住院号、身份证号、联系地址、联系方式等)	□完整　□缺陷→
受试者筛选体检记录符合方案规定的纳入标准	□是　□否→
受试者筛选理化检查存在未做项或缺项严重	□是　□否→
进入试验受试者符合方案规定的纳入标准	□是　□否→
受试者在方案规定时间内重复参加临床试验	□是　□否→
受试者给药随机表	□有　□无→
其他:	
检查者:	检查日期:

续表

整改记录：	
责任人签名：	整改日期：
质量监督员确认签名：	确认日期：
给药、生物样品采样	
给药剂量和用法与试验方案一致	□是　□否→
合并用药有记录并说明原因	□是　□否→
餐后等效性试验标准餐组成符合方案规定	□是　□否→
试验过程中饮水、用餐有记录并符合方案规定	□是　□否→
生物样本标识信息完整（项目名称、受试者编码、采集时间点）	□是　□否→
生物样本采集时间与计划采集时间一致（如：0~2h ≤ 1min，2~24h ≤ 2min）	□是　□否→
需特殊处理的生物样本采集、预处理符合方案规定，并有记录	□是　□否→
生物样本采集、预处理、保存、转运原始记录完整，符合方案规定	□是　□否→
其他：	
检查者：	检查日期：
整改记录：	
责任人签名：	整改日期：
质量监督员确认签名：	确认日期：
源数据采集记录	
试验数据记录表填写存在空项	□是　□否→
原始病历中的检查结果、实验室数据可溯源	□是　□否→
异常且有临床意义的数据及时复查，有相应记录	□是　□否→
随访及检查遵从方案	□是　□否→
不良事件按规范处理、记录、报告	□是　□否→
记录受试者任何原因的退出与失访	□是　□否→
SAE 及时处理、详细记录并按照规定上报	□是　□否→
受试者的相关医学判断人员与授权分工一致	□是　□否→
申办方/CRO 对试验进行质量控制，有监查、稽查记录	□是　□否→
其他：	
检查者：	检查日期：

整改记录:	
责任人签名:	整改日期:
质量监督员确认签名:	确认日期:
试验药物管理	
试验药物接收、发放、使用、回收记录完整,数量相吻合	□是 □否→
试验用药品保存条件符合方案要求,温湿度异常有报告和处理记录	□是 □否→
等效性试验用药品按方案规定随机抽取并记录	□是 □否→
等效性试验用药品的留样数量、保存符合要求	□是 □否→
其他:	
检查者:	检查日期:
整改记录:	
责任人签名:	整改日期:
质量监督员确认签名:	确认日期:
三、试验结束阶段	
试验药物返还及退还/销毁证明	□有 □无→
完成试验受试者鉴认代码表	□有 □无→
完成试验受试者编码目录	□有 □无→
CRF中研究数据与研究病历一致	□是 □否→
总结报告数据与原始数据的一致性	□是 □否→
总结报告是否有主要研究者签名	□是 □否→
申办方/CRO对试验进行数据核查记录	□有 □无→
临床试验合同经费尾款入账	□是 □否→
临床试验总结报告是否有盖章审核签字单	□是 □否→
其他:	
检查者:	检查日期:
整改记录:	
责任人签名:	整改日期:
质量监督员确认签名:	确认日期:

附件2：试验用药物的质量检查记录表

试验用药物的质量检查记录表

第___次 20___年___月

药物临床试验项目名称：				
专业科室名称：		药库/药物管理员：		
研究进度：□启动　□正在进行中　□完成　□中止				
检查内容		是	否	不适合
试验药物的包装和标签是否符合GCP要求				
试验药物批号是否与药检报告相符				
药品是否账物相符				
是否标明"临床试验专用"				
药品是否在有效期内				
试验药物接收、发放、使用、回收记录是否完整，数量是否吻合				
药品是否仅用于该试验的受试者				
药品保存条件是否符合要求，有无温、湿度记录				
药品是否出现异常变化				
是否遵循方案随机方法发药				
备注				
检查结果及存在的问题：				
纠正和预防的措施（建议）：				
质控员签字：	时间：	年	月	日
纠正和整改：				
责任人签字：	时间：	年	月	日

附件3：药物临床试验项目质量检查报告表

药物临床试验项目质量检查报告表

药物临床试验项目名称：	申办方：
是负责单位还是参加单位　□负责　□参加	
专业科室名称：	专业科室主要研究者：
研究进度：□启动　□正在进行中　□完成　□中止	

项目实施及质量管理一般情况:			
试验相关资料的检查			
核心文件夹中是否按规定存有应保存资料	□是	□否	□不适合
若否,缺失文件包括:			

试验药物保存、发放及相关记录检查		是	否	不适合
1	药物发放记录是否完整、清楚	□	□	□
2	药物存放是否符合要求	□	□	□
3	应有药物数量是否相符	□	□	□
4	相关记录保存是否完整	□	□	□

研究病例及CRF存在的问题:

研究病例及CRF检查(入组病例总数____例)		
	问题	病例随机号
1	填写不及时	
2	填写不完整	
3	修改不规范	
4	填写数据错误	
5	研究者签名不及时	
6	知情同意不符合标准操作规程	
7	知情同意签署不符合标准操作规程	
8	CRF内容与原始医疗文书不相符	

其他问题:

纠正和整改:

完成日期:　　年　　月　　日　　责任人(签名):

检查员签字:　　　　　　日期:　　　　　　主要研究者签字:　　　　　　日期:

模板4.11

×××××机构Ⅰ期临床试验标准操作规程		文件编号	SOP/XX.ZZ/YY.W
起草者(注:初订文件)或 修订者(注:修订文件)		版本号	
审核者		版本日期	
批准者		批准日期	

Ⅰ期临床试验文件资料管理的 SOP

一、目的（PURPOSE）

根据《药物临床试验质量管理规范》的要求和Ⅰ期临床试验（包括生物等效性）实际情况，建立Ⅰ期临床试验文件资料管理的标准操作规程，以保证Ⅰ期临床试验资料归档、保存的规范和完整。

二、范围（SCOPE）

适用于Ⅰ期临床试验资料的归档与保存。

三、职责（RESPONSIBILITY）

1. 研究者　是Ⅰ期临床资料的收集、整理和归档工作的责任人。
2. 主要研究者　负责审核文件资料。
3. 项目管理员或机构秘书　负责收集项目相关的管理资料，对所有归档资料进行形式审查，确认归档资料符合规定。
4. 机构档案管理员　负责临床试验资料的建档和保存工作。

四、流程图（FLOW CHART）

No.	工作环节或操作	责任者
1	整理、收集资料	研究者 / 项目管理员
	↓	
2	审核	PI/ 项目管理员
	↓	
3	形式审查	项目管理员或机构秘书
	↓	
4	建档和保管	机构档案管理员

五、流程的操作细则（DETAILED INSTRUCTIONS）

1. 资料分类　为了便于管理和查阅，建立各项临床试验研究档案，将文件资料分类管理。

管理文件：Ⅰ期临床试验研究室各项管理制度、研究人员职责、Ⅰ期临床试验涉及的所有标准操作规程（SOP）、Ⅰ期临床试验文件设计等；Ⅰ期临床试验研究人员的培训证书、执业资格证书、履历表等。

项目文件：Ⅰ期临床试验文件资料按项目分类归档。

1.1 联系阶段文件：包括药品监督管理部门的批文、申办方与 CRO 资格证书、项目联系人的法人委托函及身份证复印件等。

1.2　准备阶段文件：包括临床试验协议书，伦理委员会批准的研究者手册，临床试验方案，知情同意书，研究病历／病例，招募广告，试验药品及物品的交接记录，药检报告，主要研究者履历表，研究人员培训授权分工表，培训记录，实验室检测正常范围及实验室质控证明。

1.3　实施阶段文件：包括健康受试者筛选入选表，受试者及药物的随机方案与随机表，受试者服药记录表，饮食记录表，生物标本采集、预处理、保存、转运记录表，受试者已签名的知情同意书，已记录的研究病历／CRF 等。

1.4　结束阶段文件：包括受试者鉴认代码表，完成受试者编码目录表，试验药品的留样、返还及销毁记录，监查报告，统计报告，总结报告等。

2. 资料归档　研究者应及时将受试者研究病历、知情同意书、实验记录本等，交药物临床试验机构项目管理员或机构办公室秘书进行形式审查。项目管理员或机构办公室秘书将所有临床试验相关资料整理后交给机构档案管理员，做好交接记录，填写"临床试验结束相关资料交接记录表"；档案管理员按照 GCP "临床试验必备文件"、临床试验实施中产生的一些文件以及药品监督管理部门的相关要求，确立Ⅰ期临床试验与生物等效性"临床试验文件资料目录"，并按档案编号要求进行标识，归档。

3. 资料保存　在研项目的文件资料保存于Ⅰ期临床试验文件档案柜。试验结束后，机构档案室妥善保存试验文档，必备文件应当至少保存至试验药物被批准上市后 2 年；未用于申请药品注册的临床试验必备文件应当至少保存至临床试验终止后 5 年。

4. 资料查阅　如需查阅保存的文件资料，应履行Ⅰ期临床试验档案管理制度，并填写"归档资料查阅登记表"。

六、术语表（GLOSSARY）

1. 源文件（source documents）　指临床试验中产生的原始记录、文件和数据：医院病历、医学图像、实验室记录、相关备忘录、受试者日记或者评估表单、发药记录、仪器自动记录的数据、缩微胶片、照相底片、磁介质、X 线片、受试者文件，药房、实验室和医技部门保存的临床试验相关的文件和记录，包括核证副本等。源文件包括源数据，可以以纸质或者电子等形式的载体存在。

2. 直接查阅权（direct access）　指对评估药物临床试验重要的相关记录和报告直接进行检查、分析、验证或者复制等的权限。具有直接查阅权的任何一方应当按照相关法律法规，采取合理的措施保护受试者隐私以及避免泄露申办者的权属信息和其他需要保密的信息。

七、参考文献（REFERENCES）

略。

八、附件（ANNEX）

附件1：Ⅰ期临床试验与生物等效性临床试验文件资料目录
附件2：临床试验结束相关资料交接记录表
附件3：归档资料查阅登记表

附件1：Ⅰ期临床试验与生物等效性临床试验文件资料目录

Ⅰ期临床试验与生物等效性临床试验文件资料目录

项目名称		期类别	
申办者		CRO	

技术文件材料名称	归档日期
合规性文件	
药品监督管理部门：临床试验通知书或备案文件（复印件）★	
药品监督管理部门对临床试验方案修改及其他文件的批准、认可、备案★	
企业法人营业执照（复印件）	
企业药品生产许可证（复印件）	
试验用药品生产企业GMP证书（复印件）	
申办者委托CRO的证明文件（复印件）	
CRO资质的证明文件（复印件）	
联系人的法人委托书（原件）	
联系人身份证（复印件）	
立项评估表	
临床试验文件	
研究者手册　版本号：　　版本日期：　　　★	
临床试验方案　版本号：　　　版本日期：　　　★	
受试者的招募广告，版本号：　　　版本日期：　　　★	
CRF（样表）★	
知情同意书（样表）：版本号：　　　版本日期：　　　★	
受试者随机化方案及随机化结果	
临床试验协议	
药物临床试验项目合同审核单	
临床试验项目合同★	
向受试者提供保险的证明文件（如有）★	
伦理审查	
受理通知	
伦理委员会的人员组成★	

续表

伦理审查意见(初始审查,复审,修正案审查,年度/定期审查,安全信息审查,违背方案审查,暂停/中止研究审查,研究完成审查)★	
伦理审查批件★	
研究人员	
主要研究者、研究者的履历和其他的资格证明文件★	
研究者职责分工授权表★	
研究人员培训资料及培训记录	
实验室	
临床试验相关实验室检测的正常值范围★	
医学、实验室、专业技术操作和相关检测设施资质证明★	
试验用药品与相关物资	
临床试验文件与相关物资运送、签收记录★	
应急信件(如有)	
随机分配表(盲底)	
生物等效性临床试验药物随机抽样表	
试验物资运送单(药品)、冷链温湿度记录表、运送说明、验收合格证等★	
试验用药品的药检报告★	
临床试验药物验收入库单、领药出库单★	
试验药物使用记录表	
试验药物返还药库清单及退还记录★	
试验用药品的发放及发药样图★	
试验药物退还记录★	
生物等效性临床试验参比制剂证明文件	
生物等效性临床试验药物留样记录单	
记录文件/研究报告	
签署的知情同意书:编号 ×~× ★	
原始医疗文件:编号 ×~× ★	
研究病历:编号 ×~× ★	
CRF:编号 ×~× ★	
CRF交接记录	
研究者向申办者报告的严重不良事件★	
研究者向药品监督管理部门提交的非预期的药物严重不良反应报告★	

续表

申办者向研究者通报的药物安全信息资料★	
向伦理委员会和药品监督管理部门提交阶段性报告★	
受试者筛选入选表★	
受试者鉴认代码表★	
完成受试者编码表★	
血药标本处理记录表(药代动力学,生物等效性临床试验)★	
血药标本交接记录(与外单位实验室合作的药代动力学,生物等效性临床试验)★	
退还紧急破盲信封的收条	
生物样品分析计划书	
生物样品检测方法学确证报告	
生物样品检测报告	
生物样品检测图谱	
实验记录本	
临床试验总结报告盖章审核签字单★	
临床试验总结报告★	
监查稽查报告	
试验启动监查报告★	
现场访视之外与申办方的相关通讯和联络记录★	

注:★为必备文件。

附件2:临床试验结束相关资料交接记录表

临床试验结束相关资料交接记录表

项目名称_____ 申办者

期类别:Ⅰ□ BE□ CRO

项目	数量/份	编码	交接日期	发送人签名	接收人		备注
					签名	手机号	
知情同意书							
CRF	一联						
	二联						
	三联						
应急信件							

附件3：归档资料查阅登记表

归档资料查阅登记表

时间	档案编号/项目名称	编码	查阅者		经手人	是否复印
			单位	经手人		

模板 4.12

×××××机构Ⅰ期临床试验标准操作规程		文件编号	SOP/XX.ZZ/YY.W
起草者（注：初订文件）或 修订者（注：修订文件）		版本号	
审核者		版本日期	
批准者		批准日期	

Ⅰ期临床试验数据管理的 SOP

一、目的（PURPOSE）

为Ⅰ期与生物等效性临床试验数据管理过程中规范，保证数据可溯可靠、准确完整并符合 GCP 及相关指导原则。

二、范围（SCOPE）

本 SOP 适用于Ⅰ期与生物等效性临床试验数据采集、记录、疑问、报告等各环节的管理工作。

三、职责（RESPONSIBILITY）

1. 研究者/研究助理　确保以 CRF 或其他形式报告给申办者的数据准确、完整与及时，而且保证数据可溯源的主要责任人。

研究助理填写 CRF，或录入 eCRF。

2. 数据管理员　保证数据库的设计和试验方案一致，保证数据库的数据按照 CRF 录入并一致，保证数据库管理规范。

四、流程图（FLOW CHART）

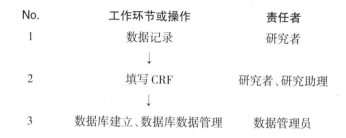

No.	工作环节或操作	责任者
1	数据记录	研究者
	↓	
2	填写CRF	研究者、研究助理
	↓	
3	数据库建立、数据库数据管理	数据管理员

五、流程的操作细则（DETAILED INSTRUCTIONS）

1. 源数据记录与修改　研究者应当确保所有临床试验数据从临床试验的源文件和试验现场观察的记录中获得，准确、完整、可读和及时。源数据具有可归因性、同时性、原始性、准确性、完整性、一致性和持久性。保证源数据的稽查轨迹，初始数据可见，修改均有依据并记录。

2. 填写和修改CRF　研究者/研究助理应当按照申办者提供的指南填写和修改CRF，确保各类CRF及其他报告中的数据准确、完整、清晰和及时。CRF中报告的数据应当与源文件一致，若存在不一致应当做出合理的解释。CRF中数据的修改，应当使初始记录清晰可辨，保留修改痕迹，修改有依据，修改者签名并注明日期。

3. 数据审查　数据管理员及时进行有效性核查、数据完整性核查、CRF填写质量核查，审核CRF表数据的完整性和准确性，如发现缺页、缺项、数据漏填、明显逻辑错误，及时反馈给研究者，进行确认核实，为数据录入做准备。

4. 数据录入与答疑　数据管理员根据试验方案建立数据库，负责数据的正确录入，对数据核查中发现的任何疑问，由数据管理员汇总并产生疑问解答表（DRQ），及时交给临床监查员，由监查员向研究者进行质询，对问题限期纠正，并提交改正后的资料。临床研究者在接到数据疑问后，应及时就疑问表的问题进行答疑，并反馈给数据管理员。

六、术语表（GLOSSARY）

1. 源文件　指临床试验中产生的原始记录、文件和数据，如医院病历、医学图像、实验室记录、备忘录、受试者日记或者评估表、发药记录、仪器自动记录的数据、缩微胶片、照相底片、磁介质、X线片、受试者文件，药房、实验室和医技部门保存的临床试验相关的文件和记录，包括核证副本等。源文件包括了源数据，可以以纸质或者电子等载体形式存在。

2. 源数据　指临床试验中的原始记录或者核证副本上记载的所有信息，包括临床发现、观测结果以及用于重建和评价临床试验所需要的其他相关活动记录。

3. 核证副本　指经过审核验证，确认与原件的内容和结构等均相同的复制件，该复制件是经审核人签署姓名和日期，或者是由已验证过的系统直接生成，可以以纸质或者电子等载体形式存在。

4. 稽查轨迹　指能够追溯还原事件发生过程的记录。

七、参考文献（REFERENCES）

略。

八、附件（ANNEX）

无。

模板 4.13

×××××机构Ⅰ期临床试验标准操作规程	文件编号	SOP/XX.ZZ/YY.W
起草者（注：初订文件）或 修订者（注：修订文件）	版本号	
审核者	版本日期	
批准者	批准日期	

Ⅰ期临床试验总结报告撰写盖章的 SOP

一、目的（PURPOSE）

对Ⅰ期与生物等效性临床试验总结报告规范撰写以及总结报告正式出具的流程进行规定。

二、范围（SCOPE）

本 SOP 适用于Ⅰ期与生物等效性临床试验总结报告各环节的管理工作。

三、职责（RESPONSIBILITY）

1. 主要研究者　负责总结报告的撰写并保证报告内容的真实性、科学性的主要负责人。
2. 项目管理员/主要研究者　组织召开临床试验总结会议,确认临床试验总结报告内容。
3. 机构办公室主任　确认出具总结报告过程规范。

四、流程图（FLOW CHART）

No.	工作环节或操作	责任者
1	撰写临床试验总结报告	主要研究者
	↓	
2	临床试验总结会议	项目管理员/主要研究者
	↓	
3	签署临床试验总结报告	主要研究者
	↓	
4	审核/盖章	机构办公室主任/秘书
	↓	
5	归档	档案管理员

五、流程的操作细则（DETAILED INSTRUCTIONS）

1. 撰写临床试验总结报告　临床试验结束后，由主要研究者 / 检测项目负责人（如有）根据相关指导原则、临床试验方案、统计报告，撰写临床试验总结报告初稿。

2. 临床试验总结会议　由主要研究者或项目管理员组织临床试验总结会议；讨论总结报告，对总结报告内容进行确认。

3. 审核签署临床试验总结报告　主要研究者 / 检测实验室负责人在总结报告中签名并签署日期；签署"临床试验总结报告盖章审核签字单"。机构秘书、质量管理员、机构办公室主任签署"临床试验总结报告盖章审核签字单"。

4. 盖章　机构秘书根据"临床试验总结报告盖章审核签字单"，在总结报告上盖章。

5. 归档　档案管理员负责将签字盖章的总结报告归档。

六、术语表（GLOSSARY）

略。

七、参考文献（REFERENCES）

略。

八、附件（ANNEX）

附件：临床试验总结报告盖章审核签字单

附件：临床试验总结报告盖章审核签字单

临床试验总结报告盖章审核签字单

项目名称			
试验类型	Ⅰ期（耐受性□　药代动力学□）　生物等效性□		
申办者			
CRO			
联系人		联系电话	
主要研究者			
声明：我作为本项目临床试验的主要研究者，已审核了全部研究病历 /CRF，确认研究者将研究数据及时、准确、完整、规范、真实地记录于研究病历，正确地填写至 CRF，确认研究实施遵循了 GCP 规范。 我已审阅总结报告并签名，已经向伦理委员会提交结题报告。 签字：　　　　　　　　　　　　　　　　　　　　　年　　月　　日			
机构 QC 声明：我已经审查了该项目的全部研究病历 /CRF，并做了检查记录。			
签字：　　　　　　　　　　　　　　　　　　　　　年　　月　　日			

续表

机构秘书声明：我已经审核了归档资料，归档资料项目齐全，试验经费全部到账。 签字：　　　　　　　　　　　　　　　　　　　年　　月　　日	
机构办公室主任签字：同意盖章。 签字：　　　　　　　　　　　　　　　　　　　年　　月　　日	

（刘　芳　张　军　邹　冲　殷俊刚）

第四节　Ⅰ期病房工作的SOP

一、概述

（一）定义

Ⅰ期病房工作SOP根据相关法规、指导原则及临床试验运行的SOP制定，涵盖Ⅰ期临床试验过程中在Ⅰ期病房实施的标准操作，包括招募、筛选、随机、入住、观察、出院等各环节。

（二）制定原则

Ⅰ期病房工作SOP的制定基于医院的常规医疗流程，依据Ⅰ期临床试验运行管理制度和相关的人员职责制定，SOP是对上述规章制度和人员职责具体落实的文件。

二、SOP推荐模板

模板4.14

××××× 机构Ⅰ期与生物等效性文件		文件编号	SOP/XX.ZZ/YY.W
起草者（注：初订文件）或 修订者（注：修订文件）		版本号	
审核者		版本日期	
批准者		批准日期	

Ⅰ期临床试验招募受试者的SOP

一、目的（PURPOSE）

为使Ⅰ期临床试验和生物等效性临床试验招募工作符合相关技术要求、符合试验方案规定，特制定本规程。

二、范围(SCOPE)

本SOP适用于I期临床试验、生物等效性临床试验的受试者招募工作。

三、职责(RESPONSIBILITY)

1. 研究者 是受试者招募工作的主要负责人。
2. 研究护士、研究助理 协助研究者进行受试者报名登记。

四、流程图(FLOW CHART)

No.	工作环节或操作	责任者
1	发布招募公告	研究者、研究助理
	↓	
2	报名登记	研究者、研究护士、研究助理

五、流程的操作细则(DETAILED INSTRUCTIONS)

1. 招募方式

1.1 公开招募:研究者/研究助理负责在需招募单位的信息栏上张贴经过伦理委员会批准招募公告,或在其他媒体上发布信息。

如果由第三方公司招募受试者,应签署相关协议。

1.2 受试者信息数据库:研究助理负责在受试者信息数据库中招募联系受试者。

告知受试者临床研究项目的基本信息、时间安排等。

2. 报名登记 研究护士和研究助理负责受试者现场报名,登记受试者一般信息,内容包括:姓名,性别,年龄,婚育史,民族,联系电话,地址,联系人姓名及联系方式、身份证号。

六、术语表(GLOSSARY)

无。

七、参考文献(REFERENCES)

略。

八、附件(ANNEX)

无。

模板 4.15

××××× 机构Ⅰ期与生物等效性文件		文件编号	SOP/XX.ZZ/YY.W
起草者(注:初订文件)或 修订者(注:修订文件)		版本号	
审核者		版本日期	
批准者		批准日期	

Ⅰ期临床试验受试者知情同意的 SOP

一、目的(PURPOSE)

为使药物临床试验知情同意过程遵循 GCP 规范,符合完全告知、充分理解、自主选择的原则,特制定本规程。

二、范围(SCOPE)

本 SOP 适用于Ⅰ期临床试验、生物等效性临床试验项目的受试者知情同意过程。

三、职责(RESPONSIBILITY)

1. 研究者 负责向受试者告知研究信息与受试者权益,帮助受试者理解;留联系电话给受试者,并在知情同意书研究者签名处签字。

2. 研究助理 协助研究者进行知情告知的过程,帮助受试者理解。

四、流程图(FLOW CHART)

No.	工作环节或操作	责任者
1	知情告知	研究者
	↓	
2	获取知情同意书	研究者
	↓	
3	重新获取知情同意	研究者

五、流程的操作细则(DETAILED INSTRUCTIONS)

1. 知情告知 知情同意书获得伦理委员会的批准;知情同意在所有的受试者筛选开始前进行。研究者可以采用集中知情或单独知情的方式,选择安静的环境下,以口头与书面的方式,并以适合个体理解水平的语言和文字,向可能的受试对象提供有关临床试验的详细情况,鼓励可能的受试对象提问,详细解释、耐心回答他们提出的问题,保证每个人理解每项程序。

如果研究具有重大风险,而受试者对所提供信息的理解可能有困难,可以使用视听资料和小册子帮助理解,或使用一个口头或书面的测验来判断受试者是否充分理解了这些信息,或伦理委员会委派代表见证研究者与受试者之间的信息交流,并判断受试者的理解程度。

给予每个人充分的时间考虑以做出决定,包括同家属或其他人商量的时间,应在受试者充分考虑的基础上做出决定;研究者必须能响应受试者的要求并回答其提问。

研究者获取知情同意的过程中,应表现出对可能的受试对象的尊严和自主权的尊重。

2. 签署知情同意书　经充分和详细解释试验的情况后,并且在没有受到强迫、不正当影响或劝诱、或胁迫的情况下,由受试者自主做出决定。受试者做出自愿参加研究的决定后,受试者和研究者均应在知情同意书上签字、注明日期,同时研究者留下联系电话给受试者。

Ⅰ期及生物等效性临床试验一般不会选择自主选择能力和自由受到限制的弱势群体,不采用以口头同意、第三方见证的方式代替受试者亲自签署的知情同意文件,除非需要选择弱势群体参与临床试验,知情同意时还应获得其法定代理人的同意。

签署的知情同意书应一式 2 份,受试者保存其中 1 份(副本)。受试者在研究过程中有任何问题,研究者应保证能随时解答受试者的疑问。

3. 重新获取知情同意　长期研究的项目,应按伦理委员会批准的时间间隔,向受试者征询继续参加研究的意愿;研究的条件和程序发生实质性变化,如发现试验药物非预期的风险、严重不良反应,从而对知情同意书进行修改并获得伦理委员会批准,应再次取得受试者同意。

六、术语表(GLOSSARY)

略。

七、参考文献(REFERENCES)

略。

八、附件(ANNEX)

无。

模板 4.16

×××××机构Ⅰ期与生物等效性文件		文件编号	SOP/XX.ZZ/YY.W
起草者(注:初订文件)或 修订者(注:修订文件)		版本号	
审核者		版本日期	
批准者		批准日期	

Ⅰ期临床试验受试者筛选检查、纳入试验的 SOP

一、目的（PURPOSE）

为保证Ⅰ期临床试验和生物等效性临床试验受试者筛选检查和纳入试验工作符合规定，保障受试者的安全健康并保证其权益，特制定本规程。

二、范围（SCOPE）

本 SOP 适用于Ⅰ期临床试验、生物等效性临床试验的受试者筛选检查和纳入试验的工作。

三、职责（RESPONSIBILITY）

1. 研究者　是按照试验方案要求筛选并确定纳入受试者的责任人。
2. 研究护士　在规定的执业资质范围内，协助研究者筛选受试者。
3. 研究助理　协助研究者筛选受试者。

四、流程图（FLOW CHART）

No.	工作环节或操作	责任者
1	查重	研究者、研究助理
	↓	
2	病史、体格检查	研究者、研究护士
	↓	
3	理化检查	研究者、研究护士
	↓	
4	纳入受试者确定	研究者

五、流程的操作细则（DETAILED INSTRUCTIONS）

1. 确定筛选号　研究者或研究助理按照签署知情同意书的时间顺序确定受试者筛选号（注：也可以按照其他的方式）。

2. 查重　选择行业认可的查重系统，按照临床试验方案进行系统设置查重参数。研究者或研究助理根据受试者的可识别身份证，进入查重系统获取受试者既往参加临床试验信息，并进行受试者身份信息核实。如符合条件则进入筛选检查阶段，否则排除。

3. 病史询问、体格检查　研究者进行病史询问，如既往病史、用药史等，并负责受试者的体格检查。研究护士负责受试者身高、体重、BMI、生命体征等检查。体检结果记录在"药物临床试验志愿者筛选表"。研究者依据方案要求对体检结果判断是否合格，合格者，进入理化检查流程；不合格者，则排除。

4. 理化检查　研究者根据不同的试验方案要求，可先进行无创的检查项目，如烟筛、毒筛、酒精呼气等筛查,合格者进入其他检查项目。

研究者可预先在门诊系统设定理化检查套餐项目;研究助理负责进行门诊挂号(注:或采用其他方式),在机构的 HIS 系统内留存受试者信息;研究者开具理化检查套餐项目申请单。

研究护士按照研究者开具的申请单负责采集标本并进行实验室检查;研究助理协助研究者在相应的专业科室对受试者进行其他理化检查,如心电图、影像学检查等。

5. 结果判定　研究者负责受试者筛选结果的判定,根据纳入和排除标准确定合格受试者。按照合格受试者例数,可适当备选若干受试者,并告知受试者筛选结果。

六、术语表(GLOSSARY)

无。

七、参考文献(REFERENCES)

略。

八、附件(ANNEX)

附件:药物临床试验受试者筛选表

附件:药物临床试验受试者筛选表

药物临床试验受试者筛选表

知情日期:20　　年　　月　　日　　　　　　　　　　　　　　　　筛选号

一般项目

姓名_____　　性别:男□　女□　　婚姻:已婚□　未婚□　　民族____　　职业

联系地址_____　邮编

手机或联系电话_____　朋友姓名_____　朋友手机

身份证号:□□□□□□□□□□□□□□□□□□

-------------------------------------以上栏目或由志愿者填写-------------------------------------

身高____.__cm　　体重___.__kg　　BMI___.__kg/m²　　是否符合方案:是□　否□

体检者签名:

既往史

14 天内用药史(包括中药)	否□	是□→
3 个月内参加过药物临床试验	否□	是□→
3 个月内献血史或失血超过 400ml	否□	是□→
有吞咽困难或任何胃肠系统疾病并影响药物吸收的病史	否□	是□→
中枢神经系统、心血管系统、肾脏、肝脏、消化道、肺、代谢及骨骼系统的明确病史或其他显著疾病史	否□	是□→

续表

对试验用药成分或对任何辅料过敏	否□	是□→
	否□	是□→
	否□	是□→
妊娠、哺乳期妇女	否□	是□→
末次月经日期:_____年____月____日,月经周期____天,经期____天		

研究人员签名及日期:

查重

合格□ 不合格□   备注_____   研究人员签名及日期:

烟碱筛查

阴性□ 阳性□   研究人员签名及日期:

体格检查

身高____.____cm   体重____.____kg   BMI_____kg/m² 是否符合方案:是□ 否□

体温____℃   脉搏____次/min   血压_____/_____mmHg

研究人员签名及日期:

体检项目	正常	异常(请详述)
一般状况	□	
皮肤黏膜	□	
浅表淋巴结	□	
头颅颈部(眼、口咽、甲状腺)	□	
胸部(心、肺)	□	
静息心率_____次/min	□	
心律:齐□ 不齐□	□	
呼吸_____次/min	□	
腹部(肝、脾、肾)	□	
脊柱及四肢	□	
神经系统	□	
其他:		

研究人员签名及日期:

其他筛查

HIS系统就诊史合并用药查询:无□→合格   有□→不纳入研究

研究人员签名及日期:

结果判定

体检是否合格:是□→进行理化检查   否□→不纳入研究

研究人员签名及日期:

理化检查是否合格:是□→合格人员   否□→不纳入研究

研究人员签名及日期:

酒精呼气测试：阴性□　阳性□　不适用□　　尿药筛查：阴性□　阳性□　不适用□

研究人员签名及日期：

纳入排除标准再确认：符合□　不符合□
是否入组：是□　否□→不纳入研究，原因

研究人员签名及日期：

模板 4.17

×××××× 机构Ⅰ期与生物等效性文件		文件编号	SOP/XX.ZZ/YY.W
起草者（注：初订文件）或 修订者（注：修订文件）		版本号	
审核者		版本日期	
批准者		批准日期	

Ⅰ期临床试验受试者入住Ⅰ期病房的 SOP

一、目的（PURPOSE）

为使Ⅰ期临床试验和生物等效性临床试验受试者按照试验方案纳入／排除要求入住Ⅰ期病房，保障受试者安全健康，特制定本规程。

二、范围（SCOPE）

本 SOP 适用于Ⅰ期临床试验、生物等效性临床试验的受试者入住Ⅰ期病房工作。

三、职责（RESPONSIBILITY）

1. 研究护士　是安排接待受试者入住Ⅰ期病房的主要责任人。
2. 研究者　负责确认入住的受试者符合试验方案要求。
3. 研究助理　协助研究者、研究护士进行受试者入住工作。

四、流程图（FLOW CHART）

No.	工作环节或操作	责任者
1	入住受试者确认	研究者、研究护士
	↓	
2	受试者入住	研究护士
	↓	
3	病史询问、体检	研究者、研究护士
	↓	
4	病历记录及医嘱	研究者、研究护士

五、流程的操作细则（DETAILED INSTRUCTIONS）

1. 入住受试者确认　研究护士或研究助理在受试者入住前联系受试者并告知受试者试验要求及注意事项，确认受试者参加临床试验。研究助理在 HIS、LIS 等系统查询受试者筛选期内合并用药、就诊史等信息。研究者确定参加试验的受试者名单，研究助理或研究护士办理住院手续。

2. 受试者入住　研究护士、研究助理负责受试者 16：00 前入住病房（或根据试验方案要求时间入住），负责受试者接待、签到和登记工作；安排床位；负责受试者更换受试者服，存放携带物品，严禁违禁物品带入病房。

研究者或研究护士告知受试者"Ⅰ期病房管理规定"（见附件：Ⅰ期病房管理规定），受试者签名确认并提供身份证进行入住确认。

3. 病史询问、体检　研究者对受试者进行入院检查：询问病史，体格检查；研究者根据试验方案要求对受试者进行酒精呼气测试、尿药筛查等，并进行纳入／排除标准的再次确认。

4. 病史记录及医嘱　研究者在医疗电子病历系统中真实、详细、全面地记录受试者的医疗常规及临床试验相关信息，包括：受试者基本信息，主诉、现病史、既往史、个人史、过敏史及家族史，女性受试者需完善月经史及婚育史；体格检查；辅助检查完整、规范，标明项目名称、检查时间等，撰写符合方案纳入标准的依据；并根据方案要求，制订研究计划。

研究者在住院系统下达医嘱；医嘱一般在入院后 2h 内完成；研究护士执行医嘱。

六、术语表（GLOSSARY）

无。

七、参考文献（REFERENCES）

略。

八、附件（ANNEX）

附件：Ⅰ期病房管理规定

附件：Ⅰ期病房管理规定

国家药物临床试验机构 ×××××× 医院
Ⅰ期病房管理规定

一、住院

1. 热情接待受试者，介绍病区环境及规章制度。
2. 按照Ⅰ期病房护理人员的安排入住相应的病床。
3. 受试者有事应向值班医护人员请假，获得批准后才能离开病房。
4. 与试验无关人员谢绝带入Ⅰ期病房。
5. 每张床位配备的用具，如拖鞋、暖瓶等，用后应放回原位。

二、饮食饮水

1. 试验期间按统一规定的时间与食谱进餐与饮水,不得自带食物与饮料。
2. 试验期间按照规定在就餐室用餐,严禁将食物带入病房。
3. 按照试验方案规定禁食禁水。

三、活动

1. 可以在病房活动室进行适当活动,如打牌、下棋、阅读、看电视、电脑上网、打乒乓球等。
2. 避免剧烈运动与长时间卧床。

四、作息

晚间熄灯时间为22:00,早间起床时间为6:00。

五、安全

1. 正确使用电器设备,发现损坏,及时告知医护人员维修更换。
2. 受试者妥善保管自己的物品,避免丢失被窃,发现形迹可疑者应告知医护人员,必要时汇报保卫处处理。
3. 注意防火,保证安全通道畅通。
4. 各种抢救设备合理放置,保持完好备用状态。
5. 生活垃圾与医疗垃圾分类放置、处理,防止污染。

六、卫生

1. 保持病房的清洁卫生,废弃物品应丢入垃圾桶,不要随地乱扔。
2. 饭后应将餐具放回洗涤间。

七、出院随访

1. 根据方案规定,出院后还将进行随访,采集生物标本,观察不适反应,在此期间注意休息和饮食卫生。
2. 发给补偿费。

八、双方签字

1. 受试者签名:
2. 医生签名:＿＿＿＿＿＿＿　　　　　　　　告知日期:

模板4.18

×××××机构Ⅰ期与生物等效性文件		文件编号	SOP/XX.ZZ/YY.W
起草者(注:初订文件)或 修订者(注:修订文件)		版本号	
审核者		版本日期	
批准者		批准日期	

Ⅰ期临床试验受试者随机分组的 SOP

一、目的（PURPOSE）

为使Ⅰ期临床试验和生物等效性临床试验受试者规范随机分组，避免选择偏倚，特制定本规程。

二、范围（SCOPE）

本 SOP 适用于Ⅰ期临床试验、生物等效性临床试验的受试者随机分配工作。

三、职责（RESPONSIBILITY）

研究者　是受试者随机分组的主要责任人。

四、流程图（FLOW CHART）

No.	工作环节或操作	责任者
1	随机	研究者
	↓	
2	随机结果保存	研究者

五、流程的操作细则（DETAILED INSTRUCTIONS）

1. 随机　研究者根据统计单位出具的随机化分配方案要求对受试者进行随机化分配组别。受试者入住Ⅰ期病房后因各种原因退出试验，如在随机化分配前退出，则从备选受试者中依次选择进入随机化分配；如在随机化分配后退出，则不予替补。

根据随机结果，发放受试者胸牌或腕带。

2. 随机结果保存　研究者应在拆阅随机信封时签名并标注日期，随机结果打印签字确认并归档。

六、术语表（GLOSSARY）

无。

七、参考文献（REFERENCES）

略。

八、附件（ANNEX）

无。

模板 4.19

×××××机构Ⅰ期与生物等效性文件		文件编号	SOP/XX.ZZ/YY.W
起草者（注：初订文件）或 修订者（注：修订文件）		版本号	
审核者		版本日期	
批准者		批准日期	

Ⅰ期病房受试者饮食管理的 SOP

一、目的（PURPOSE）

为保证受试者饮食安全并符合试验方案要求，特制定本规程。

二、范围（SCOPE）

本SOP适用于Ⅰ期临床试验、生物等效性临床试验受试者的餐饮管理工作。

三、职责（RESPONSIBILITIES）

1. 研究护士　负责入住Ⅰ期病房受试者饮食管理工作。
2. 研究助理　协助研究护士进行饮食管理。
3. 营养师　负责制订食谱并符合试验方案要求。
4. 医院膳食中心工作人员　负责制作食谱中膳食，保证饮食卫生安全。

四、流程图（FLOW CHART）

No.	工作环节或操作	责任者
1	联系医院膳食中心	研究护士
	↓	
2	制订食谱	营养师
	↓	
3	核对食谱	研究护士、研究助理
	↓	
4	制作食谱中膳食	膳食中心工作人员
	↓	
5	发放饮食，记录	研究护士、研究助理

五、流程的操作细则（DETAILED INSTRUCTIONS）

1. 临床试验启动培训后，研究护士联系医院膳食中心或营养科，提供试验方案饮食要求（进餐食物和进餐时间）。

2. 膳食中心营养师根据方案饮食要求制订受试者每餐食谱，签字确认。

3. 膳食中心工作人员及时制作膳食，保证饮食卫生安全。

4. 膳食中心工作人员按时将餐饮送达Ⅰ期病房，研究护士/研究助理核对、接收饮食，妥善保管。

5. 研究护士/研究助理按试验方案进餐时间规定统一发放食物，督促受试者按时进餐并做好进餐记录。

6. 临床试验高脂高热餐可根据方案高脂餐配制要求购置，保存高脂高热餐热量组成依据及购置记录。

7. 研究助理做好就餐室清洁卫生工作，定时开窗通风，保证饮食环境良好。

8. 研究护士/研究助理在受试者住院期间及试验洗脱期严格按试验方案做好进食宣教。

六、术语表（GLOSSARY）

无。

七、参考文献（REFERENCES）

略。

八、附件（ANNEX）

附件1：普通食谱范例
附件2：高脂餐食谱范例

附件1：普通食谱范例（能量7534.53kJ/1800kcal）

1. 早餐　燕麦粥1碗（燕麦25g），水煮蛋（鸡蛋1个），牛奶1杯（200ml），西芹花生米1碟（西芹50g，花生米10g）。

2. 午餐　米饭（大米80g，小米25g），红烧鸡翅（50g），清炒菠菜（200g），醋溜土豆丝（100g），紫菜蛋汤（紫菜2g，鸡蛋1个）。

3. 晚餐　米饭（大米75g），清蒸鱼（鲈鱼50g），家常豆腐（100g），香菇油菜（香菇10g，油菜150g）。

附件2：高脂餐食谱范例

高脂高热餐营养成分及配比：

成分	食物种类			
	纯牛奶（250ml）	汉堡（1个）	松子仁（35g）	小计/g
蛋白质/g	8（3.2g/100ml）	31.8	4.69（13.4g/100g）	44.49
脂肪/g	9.5（3.8g/100ml）	24	24.7（70.6g/100g）	58.21
碳水化合物/g	12.5（5g/100ml）	42.2	4.27（12.2g/100g）	58.97

餐后生物等效性试验中试验餐的热量组成：

食物种类	热量（kJ/kcal）			
	能量	蛋白质	脂肪	碳水化合物
纯牛奶（250ml）	701.13/167.5	133.94/32	357.89/85.5	209.29/50
汉堡（1个）	2143.15/512	532.44/127.2	904.14/216	706.57/168.8
松子仁（35g）	1 080.91/258.23	78.53/18.76	930.89/222.39	71.49/17.08
总计（N/A）	3 925.20/937.73	744.91/177.96	2 192.93/523.89	987.36/235.88
百分比（N/A）	100%	18.98%	55.87%	25.15%

注：每克蛋白质可生成4kJ热量，每克脂肪可生成9kJ热量，每克碳水化合物可生产4kJ热量。

模板4.20

×××××机构Ⅰ期与生物等效性文件		文件编号	SOP/XX.ZZ/YY.W
起草者（注：初订文件）或修订者（注：修订文件）		版本号	
审核者		版本日期	
批准者		批准日期	

Ⅰ期病房温湿度监控管理的SOP

一、目的（PURPOSE）

为有效防范储存过程中临床试验用药品、生物样品及其他试验物资质量的风险，确保储存温湿度符合相关法规和试验方案要求，特制定本规程。

二、范围（SCOPE）

本SOP适用于Ⅰ期临床试验、生物等效性临床试验的试验用药品、生物样品及其他试验物资储存的温湿度管理工作。

三、职责（RESPONSIBILITIES）

1. 药物管理员　是 I 期病房试验用药品及其他试验物资储存的温湿度管理主要负责人。

2. 生物样品管理员　是 I 期病房生物样品储存的温湿度管理主要负责人。

3. 质量管理员　负责指导和监督临床试验药物及生物样品储存过程中的温湿度管理。

四、流程图（FLOW CHART）

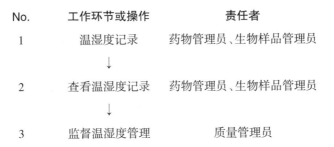

No.	工作环节或操作	责任者
1	温湿度记录	药物管理员、生物样品管理员
	↓	
2	查看温湿度记录	药物管理员、生物样品管理员
	↓	
3	监督温湿度管理	质量管理员

五、流程的操作细则（DETAILED INSTRUCTIONS）

1. I 期病房配备温湿度自动监控系统，对储存的临床试验用药品、生物样品及其他试验物资在储存过程中的温湿度状况实施自动监测和记录。

2. 系统由温湿度测定终端、管理主机、不间断电源以及相关软件组成。各测定终端能够对周边环境温湿度进行数据的实时采集、传送，管理主机能够对各测定终端监测的数据进行收集、处理和记录，并具备异常情况的报警功能。

3. 系统自动对临床试验用药品、生物样品及其他试验物资储存过程中的温湿度环境进行不间断的监测和记录。系统至少 1min 更新 1 次监测点数据，每隔 5min 自动记录 1 次实时温湿度数据。系统自动生成温湿度监测记录，包括温度值、湿度值、日期、时间、监测设备等。

4. 温湿度设定　临床试验药物储存设备温度应符合试验药物包装标示的温度要求，包装上没有标示的按照《中华人民共和国药典》规定的储存温度设定：常温区域温度应保持在 10~30℃，阴凉区域温度应不超过 20℃，冷柜温度应保持在 2~10℃；各区域相对湿度应保持在 35%~75%（±5%）；其他试验物资储存的温度要求依据说明书要求；生物样品储存设备温度：冷柜温度应保持在 2~10℃，冷冻柜温度应保持在 -10~-30℃，超低温冰箱温度应保持在 -60~-80℃。

5. 药物管理员、生物样品管理员每天查看储存的临床试验用药品、生物样品及其他试验物资在储存过程中温湿度记录是否符合试验方案要求，并做好查看记录。

6. 当监测的温湿度超出规定范围时，系统能够就地发出声光报警及利用微信公众号向相关人员发出报警信息。

7. 药物管理员、生物样品管理相关人员接到报警信息后，根据温度、湿度超出范畴，向临床试验项目管理员和主要研究者汇报，对其进行质量风险评估。一般允许温度超出时间为 2h，如超出时间，则采取降温、除湿及转移储存物品等措施。上述风险评估记录和采取的措施均需予以记录。

8. 质量管理员定期监督检查临床试验用药品、生物样品及其他试验物资过程中温湿度管理。

六、术语表（GLOSSARY）

无。

七、参考文献（REFERENCES）

略。

八、附件（ANNEX）

无。

模板 4.21

×××××机构Ⅰ期与生物等效性文件		文件编号	SOP/XX.ZZ/YY.W
起草者（注：初订文件）或 修订者（注：修订文件）		版本号	
审核者		版本日期	
批准者		批准日期	

Ⅰ期临床试验血样标本采集的SOP

一、目的（PURPOSE）

为保证按照试验方案要求采集临床研究血样标本，保证血样标本采集的质量，特制定本规程。

二、范围（SCOPE）

本 SOP 适用于Ⅰ期临床试验血样采集的过程。

三、职责（RESPONSIBILITIES）

1. 研究护士　是Ⅰ期临床试验血样采集质量的主要责任人。
2. 研究助理　协助研究护士进行采血管编号、记录工作。

四、流程图（FLOW CHART）

No.	工作环节或操作	责任者
1	采血试管等物资准备	研究护士
	↓	
2	静脉留置针的留置	研究护士
	↓	
3	血样标本的采集、记录	研究护士，研究助理
	↓	
4	血样标本交接	研究护士，预处理人员

五、流程的操作细则（DETAILED INSTRUCTIONS）

1. 培训　研究项目开始前，主要研究者负责对研究护士及研究助理进行研究项目的培训。培训内容包括：熟悉方案与相关SOP；明确本研究项目血样编码规则、采集时点、采血量、抗凝剂种类。

2. 血样标本的采集

2.1 试验前一日，研究护士、研究助理按方案要求备好采血试管并进行编号，备好留置针、针筒。若需冰浴、避光处理，则提前做好相关准备等。

2.2 试验当日，研究护士按受试者试验编码留置静脉留置针，检查留置针和贴膜的型号、有效期，打开外包装后平放于治疗盘内。选择合适静脉，在穿刺点上方约6cm处扎止血带，按规范消毒皮肤2遍（8cm×8cm），待干。取出留置针，检查并调整留置针使穿刺斜面朝上。按规范进行穿刺，见回血后，压低穿刺角度将穿刺针送入少许，使针头斜面完全进入血管内，一手固定，一手将针芯退出少许，然后将外套管全部送入血管。松开止血带，一手固定导管，另一手抽出针芯，放入锐器盒内。用无菌贴膜以穿刺点为中心作密闭式固定，肝素帽妥善固定，交代受试者相关注意事项。采集血标本后用稀释肝素液××ml（或生理盐水适量）封管。

2.3 受试者给药后，由研究护士按方案采血时点进行依次采血。研究护士每次采血前严格按照消毒隔离制度执行，采血前先将用于封管的肝素稀释液（或生理盐水）抽出××ml弃血，然后再采集试验用血标本，采集好的抗凝血标本上下轻轻翻转数次，使血液与抗凝剂充分混匀。

2.4 每次采血时，研究护士或研究助理在电子系统或"血样采集记录表"记录实际采血时间及采集人，并核对确认。

2.5 研究护士每时点血标本采集完成后，按照方案要求交给生物样本预处理人员。

2.6 研究护士在受试者当日血标本全部采集结束后拔除静脉留置针，交代注意事项。

六、术语表(GLOSSARY)

无。

七、参考文献(REFERENCES)

略。

八、附件(ANNEX)

附件: 血样采集记录表

附件: 血样采集记录表

血样采集记录表

姓名		受试者编码	
试验周期		实际给药时点	
药物名称		给药组别	
每次采血量		抗凝剂	
采血日期			

日期	采血间隔时间	设计采血时点	实际采血时点	标本编号	采血人	核对人

模板 4.22

×××××机构Ⅰ期与生物等效性文件		文件编号	SOP/XX.ZZ/YY.W
起草者(注:初订文件)或 修订者(注:修订文件)		版本号	
审核者		版本日期	
批准者		批准日期	

Ⅰ期临床试验尿、粪标本采集的 SOP

一、目的（PURPOSE）

为保证按照试验方案要求采集临床研究尿、粪标本，保证标本采集的质量，特制定本规程。

二、范围（SCOPE）

本 SOP 适用于Ⅰ期临床药代动力学试验尿、粪标本采集的过程。

三、职责（RESPONSIBILITIES）

1. 研究护士、研究助理　留取标本容器的编号；督促尿、粪标本的留取，收集。
2. 标本预处理人员　负责尿、粪标本的交接。

四、流程图（FLOW CHART）

No.	工作环节或操作	责任者
1	标本容器的编号	研究护士
	↓	
2	督促标本的留取	研究护士、研究助理
	↓	
3	标本的收集、交接	研究护士、研究助理 / 标本预处理人员

五、流程的操作细则（DETAILED INSTRUCTIONS）

1. 培训　研究项目开始前，主要研究者负责对研究护士及研究助理进行研究项目的培训。培训内容包括：熟悉方案与相关 SOP；明确本研究项目标本编码规则、采集时点等要求。

2. 尿、粪标本的采集与交接　试验前一日，研究护士、研究助理按方案要求备好标本收集容器并进行编号，告知受试者留取时间段以及留取要求。

试验当日，研究护士、研究助理按方案要求采集尿、粪样本，并在规定时间内与标本预处理人员交接。

研究护士、研究助理及时清理容器，保证标本质量。

六、术语表（GLOSSARY）

无。

七、参考文献（REFERENCES）

略。

八、附件(ANNEX)

附件1:尿样本收集记录表

附件2:粪样本收集记录表

附件1:尿样本收集记录表

尿样本收集记录表(单位:ml)

试验药物名称:　　　　　　　　　　日期:　　年　　月　　日—　　月　　日

受试者编号	时间段				备注
收集人签名					
接收人签名					

备注:尿样本收集期间储存依据试验方案要求。

附件2:粪样本收集记录表

粪样本收集记录表(单位:g)

试验药物名称:　　　　　　　　　　日期:　　年　　月　　日—　　月　　日

受试者编号	时间				备注
收集人签名					
接收人签名					

备注:粪样本收集期间储存依据试验方案要求。

模板 4.23

×××××× 机构Ⅰ期与生物等效性文件		文件编号	SOP/XX.ZZ/YY.W
起草者（注：初订文件）或 修订者（注：修订文件）		版本号	
审核者		版本日期	
批准者		批准日期	

Ⅰ期临床试验生物样品预处理、保存、交接的SOP

一、目的（PURPOSE）

为使Ⅰ期临床试验和生物等效性临床试验生物样本预处理、保存、交接工作规范有序，保证生物样本的质量，特制定本规程。

二、范围（SCOPE）

本SOP适用于Ⅰ期临床试验、生物等效性临床试验生物样本（血、尿、粪等）预处理、保存、交接工作。

三、职责（RESPONSIBILITY）

1. 生物样本预处理人员　负责生物样本预处理、分装工作。
2. 样品管理员　负责生物样品清点、存放、交接、转运工作。

四、流程图（FLOW CHART）

No.	工作环节或操作	责任者
1	前期准备	生物样本预处理人员
	↓	
2	生物样本预处理	生物样本预处理人员
	↓	
3	分装	生物样本预处理人员
	↓	
4	清点、存放	样品管理员
	↓	
5	交接	样品管理员
	↓	
6	冷链运输	样品管理员

五、流程的操作细则（DETAILED INSTRUCTIONS）

1. 预处理前准备工作

1.1 生物样本预处理人员在临床试验开始前对生物样品预处理使用到的仪器设备如冰箱、离心机、移液枪、制冰机、灯源等进行状态检查，确保正常使用。

1.2 临床试验生物样本采集前一天，对储存样本的空容器进行标签粘贴和核对；对试验方案中规定的样本特殊处理所需的条件，如冰块的制备、稳定剂的配制等提前准备。

2. 生物样本预处理

2.1 血样本：生物样本预处理人员将采集后的全血样本按方案规定的要求，设置离心机的相关参数，并在方案规定的时间内离心。

生物样本预处理人员将离心完毕的全血样本的分离血浆转移分装至对应的贴有标签的EP管中，通常一份为血浆样品检测管，另一份为血浆样品备份管，分装时需再次核对样品管标签并记录溶血与脂血情况。

样品管理员将分装好的检测管及备份管分别清点，按采血点顺序分别装入贴好标签的样品盒中。所有样品离心完毕后在规定时间内存放于规定温度的冰箱，并记录样品存放的数量及存放位置等信息。

生物样本预处理人员及时在"血样本处理记录表"中记录生物样本的离心、分装、储存等信息，试验完成后及时归档保存。

2.2 尿、粪样本：生物样本预处理人将接收的尿、粪样本按方案要求时间段混匀、测量、称重、处理，留取方案规定的样本量储存于规定温度的冰箱，样品管理员记录样品存放的数量及存放位置，并及时在"生物样本预处理表"中记录生物样本的离心、分装、储存等信息，试验完成后及时归档保存。

3. 生物样本转运 样品管理员依据方案生物样本转运条件和转运时间的规定，及时转运生物样本，运输过程全程温度监控；运输当天与申办者/CRO方代表、冷链运输人员再次清点样品，进行生物样本交接。

样品管理员在"生物样本转运清单"记录每个采血点具体样本数量及溶血脂血信息，并与申办者/CRO方代表、冷链运输人员签字确认，注明签字时间；清点无误后的样品放入冷链运输公司的温控箱中，待运输人员封箱并开启温度计后，运输人员须在"生物样本转运清单"上签名并注明签字时间；生物样本检测单位接收生物样本时，须在"生物样本转运清单"上签名并注明签字时间。

申办者/CRO方代表将有临床机构样品管理员、申办者/CRO方代表、运输人员、生物样本检测单位样品管理员四方签字的"生物样本转运清单"复印件留存机构存档。

六、术语表（GLOSSARY）

无。

七、参考文献（REFERENCES）

略。

八、附件（ANNEX）

附件1：尿样本预处理表

附件2：粪样本预处理表

附件3：血样本处理记录表

附件4：生物样本转运清单

附件1：尿样本预处理表

尿样本预处理表（单位：ml）

试验药物名称： 日期： 年 月 日— 月 日

储存冰箱：_____，日光□ 黄光□；室温□ 冰浴□

受试者编号/样本编号	时间段				备注
001 尿样本标号					
处理人签名					

备注：尿样本处理方法依据试验方案要求。

附件2：粪样本预处理表

粪样本预处理表（单位：g）

试验药物名称： 日期： 年 月 日— 月 日

储存冰箱：_____，日光□ 黄光□；室温□ 冰浴□

受试者编号/样本编号	时间				备注
001 粪样本标号					
处理人签名					

备注：粪样本处理方法依据试验方案要求。

附件3：血样本处理记录表

血样本处理记录表

试验项目名称：＿＿＿＿＿＿＿＿＿　　分装量：＿＿＿ml/支，＿＿＿支① 空腹□ 餐后□，试验第＿＿＿周期

处理条件：离心转速：＿＿＿＿＿＿＿□ r/min □ g，离心时间：＿＿＿min，离心温度：＿＿＿℃，离心

机：＿＿＿＿＿，储存冰箱：＿＿＿＿＿，日光□ 黄光□；室温□ 冰浴□

序号	日期	采血时点	全血样本编号	接收处理人	离心起止时间	血浆样本编号②	数量/支	存放时间	核对人	备注③
		给药前	~		~	~ ~				
		给药后								
			~		~	~ ~				
			~		~	~ ~				
			~		~	~ ~				
			~		~	~ ~				

注：①全血样本离心后，血浆分装至2个已标记好的冻存管中，血浆编号后缀＿＿＿＿＿为检测样品，后缀＿＿＿＿＿为备份样品，取约＿＿＿＿＿ml血浆至检测管中，剩余血浆移至备份管中；

②血浆样本编号前缀统一置于"血浆样本编号"下方；

③样本溶血、脂血，处理后血浆样本分装量未达到设计要求者，请在备注栏中注明；参照溶血比色卡，当血红蛋白（hemoglobin）浓度≥50mg/dl时视为溶血，并记录数值50、100、250、500或1 000（单位mg/dl可省略），以评价溶血程度。

附件4：生物样本转运清单

生物样本转运交接记录

项目名称：＿＿＿＿＿＿＿＿＿＿＿＿＿＿＿　　申办方：＿＿＿＿＿＿＿＿＿＿＿＿＿

临床研究单位：＿＿＿＿＿＿＿＿＿＿＿　　主要研究者：＿＿＿＿＿＿＿＿＿＿＿

样本清点（样本清单详见附件）

PK样本 检测管□ 备份管□，抗凝剂：＿＿＿＿＿＿＿＿＿

研究周期：空腹□ 餐后□，第＿＿＿周期　　样本数量：＿＿＿管，样本体积/管约＿＿＿ml

本周期PK采血点相应样本数量：（管）

服药前	××h	××h	××h	××h	××h	××h	××h	××h	××h
××h	××h	××h	××h	××h	××h	××h	××h	××h	××h

续表

本周期是否有受试者脱落:□是 □否 若"是",请填写脱落的受试者编号_____
空白基质
全血□血浆□,样本数量:____管,样本体积/管约____ml,抗凝剂:_____
样本是否需要重新整理? 是□ 否□
若"是",请填写整理时间_____～_____,
重新整理条件:室温□冰浴□日光□避光□,整理人签字:_____核对人签字:_____
临床单位样本发出
样本发出时间:____年___日___时____分,发货人签字:_____核对人签字:_____
物流公司:_____运输方式:_____
样本装箱时间:____年___日___时____分,装箱温度:____℃ 运送人签字:_____
生物样本接收单位:
样本接收时间:____年___日___时____分,运输方式:_____
接收时样本储存温度:____℃,是否符合样本储存条件? 是□ 否□
接收样本数量:_____管   接收人签字:_____

　　表格一式两份,一份临床研究单位保存,一份随物流交生物样本检测单位保存。生物样本检测单位样品管理员接收签字的复印件交临床研究单位保存。

样 本 清 单

项目名称: 申办方:			
空腹□ 餐后□ 第____周期 检测管□ 备份管□			
受试者编号	采样时间点	样本编号	样本性状
××01	Day1 0h	××××	正常□ 溶血□ 脂血□
××02	Day1 0h	××××	正常□ 溶血□ 脂血□
××03	Day1 0h	××××	正常□ 溶血□ 脂血□
……	……	……	……
××n	Day1 0h	××××	正常□ 溶血□ 脂血□
……	……	……	……
……	……	……	……
……	……	……	……
……	……	……	……
××01	Day× ×h	××××	正常□ 溶血□ 脂血□
××02	Day× ×h	××××	正常□ 溶血□ 脂血□
××03	Day× ×h	××××	正常□ 溶血□ 脂血□
……	……	……	……
××n	Day× ×h	××××	正常□ 溶血□ 脂血□

　　样品管理员签字:_____   日期:_____

模板 4.24

×××××× 机构Ⅰ期与生物等效性文件		文件编号	SOP/XX.ZZ/YY.W
起草者（注：初订文件）或 修订者（注：修订文件）		版本号	
审核者		版本日期	
批准者		批准日期	

Ⅰ期临床试验观察的 SOP

一、目的（PURPOSE）

使参加Ⅰ期临床试验受试者得到规范细致的监护，保护受试者的安全健康，特制定本规程。

二、范围（SCOPE）

本 SOP 适用于Ⅰ期临床试验、生物等效性临床试验住院期间观察工作。

三、职责（RESPONSIBILITY）

1. 研究者　是临床观察、医疗处理的主要负责人。
2. 研究护士　是受试者临床护理的主要负责人。

四、流程图（FLOW CHART）

No.	工作环节或操作	责任者
1	临床观察	研究者、研究护士
	↓	
2	病历记录、护理记录	研究者、研究护士
	↓	
3	AE/SAE 上报	研究者

五、流程的操作细则（DETAILED INSTRUCTIONS）

1. 临床观察　按照临床试验方案规定的时点、项目等要求进行观测记录。受试者的观察记录基于医疗常规进行，门诊随访及住院观察分别记录于门诊病历、住院病历中。

1.1 住院受试者查房：每天查房至少 3 次，分别为上午、下午及晚上，如果考虑到药物风险较大，应增加查房次数；观察受试者的一般情况与生命体征，询问受试者有无不适症状，发现不良事件给予相应处理，密切观察随访，书写电子病历。

1.2 夜间值班：巡视病房并询问受试者一般情况，按方案观察时点测量并记录生命体征及各项观察指标，注意观察受试者有无异常情况；督促受试者按时熄灯就寝；检查门窗水电是否关闭。

1.3 与受试者交流的语气：应以相互尊重、亲切、和蔼可亲的口吻进行交流，避免带有诱导性的询问，如"头晕吗，是否感到有些胸闷"等，可以询问"是否有不舒服的感觉"等。

2. AE 及 SAE 上报　研究者负责详细记录 AE 的表现，开始及结束时间（尽可能精确到分钟），AE 的程度，转归，处理措施，相应的诊断与鉴别诊断信息，与试验药物的关系等，同时填写 AE/SAE 表。研究者负责根据相关法律法规进行 SAE 上报。

六、术语表（GLOSSARY）

无。

七、参考文献（REFERENCES）

略。

八、附件（ANNEX）

无。

模板 4.25

×××××机构Ⅰ期与生物等效性文件		文件编号	SOP/XX.ZZ/YY.W
起草者（注：初订文件）或修订者（注：修订文件）		版本号	
审核者		版本日期	
批准者		批准日期	

Ⅰ期临床试验研究病历／临床观察记录的SOP

一、目的（PURPOSE）

为保证临床研究源文件数据记录及时、准确、完整、规范、真实，特制定本规程。

二、范围（SCOPE）

本 SOP 适用于Ⅰ期临床试验、生物等效性临床试验中临床观察记录的过程。

三、职责（RESPONSIBILITIES）

1. 研究者　是临床观察源文件及时、准确、完整、规范记录并保证真实的主要责任人。
2. 研究护士　是护理记录及时、准确、完整、规范、真实的主要责任人。

3. 主要研究者 审签临床观察记录的源文件,是临床观察源文件质量的主要责任人。

四、流程图(FLOW CHART)

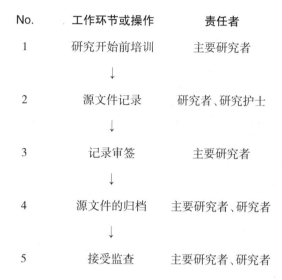

No.	工作环节或操作	责任者
1	研究开始前培训	主要研究者
2	源文件记录	研究者、研究护士
3	记录审签	主要研究者
4	源文件的归档	主要研究者、研究者
5	接受监查	主要研究者、研究者

五、流程的操作细则(DETAILED INSTRUCTIONS)

1. 研究开始前培训 临床试验项目开始前,主要研究者对研究医生、研究护士等进行临床试验方案、观察记录表格的培训,确保研究人员正确理解每一项观察指标的定义与记录要求。

基于医疗流程,依据方案所要采集的信息,设计一份完整、规范的临床研究电子病历模板(注:根据机构的条件而定,如果没有电子病历则应有纸质病历。解释:临床观察记录以病历的格式书写,但当Ⅰ期临床试验受试者为健康人群时,用"病历"这个术语并不恰当,建议采用临床观察记录表述)。

2. 源文件记录 研究者必须在试验期间对受试者进行密切监护,同时记录研究病历/临床观察记录,保证数据记录及时、准确、完整、规范、真实。

2.1 耐受性(单次给药)研究病历/临床观察记录:住院上午、下午及晚上各记录一次临床观察记录,由研究医生完成,记录给药后是否出现不适症状,是否出现生命体征的波动;出院时复查理化检查项目,出院后需关注的指标及随访记录。

2.1.1 AE/SAE 的记录:及时记录发展趋势,同时填写 AE/SAE 表。详细记录 AE 的表现(尽可能简洁,归纳,概括),发生时间(具体到分钟),消失时间(具体到分钟),AE 的程度,转归,处理措施,相应的诊断与鉴别诊断信息,与试验药物的关系等。

2.1.2 出院小结:描述试验过程及出院体检情况。

2.2 耐受性(多次给药)研究病历/临床观察记录:一般每天记录 3 次,分别为上午、下午及晚上各记录一次;每日总结前一天给药后观察情况,下一步观察要点。出院前一天:总结住院期间用药观察情况，是否可以出院，出院时需要进行的检查及出院后关注要点。AE/SAE 的记录同单次给药。出院小结：描述试验过程及出院体检情况。

2.3 等效性 / 药代动力学临床观察记录：记录模式基本同耐受性，增加采血情况的记录。

2.4 饮食记录：研究护士负责受试者的饮食记录；根据方案规定禁食，记录禁食起止时间；根据方案设定的饮食规定及时间点用餐，受试者应在相同的预定时间点用餐，并记录饮食种类、饮食时间。

3. 记录的修改和审签 源文件的数据属于临床研究观察记录的第一手数据，如果要修改记录的任何数据，必须提供有关证据，证明该数据确属记录错误，例如年龄的修改必须提供受试者身份证的复印件；如果无法提供证据证明当时的记录是错误的，如症状有无、症状等级的记录，应以当时判断为准，不能修改，否则修改的源数据将有可能被认为有造假嫌疑。

主要研究者负责源文件的审签。

4. 源文件归档 受试者体检表，出院记录，入院记录，首次记录，过程记录，耐受性观察记录表 / 采血记录表，心电监护记录表，不良事件表，胸片，心电图，筛选理化检查报告粘贴页，用药后心电图，用药后理化检查报告粘贴页，长期医嘱单，临时医嘱单，体温单，护理记录单，（项目）知情同意书，（项目）知情同意书：知情告知页。

受试者的原始化验单粘贴在研究病历上。

对所有不良事件，包括治疗前正常、治疗后异常而不能以病理解释的实验室数据，填写不良事件表并随访至恢复正常或稳定。

当要求受试者填写试验日志，记录试验过程中的不良事件，医疗咨询和药物处理时，则该日志必须经研究者确认并保存在受试者医疗文件中。

主要研究者审签全部研究观察的源文件，并对此承担责任。

5. 接受监查 项目管理员组织主要研究者和质控室接受临床试验项目的监查；质控室负责具体的接待工作；提供良好的检查环境和条件；临床试验观察记录的源文件必须保存在医院，调阅必须在资料档案室的阅览室，不能外借。

六、术语表（GLOSSARY）

略。

七、参考文献（REFERENCES）

略。

八、附件（ANNEX）

无。

模板 4.26

××××× 机构Ⅰ期与生物等效性文件		文件编号	SOP/XX.ZZ/YY.W
起草者(注:初订文件)或 修订者(注:修订文件)		版本号	
审核者		版本日期	
批准者		批准日期	

Ⅰ期临床试验 CRF 记录的 SOP

一、目的(PURPOSE)

为保证临床研究源数据规范地录入 CRF 并保证其正确性,特制定本规程。

二、范围(SCOPE)

本 SOP 适用于Ⅰ期临床试验、生物等效性临床试验 CRF 记录的过程。

三、职责(RESPONSIBILITIES)

1. 研究助理/数据录入员　是负责将临床研究源数据规范地录入 CRF 并保证其正确性的主要责任人。

2. 研究者　负责 CRF 的审签。

四、流程图(FLOW CHART)

No.	工作环节或操作	责任者
1	CRC/数据录入员的培训	数据管理员
	↓	
2	CRF 的记录	研究助理、数据录入员
	↓	
3	CRF 记录的修改、审签	研究者
	↓	
4	接受监查与答疑	主要研究者、研究者

五、流程的操作细则(DETAILED INSTRUCTIONS)

1. CRC/数据录入员的培训　研究项目开始前,数据管理员负责对 CRC/数据录入员进行研究项目的培训,包括有关的数据管理培训。培训内容包括:熟悉方案与研究病历;了解研究预期项目进程与各访视时点的间隔;明确本研究项目数据填报的时间要求,如每次访视后几天必须上报数据；数据管理员对其进行的数据录入规则培训。

2. CRF 的记录 CRF 可以是书面或电子的。CRF 中的数据来自源文件并与源文件一致。

2.1 纸质 CR：研究助理及时从研究者处收集研究病历/临床观察记录，填写纸质 CRF；纸质 CRF 填写应正确、完整、易辨认；采用试验编码代替受试者姓名；观察项目缺乏数据应加以说明。

2.2 电子 CRF：研究助理/数据录入员用本人账户登录系统，找到相应的受试者编码，按访视时点，录入当次访视的观察数据；如一次访视数据较多，为防数据丢失，应及时点击"保存"按钮及时保存数据；经系统的逻辑检查，不合格的研究数据会以红色或蓝色显示，提醒 CRC/数据录入员是否有录入错误；一个页面的数据录入结束，核对无录入错误后，点击"提交"按钮，该页面的编辑权限被取消。

如为双份录入的研究项目，第 2 次录入数据被提交时，系统自动进行该页面的两次录入核对，两次均未录入数值或两次录入的数值不一致的字段在屏幕上显示，当前用户在"第 3 次录入"栏修改双份录入不一致的数据，并补录双份录入可能均遗漏的数据（即两次均未录入），完成后提交，该录入页面变灰，编辑权限被取消。

一旦"研究结束情况"录入页面双份录入一致性检查、核对修改完毕，系统自动检查所有录入数据模块的一致性，发现不良事件、合并用药等双份录入数量不一致时，弹出提示要求及时补录。当前用户应解决所有不一致数据，以完成该病历的录入，使所有页面编辑权限被取消。

3. CRF 记录的修改

3.1 纸质 CRF 的修改：只有经授权的研究者或研究人员才能在 CRF 上作更正，其他人员不得在 CRF 上作更正；任何更正应当使原记录清晰可见并旁注解释，不能涂盖原记录。

必须注意，CRF 的任何更正应有源文件的记录予以证实，否则其真实性将可能受到怀疑，任何未加解释的错误和遗漏均可能引起对信息的质疑。

3.2 电子 CRF 的修改：一份病历的录入完成后，页面的编辑权限被取消后如果研究者或 CRC 要求补录，与项目数据管理员联系，通过网络留言申请，后者有权开启需要补录页面的编辑权限；研究者主动要求修改数据时，与研究项目的数据管理员联系，通过网络留言申请，后者发出疑问，通过疑问解决来修改数据。

数据管理员通过疑问要求研究者修改或追加数据，按疑问解决程序，CRC 在疑问管理窗体修改或追加数据。

4. 接受监查与答疑 项目管理员组织主要研究者和质控室接受临床试验项目的监查；质控室负责具体的接待工作；提供良好的检查环境和条件；主要研究者、研究者针对监查的疑问，进行书面答疑。

六、术语表（GLOSSARY）

略。

七、参考文献（REFERENCES）

略。

八、附件（ANNEX）

无。

模板 4.27

×××××机构Ⅰ期与生物等效性文件		文件编号	SOP/XX.ZZ/YY.W
起草者（注：初订文件）或 修订者（注：修订文件）		版本号	
审核者		版本日期	
批准者		批准日期	

Ⅰ期临床试验受试者出院与随访的 SOP

一、目的（PURPOSE）

为保障参加Ⅰ期临床试验、生物等效性临床试验的受试者的安全和健康，特制定本规程。

二、范围（SCOPE）

本 SOP 适用于医疗机构承担的Ⅰ期临床试验、生物等效性临床试验的受试者出组工作。

三、职责（RESPONSIBILITY）

1. 研究者　是负责受试者出院与随访的主要责任人。
2. 研究护士　进行受试者出院与随访相关的护理工作。
3. 研究助理　协助研究者、研究护士完成出组、随访工作。

四、流程图（FLOW CHART）

No.	工作环节或操作	责任者
1	出院	研究者、研究护士
	↓	
2	随访	研究者、研究护士、研究助理
	↓	
3	酬劳费发放	研究者

五、流程的操作细则（DETAILED INSTRUCTIONS）

1. 出院 研究者根据方案要求对受试者完成理化检查项目，撰写出院小结，包括住院期间用药观察情况、有无不适症状体征、完成试验情况及出院后关注要点；负责关注理化检查结果，并进行临床意义判定；有临床意义的理化检查异常、生命体征异常等，作为 AE 或SAE 来记录。研究护士/研究助理负责办理出院手续、费用结算。

2. 随访 按方案规定进行随访观察。受试者在门诊进行随访，门诊病历记录受试者有无不适症状及异常体征；所有不良事件都要随访至症状体征消失/痊愈或病情稳定、异常理化检查恢复至正常或基线水平或稳定。

3. 受试者酬劳费/补偿费发放 研究者在试验结束后发放受试者酬劳费/补偿费；受试者提供本人银行账号信息，试验结束后转账至银行账号。

六、术语表（GLOSSARY）

无。

七、参考文献（REFERENCES）

略。

八、附件（ANNEX）

无。

（殷俊刚 张 军 俞景梅 戴国梁）

第五节 Ⅰ期病房护理操作的 SOP

一、概述

随着医学、药学的快速发展和模式的转变，完善的护理操作流程是医院科学管理的基础。Ⅰ期病房护理操作流程必须遵循医院制定的护理操作流程，结合Ⅰ期病房的特点优化程序，充分体现保护受试者，减少操作带来的损伤与不适。

SOP 的制定应简明扼要，避免过于烦琐，文字表达准确，流程清晰明了，使护理操作更加科学、规范，进一步提高护理质量。

二、SOP 推荐模板

模板 4.28

×××××机构Ⅰ期与生物等效性文件		文件编号	SOP/XX.ZZ/YY.W
起草者(注:初订文件)或 修订者(注:修订文件)		版本号	
审核者		版本日期	
批准者		批准日期	

Ⅰ期病房护理工作程序的 SOP

一、启动会——筛查

1. 熟悉方案

1.1 入排、筛查条件:年龄、性别、疾病史、BMI、实验室检查项。

1.2 试验流程:集样内容、采血点的分布、生命体征测量时间窗、进食饮水活动限制、禁食禁水期限(方案若有涉及禁食禁水,则应当有相关记录)、其他特殊项。

1.3 核对 CRF、电子数据报告系统、知情同意书和方案内容是否一致。

2. 筛前准备

2.1 准备筛查用的所有体检表、知情同意书及相关物资。

2.2 联系受试者(由专人负责),预估受试者人数。

2.3 准备该项目的文件盒及文件目录。

3. 筛查过程

3.1 受试者充分知情并签字。

3.2 填写体检表(受试者基本信息)。

3.3 人脸识别系统查重。

3.4 BMI 筛选、病史询问、体格检查。

3.5 按试验方案要求完成特殊检查及临床理化检查。

3.6 完成试验报告单粘贴入档,整理筛选期的源文件,及时审核。

3.7 联系预入组受试者,沟通后确定名单。

二、入组

1. 入住(0 天)

1.1 办理住院手续,接待受试者并安排床位,填写住院登记本。

1.2 受试者随身物品检查。

1.3 核对并执行医嘱。

1.4 测量生命体征并记录,根据方案要求进行特殊检查(酒精呼气、尿妊娠等)。

1.5 领取试验药物,按要求妥善保管。

1.6 受试者住院告知并签字。

1.7 按受试者编码发放胸牌,拍摄受试者身份证件并存档。

2. 试验当天(1天)

2.1 准备标本采集用物。

2.2 督促受试者集中到活动室,测量生命体征并记录。

2.3 按受试者编码顺序进行静脉针留置,采集空白血样。

2.4 双人核对试验用药,拍照存档,按方案设定的给药时间顺序依次给药。记录给药时间,服药后检查受试者口腔及水杯中有无剩余药物,确认药物及水均已服下。

2.5 按方案时点要求采集血标本并记录(详见血样标本采集SOP)。

2.6 按方案要求及时予受试者饮水、进食并记录。

三、出组

1. 受试者复查各项安全性检查,做好出院指导。

2. 打印整理化验、检查报告单,粘贴化验单,整理研究病历,让研究医生及时审阅并做出医学判断,有需要复查的受试者,联系并确定随访时间。

3. 誊抄 CRF/EDC。

4. 做好药品的使用、返还、退还记录。

5. 安排受试者随访及随访记录。

6. 整理源文件及表格记录,及时归档。

模板 4.29

×××××机构Ⅰ期与生物等效性文件		文件编号	SOP/XX.ZZ/YY.W
起草者(注:初订文件)或 修订者(注:修订文件)		版本号	
审核者		版本日期	
批准者		批准日期	

值班、交接班工作程序的 SOP

值班、交接班制度是保证临床医疗、护理工作昼夜连续进行的一项重要措施,护理人员必须严肃、认真地贯彻执行。

1. 值班人员应坚守岗位,履行职责,衣帽整齐。严守交接班时间,保证各项护理工作制度准确、及时执行。

2. 接班者提前 15min 到岗,阅读相关护理文件记录,了解受试者情况,做好各项接班准备,按时交接班,在接班者未到之前,交班者不得离开岗位。

3. 值班者必须在交班前完成本班的各项工作,遇有特殊情况必须做好详细交代,与接班者共同做好工作方可离开。

4. 交接班中如发现受试者情况、器械物品交代不清应立即查问。接班时发现问题,应由交班者负责,接班后发现问题则应由接班者负责。

5. 白班、夜班下班前,均应进行床头、口头及书面交班。交代清楚后方可下班。

模板 4.30

×××××机构Ⅰ期与生物等效性文件		文件编号	SOP/XX.ZZ/YY.W
起草者(注:初订文件)或 修订者(注:修订文件)		版本号	
审核者		版本日期	
批准者		批准日期	

Ⅰ期病房白班工作程序

一、筛选期

1. 招募受试者,充分知情并签署知情同意书。
2. 身份证查重,进行体格检查和理化检查。
3. 确定入组受试者名单,通知按时入住。

二、试验期

1. 办理入院手续,安排床位。
2. 热情接待受试者,做好入院介绍及心理疏导。
3. 按方案要求联系安排餐饮。
4. 按受试者编码发放胸牌,告知受试者Ⅰ期病房管理规定。
5. 核对并执行医嘱。
6. 按试验方案要求给药,准确及时采集血、尿、粪标本并做好与临床实验室工作人员的标本交接。
7. 监测生命体征、不良反应,及时做好源数据记录。
8. 合理安排受试者的娱乐活动,避免剧烈运动或长时间卧床。
9. 巡视病房,严密观察用药后的反应,如有不良事件立即汇报并协助处理。
10. 出院当日进行安全性评价,做好出院指导及随访,发放受试者酬劳费。
11. 整理病历及各种记录单。

模板 4.31

×××××机构Ⅰ期与生物等效性文件	文件编号	SOP/XX.ZZ/YY.W
起草者(注:初订文件)或 修订者(注:修订文件)	版本号	
审核者	版本日期	
批准者	批准日期	

Ⅰ期病房夜班工作程序

1. 清点物品,严格交接班。
2. 巡视病房,掌握受试者一般情况。
3. 核对并执行医嘱。
4. 按试验方案要求给药,准确及时采集血、尿、粪标本并做好与临床实验室工作人员的标本交接。
5. 监测生命体征、不良反应,及时做好源数据记录。
6. 保证病区安全,督促受试者22:00熄灯就寝。
7. 做好本班时间内的一切护理工作,为白班工作做好准备,严格交接班。

模板 4.32

×××××机构Ⅰ期与生物等效性文件	文件编号	SOP/XX.ZZ/YY.W
起草者(注:初订文件)或 修订者(注:修订文件)	版本号	
审核者	版本日期	
批准者	批准日期	

二级护理的 SOP

一、内容

1. 每2小时巡视受试者。
2. 根据试验方案按时测量生命体征。
3. 根据医嘱,按时给药、采集标本。
4. 正确实施临床护理,落实安全措施,预防护理并发症。
5. 运用中医理论及技能实施辨证施护(起居、情志、饮食、服药),提供护理相关的健康指导。

二、要求

病室环境整洁、安静；床单整洁平整；各项安全措施到位；为受试者提供舒适的休息环境。

模板 4.33

×××××机构Ⅰ期与生物等效性文件		文件编号	SOP/XX.ZZ/YY.W
起草者（注：初订文件）或 修订者（注：修订文件）		版本号	
审核者		版本日期	
批准者		批准日期	

生命体征测量的 SOP

一、体温、脉搏、呼吸测量

（一）目的

观察体温、脉搏、呼吸的变化。

（二）注意事项

1. 发现体温异常时需重新测量。

2. 若不慎咬破体温计而吞下水银时，可立即口服大量蛋白水和牛奶，给服大量韭菜等粗纤维食物。

3. 异常呼吸、脉搏需测 1min，脉搏短绌的受试者应由 2 名护士同时测量，一人听心率，一人测脉率，同时开始计数 1min，记录方式：心率/脉率×× 次/min。

4. 给小儿受试者测体温时，要注意固定体温表，防止意外。

（三）准备

1. 受试者　30min 内无进食，喝热水，活动，冷、热敷，洗澡及情绪激动等。

2. 用物　体温计、纱布、弯盘、秒表、听诊器。

（四）测体温流程

1. 检查体温计刻度是否在 35℃以下。

2. 根据试验方案选择测量体温的方法。

2.1　口腔测量

2.1.1　口表水银端斜放于舌下热窝处。

2.1.2　嘱受试者闭口，勿用牙咬体温表。

2.1.3　3~5min 后取出并记录。

2.2　腋下测量

2.2.1 解开衣袖,用纱布擦干一侧腋下。

2.2.2 将体温表水银端放于腋窝深处,紧贴皮肤。

2.2.3 屈臂过胸,夹紧体温表。

2.2.4 8~10min 后取出并记录。

3. 擦净体温表、并消毒。

4. 看清度数,体温表甩至 35℃以下。

(五)测脉搏、呼吸流程

1. 受试者近侧手臂腕部伸展,置舒适位置。

2. 将示指、中指、环指的指端按在受试者桡动脉表面。

3. 计脉搏次数。

4. 手仍按在受试者腕上,观察受试者胸部或腹部起伏,计呼吸次数。

5. 记录。

6. 安置受试者。

7. 终末处理。

二、测血压

(一)目的

观察血压的变化。

(二)注意事项

1. 应做到四定　定部位、定体位、定血压计、根据方案要求定时间。

2. 发现血压计听不清或异常时应重新测量,驱尽袖带内气体,汞柱降至"0",稍待片刻再测量。

3. 血压计应定期检查。

(三)准备

1. 受试者　30min 内无活动、情绪波动等。

2. 用物　治疗盘内备血压计、听诊器、笔、记录纸。

(四)流程

1. 检查血压计。

2. 测量血压

2.1 取合适体位,暴露一臂,手掌向上伸直肘部。

2.2 袖带缠绕,使袖带下缘距肘窝上约 2cm,松紧合适。

2.3 血压计"0"点和肱动脉、心脏处于同一水平。

2.4 听诊器置于肱动脉搏动处,一手稍加固定。

2.5 打开水银槽开关,关闭输气球气门。

2.6 打气至肱动脉搏动音消失,再升高 20~30mmHg。

2.7 缓慢放气,听到第一声搏动时汞柱所指刻度为收缩压,搏动声突然变弱或消失时汞柱所指刻度为舒张压。

2.8 取下袖带,驱尽袖带内空气。

3. 安置受试者。

4. 整理血压计 卷平袖带放入血压计盒内,右倾 45°关闭水银槽开关,关闭血压计盒盖。

5. 记录。

6. 终末处理。

三、注意事项

1. 测腋下体温时将夹体温计的上臂屈臂过胸,夹紧体温计。

2. 测脉搏如出现短绌脉时,应由 2 位医护人员,一人听心率,一人数脉搏,同时数 1min,用分子式记录,分子代表心率,分母代表脉搏,如 104/80。

模板 4.34

×××××机构Ⅰ期与生物等效性文件		文件编号	SOP/XX.ZZ/YY.W
起草者(注:初订文件)或 修订者(注:修订文件)		版本号	
审核者		版本日期	
批准者		批准日期	

电子血压计测量的 SOP

一、目的

快速、方便地监测血压。

二、注意事项

1. 请勿在血压计附近使用移动电话或发射磁场的装置。

2. 袖带未缠绕时请勿开始测量。

3. 在进食、饮酒、抽烟、运动和淋浴后测量,至少休息 30min。

4. 请勿在测量过程中移动体位或说话。

三、准备

1. 护士 洗手,戴口罩。向受试者做好解释工作。

2. 受试者 取下首饰、手表等,休息 15min,保持安静状态。

3. 用物 电子血压计,记录本。

四、流程

1. 安装电池或检查电源。

2. 核对受试者,解释操作目的、过程及操作方法,取得受试者配合。

3. 受试者伸直背部,手臂位置(肱动脉)与心脏同一水平。坐位:平第4肋。

4. 缠绕袖带　受试者裸露上臂或者拉平衣袖,勿卷袖管,将袖带缠在受试者上臂部。袖带的下缘要距肘窝2~3cm,手掌向上,肘部伸直,松紧适宜。

5. 按"开始"键开始测量,测量时受试者不要说话,自然呼吸。如果血压≥140/90mmHg,应间隔1~2min重复测量第2次,取平均值结果记录。

6. 测量结束后关闭电源。

7. 洗手记录。

模板4.35

×××××机构Ⅰ期与生物等效性文件		文件编号	SOP/XX.ZZ/YY.W
起草者(注:初订文件)或 修订者(注:修订文件)		版本号	
审核者		版本日期	
批准者		批准日期	

样本冰浴的SOP

一、目的

为使临床试验机构Ⅰ期临床试验及生物等效性临床试验冰浴制备有章可循,制定本SOP。

二、注意事项

1. 检查制冰机机器是否正常运行。

2. 制冰后清洁制冰机。

三、准备

物品:水、塑料箱、盛冰容器。

四、流程

1. 冰浴制备

1.1 启动制冰机开始制冰。

1.2 取适量冰铺满塑料箱底,并加入少量水,混合成冰浴。

2. 冰浴使用

2.1 将按照方案要求编码好的采血管及试管架置于冰浴中待用。

2.2 采血时将采血管取出,取血后再次置于冰浴中保存。

2.3 冰浴状态下将样品转运至生物样本预处理室。

2.4 按照方案要求进行离心。

2.5 离心后的血浆样品在冰浴中进行分装。

2.6 记录采血管预冷记录表。

五、附件（ANNEX）

附件：采血管预冷记录表

附件：采血管预冷记录表

采血管预冷记录表

项目名称：

序号	采血时点	采血管编号	预冷时间	签字
1				
2				
3				
4				
5				
6				
7				
8				
9				
10				
11				
12				
13				
14				
15				

开启制冰机时间： 年 月 日 时 分

模板 4.36

×××××机构Ⅰ期与生物等效性文件		文件编号	SOP/XX.ZZ/YY.W
起草者(注:初订文件)或 修订者(注:修订文件)		版本号	
审核者		版本日期	
批准者		批准日期	

肝素钠液配制的 SOP

一、注意事项

1. 执行无菌操作原则。
2. 检查药液及一次性用物有效期。

二、准备

1. 护士　衣帽整洁,七步洗手法洗手,戴一次性口罩,准备用物。
2. 物品　碘伏棉签、2ml 注射器、一次性治疗巾、无菌盘、0.9% 氯化钠注射液 250ml、肝素钠 12 500U × 1 支、标签、砂轮、一次性无菌纱布、速干手消毒液、瓶口贴、医疗及生活垃圾桶。

三、流程

1. 七步洗手法洗手,戴一次性口罩。
2. 检查 0.9% 氯化钠注射液、肝素钠是否在有效期内,液体有无混浊、沉淀。
3. 用碘伏棉签消毒 0.9% 氯化钠注射液瓶口,用手指轻弹安瓿颈部,使颈部药液流至体部,消毒砂轮划安瓿颈部,再用碘伏棉签消毒安瓿颈部,用无菌纱布包裹安瓿颈部并折断,检查注射器有效期、有无漏气,打开注射器,检查针头有无松动,抽吸肝素钠 6250U/ml 加入 0.9% 氯化钠注射液 250ml 中,充分混匀,放于治疗盘内。
4. 标签贴于 0.9% 氯化钠注射液软袋上,注明药物名称、剂量、配制时间并签名。

模板 4.37

×××××机构Ⅰ期与生物等效性文件		文件编号	SOP/XX.ZZ/YY.W
起草者(注:初订文件)或 修订者(注:修订文件)		版本号	
审核者		版本日期	
批准者		批准日期	

临床试验口服给药的 SOP

一、目的

为使口服给药操作有章可循,特制定本规程,保证口服给药的操作质量。

二、注意事项

1. 与受试者交谈,取得受试者的充分配合。
2. 按医嘱给药。
3. 严格执行"三查七对"制度。

三、准备

试验用药、给药一览表、药杯、温开水、水杯、电筒、压舌板、黄色垃圾桶。

四、流程

1. 配药

1.1 口服药提前 30min 左右配药。

1.2 核对:研究医生 / 研究护士核对配药是否正确。

1.3 校准时间。

1.4 准备温开水:给药前 10min,每人 240ml,水杯上标注受试者编码。

1.5 排列座位。

1.6 耐受性试验:逐个发药或同时发药。

1.7 等效性 / 药代动力学:按照编码编排指定座位,逐个发药或两个同时发药。

2. 给药

2.1 一人发药,一人核对受试者编码。

2.2 按照方案设定的给药间隔时间发药。

2.3 受试者口服试验药物后,立即记录给药时间。

2.4 发药者及核对者签名及日期。

2.5 观察药物是否服下,方法有:

2.5.1 与受试者交谈,通过发音情况,了解口腔中是否有药物。

2.5.2 观察受试者水杯中有无剩余药物。

2.5.3 嘱受试者张口观察,仔细观察药物有无咽下。

2.5.4 检查受试者手中有无藏匿。

3. 回收剩余药物,拍照存档,处理用物。

模板 4.38

×××××机构Ⅰ期与生物等效性文件	文件编号	SOP/XX.ZZ/YY.W
起草者(注:初订文件)或 修订者(注:修订文件)	版本号	
审核者	版本日期	
批准者	批准日期	

20% 葡萄糖水配制的 SOP

一、目的

为规范试验用 20% 葡萄糖水配制,保证 20% 葡萄糖水浓度符合要求,特制定本 SOP。

二、注意事项

1. 配制的量要精确无误。
2. 搅拌均匀。

三、准备

1. 护士　衣帽整洁,七步洗手法洗手,戴一次性口罩,准备用物。
2. 物品　5 000ml 量桶、葡萄糖粉剂、温水、搅拌棒、生活垃圾桶。

四、流程

1. 取 5 000ml 量桶一个,洗净备用。
2. 将一包 500g 葡萄糖粉剂倒入量杯中。
3. 加少许温水均匀搅拌使其溶解。
4. 缓慢加入温水至 2 500ml 刻度线处。
5. 均匀搅拌使其混匀,即得 2 500ml 20% 葡萄糖水。

模板 4.39

×××××机构Ⅰ期与生物等效性文件	文件编号	SOP/XX.ZZ/YY.W
起草者(注:初订文件)或 修订者(注:修订文件)	版本号	
审核者	版本日期	
批准者	批准日期	

静脉注射法的 SOP

一、目的

为规范静脉注射法的操作流程,特制定本 SOP。

二、注意事项

1. 选择静脉时,应避开静脉瓣、关节。
2. 长期注射者要有计划地使用血管,一般先四肢远端后近端,充分保护静脉。
3. 根据病情及药物性质,掌握注药速度并随时听取受试者主诉。
4. 对刺激性强或特殊的药物,需确认针头在血管内方可推药。

三、准备

1. 护士　洗手,戴口罩、帽子,必要时戴手套。
2. 受试者　取合适体位,局部保暖,使静脉充盈。
3. 环境　清洁,温度适宜。
4. 用物　治疗盘内放置注射器、药液、砂轮或启盖器、针头或头皮针、止血带、胶布、棉签、消毒液、小垫枕、治疗本。

四、流程

1. 抽吸药液
1.1 查对药液,检查注射器、针头。
1.2 吸药,排气,放妥。
2. 选择静脉
2.1 穿刺部位肢体下垫小枕。
2.2 距穿刺点上方 6cm 左右处扎止血带。
2.3 嘱受试者握拳。
3. 消毒皮肤
4. 进针
4.1 一手固定皮肤,另一手持针。
4.2 针头斜面向上与皮肤呈 15°~30° 进针。
4.3 见回血再进针少许。
4.4 松止血带,嘱受试者松拳。
5. 固定针头。
6. 注入药液。
7. 注射毕,干棉签放于穿刺点上方,拔出针头,按压片刻。
8. 安置受试者。

9. 终末处理。

10. 记录。

模板 4.40

×××××机构Ⅰ期与生物等效性文件		文件编号	SOP/XX.ZZ/YY.W
起草者(注:初订文件)或 修订者(注:修订文件)		版本号	
审核者		版本日期	
批准者		批准日期	

皮内、皮下、肌内注射法的 SOP

一、目的

为规范皮内、皮下、肌内注射法的规范操作,特制定本 SOP。

二、注意事项

1. 皮试前,仔细询问受试者的药物过敏史。

2. 皮试不用碘酊消毒,拔出针头后勿按揉,以免影响观察。

3. 应建立轮流交替注射部位的计划,以减少硬结发生,促进药物充分吸收。

4. 对于消瘦或腹部皮下注射时,可捏起局部组织进针。

5. 两种药物同时注射时,注意配伍禁忌。

三、准备

1. 护士　洗手,戴口罩、帽子,必要时戴手套。

2. 受试者　取舒适体位。

3. 环境　清洁,遮挡受试者。

4. 用物　治疗盘内放置注射器、药液、砂轮、弯盘、纱布、棉签、消毒液、治疗本,做过敏试验须备 0.1% 盐酸肾上腺素。

四、流程

1. 抽吸药液

1.1 查对药液,检查注射器、针头。

1.2 吸药,排气,放妥。

2. 选择注射部位。

3. 消毒皮肤。

4. 注射 一手固定注射皮肤,另一手持注射器进针。

4.1 皮内注射

4.1.1 针头斜面完全进入皮内。

4.1.2 固定针栓,推药液 0.1ml,形成皮丘。

4.1.3 拔针。

4.1.4 按规定时间观察反应结果。

4.2 皮下注射

4.2.1 30°~40°,针头斜面向上,快速将针梗的 1/3~2/3 刺入皮下。

4.2.2 固定针栓,抽动活塞无回血。

4.2.3 缓慢注入药液。

4.2.4 注射毕,用干棉签按针眼,迅速拔针,按压片刻。

4.3 肌内注射

4.3.1 将针头迅速刺入针梗的 2/3 左右。

4.3.2 固定针栓,抽动活塞无回血。

4.3.3 缓慢注入药液,观察受试者反应。

4.3.4 注射毕,用干棉签按针眼,迅速拔针,按压片刻。

5. 安置受试者。

6. 终末处理。

7. 洗手、记录。

模板 4.41

×××××机构Ⅰ期与生物等效性文件	文件编号	SOP/XX.ZZ/YY.W
起草者(注:初订文件)或修订者(注:修订文件)	版本号	
审核者	版本日期	
批准者	批准日期	

无菌技术及摘脱无菌手套的 SOP

一、目的

提供无菌区,放置无菌物品。

二、注意事项

1. 无菌包一经打开或开封后的无菌溶液有效期均为24h,无菌盘有效期限不超过 4h。

2. 无菌持物钳取放时不可触及容器口边缘,使用时应保持钳端向下,用后立即放入容器中。如到远处夹取物品时,无菌持物钳应连同容器一并搬移,就地取出使用。无菌持物钳只能用于夹取无菌物品,不能用于换药和消毒皮肤。无菌持物钳干罐保存,有效期为4h。

3. 使用无菌瓶内的溶液时,不可用无菌辅料堵塞瓶口处来倾倒无菌溶液或直接伸入溶液瓶内蘸取,以免污染剩余的溶液。

4. 无菌包内物品不慎污染或无菌包浸湿,外界微生物可渗入包内,造成污染,需重新灭菌。

5. 戴手套时应注意未戴手套的手不可触及手套外面,而戴手套的手则不可触及未戴手套的手或另一手套的里面。戴手套后如发现破裂,应立即更换。脱手套时,须将手套口翻转脱下,不可用力强拉手套边缘或手指部分,以免损坏。

三、准备

1. 护士　衣帽整洁。修剪指甲,取下手表,戴好口罩。

2. 用物　治疗车上层备:无菌手套(大小合适),无菌治疗碗,无菌治疗巾(内放2块治疗巾),复合碘消毒棉签,无菌溶液,无菌罐(内盛无菌纱布数块),无菌持物钳罐,清洁治疗碗(内盛无菌纱布数块、胶布),弯盘,清洁治疗盘,速干手消毒液。治疗车下层备:生活及医疗垃圾桶。

四、流程

1. 将治疗车推至操作台旁,检查治疗盘是否清洁干燥。

2. 检查无菌治疗巾灭菌日期,有无潮湿、破损。揭开胶带,依次打开包布。

3. 正确使用无菌持物镊,取出一块无菌治疗巾,放于治疗盘内。

4. 将无菌包按原折痕包好,用原胶带封口,并在胶带上注明开包时间及签名,妥善放置,有效期为24h。

5. 将治疗巾双折铺于治疗盘上,手持治疗巾上层外侧面将治疗巾上层扇形向外折叠,无菌面朝上,边缘向外。

6. 检查无菌罐的有效期,左手打开罐盖,无菌面朝上拿在手中,正确使用无菌持物镊夹取无菌纱布放入无菌盘内,盖好罐盖。

7. 检查无菌治疗碗有效期,包布有无潮湿、破损,揭开胶带,按无菌原则打开包布,取出无菌治疗碗(可直接用持物镊取出,也可将包布托在手中打开,另一手将包布四角抓住,使包内物品妥善置于无菌盘内),将包布折叠好后置于治疗车下层。

8. 正确检查无菌溶液,已开瓶的是否在有效期内,检查瓶口有无松动,瓶壁有无裂痕,溶液有无沉淀、混浊、变色、絮状物等。

9. 检查复合碘棉签有效期,按规范取出2根消毒棉签,一根从瓶口处螺旋消毒至瓶盖中心,另一根从瓶口处向下消毒至瓶颈。

10. 按规范从无菌罐中正确取出一块无菌纱布置于左手掌心,用纱布包住并打开瓶塞。

11. 右手握住无菌溶液瓶,使瓶签朝向掌心,旋转倒出少量溶液于弯盘内,以冲洗瓶口,再倒出适量溶液于无菌治疗碗内,塞紧瓶塞,放回原处。

12. 将治疗巾上下层边缘对齐,开口处向上翻折 2 次,两侧边缘向下翻折 1 次,注意无菌盘平整美观。

13. 在胶布上注明铺盘时间并贴于无菌盘上,有效期 4h。双手将铺好的无菌盘端至治疗车上,弯盘置于治疗车下层。

14. 正确使用速干手消毒液按七步洗手法洗手,时间 ≥ 15s。

15. 检查无菌手套号码、有效期,有无漏气,正确打开外包装,置于生活垃圾桶内,内包装置于操作台面或治疗车上层。

16. 打开内包装,注意避免污染包装纸内面。

17. 退后两步,按无菌原则戴好手套。调整手套位置,若为长袖工作服,则将手套的翻边扣套在工作服衣袖外面,注意手套外面为无菌面。手套戴好后,双手置胸前,以免污染。

18. 操作完毕,正确脱下手套,置于医疗垃圾桶内。

模板 4.42

×××××机构Ⅰ期与生物等效性文件	文件编号	SOP/XX.ZZ/YY.W
起草者(注:初订文件)或 修订者(注:修订文件)	版本号	
审核者	版本日期	
批准者	批准日期	

吸痰的 SOP

一、目的

1. 清除呼吸道分泌物,保持呼吸道通畅。
2. 促进呼吸功能,改善肺通气。
3. 预防并发症的发生。

二、注意事项

1. 吸痰前,检查设备带负压或电动吸引器性能是否良好,连接是否正确。
2. 严格执行无菌操作,每次吸痰应更换吸痰管。
3. 每次吸痰时间 < 15s,以免造成缺氧。
4. 吸痰动作轻、稳,防止呼吸道黏膜损伤。
5. 痰液黏稠时,可配合叩击、蒸汽吸入,提高吸痰效果。
6. 电动吸引器连续使用时间不宜过久;储液瓶内液体达 2/3 满时应及时倾倒,以免液体过多时吸入马达内损坏仪器。储液瓶内应放少量消毒液,使吸出液不至于黏附于瓶底,便于清洗消毒。

7. 一次性使用的负压吸引装置根据产品使用说明书使用。

三、准备

1. 护士　衣帽整洁,态度和蔼,洗手、戴口罩,准备用物。

2. 物品　治疗车上层备治疗盘,油膏缸两个(内盛无菌生理盐水,注明吸痰前、后)吸引器连接管2根,负压吸引表,治疗碗,纱布,压舌板,一次性吸痰管数根,电筒,听诊器,弯盘,速干手消毒液,治疗卡,必要时备开口器、拉舌钳、痰杯。治疗车下层放负压吸引器、医疗垃圾桶、生活垃圾桶。

3. 受试者　了解操作目的,有义齿者协助取下,抬高床头,协助受试者排痰。

四、流程

1. 备齐用物至床旁,再次按规范核对,解释。

2. 检查并安装压力表。

3. 连接吸引瓶与负压吸引装置,打开压力表,检查吸引器装置连接是否紧密,性能是否良好。

4. 根据病情调节负压,成人 300~400mmHg(0.04~0.053MPa),小儿 250~300mmHg(0.033~0.4MPa)。

5. 取合适体位,头偏向一侧,调高氧流量。

6. 规范打开无菌罐盖并妥善放置,避免污染。

7. 用速干手消毒液洗手。

8. 选择合适吸痰管,撕开包装的前 1/3,右手戴无菌薄膜手套,无菌巾置于受试者胸前,抽出吸痰管盘绕在手中,末端与负压吸引器连接,在"吸痰前"罐中试吸。

9. 阻断负压,将吸痰管插入咽部,左右旋转吸出痰液,时间不超过 15s。

10. 观察受试者病情、感受及痰液性质。

11. 结束吸痰　抽吸"吸痰后"罐内生理盐水冲洗吸痰管,右手将吸痰管盘绕至手中,与负压吸引器分离,反转手套包裹吸痰管,再以无菌纸巾包裹后放至医疗垃圾桶内,用纱布擦净受试者口周分泌物,如需要再次吸痰应重新更换吸痰管。

12. 关闭压力表,调节氧流量,正确盖上"吸痰前后"无菌盖。

13. 检查受试者口腔,评估吸痰效果(听诊:肺尖、大气道)。

14. 妥善安置受试者,协助取舒适体位,整理床单位。

15. 进行相关健康指导。

16. 整理用物,取下压力表。

17. 按规范进行终末处理。

18. 洗手、记录。

模板 4.43

×××××机构Ⅰ期与生物等效性文件		文件编号	SOP/XX.ZZ/YY.W
起草者(注:初订文件)或 修订者(注:修订文件)		版本号	
审核者		版本日期	
批准者		批准日期	

氧气吸入的 SOP

一、目的

1. 纠正各种原因造成的缺氧状态,提高动脉血氧分压和动脉血氧饱和度,增加动脉血氧含量。

2. 促进组织的新陈代谢,维持机体生命活动。

二、注意事项

1. 用氧前,检查氧气装置有无漏气,是否通畅。

2. 严格遵守操作规程,注意用氧安全,切实做好"四防",即防震、防火、防热、防油。

3. 使用氧气时应先调节流量后应用,停用氧气时应先拔除导管,再关闭氧气开关。中途改变流量,先分离吸氧管与湿化瓶连接处,调节好流量再连接,以免一旦开关出错,大量氧气进入呼吸道而损伤肺部组织。

4. 常用湿化液灭菌蒸馏水。急性肺水肿用 20%~30% 乙醇,具有降低肺泡内泡沫的表面张力,使肺泡泡沫破裂、消散,改善肺部气体交换,减轻缺氧症状的作用。

5. 用氧过程中,应加强监测。

三、准备

1. 护士　衣帽整洁,态度和蔼,洗手、戴口罩。

2. 物品　治疗车上层备治疗盘,氧气记录单,一次性使用双腔鼻导管 1 根、氧气表、蒸馏水、治疗碗、干棉签、盛冷开水的换药碗、弯盘。治疗车下层放医疗垃圾桶、生活垃圾桶。

3. 受试者　了解操作目的,卧位舒适,排尿,做好准备。

四、操作流程

1. 吸氧

1.1 备齐用物至床旁,再次按规范核对,解释。

1.2 协助受试者取舒适体位。

1.3 检查并正确安装氧气表。

1.4 打开氧气流量开关,检查氧气装置是否漏气,关闭流量开关。

1.5 取下湿化瓶,按规范使用蒸馏水。

1.6 用干棉签蘸冷开水清洁双侧鼻腔。

1.7 连接鼻导管,根据病情调节氧流量,湿润并检查氧气流出是否通畅。

1.8 予受试者吸氧,固定方法正确、松紧适宜。

1.9 妥善安置受试者,协助取舒适体位,整理床单位。

1.10 正确记录用氧时间。

1.11 密切观察受试者病情及缺氧改善情况。

1.12 交代用氧注意事项,进行相关健康指导。

1.13 整理用物,按规范进行终末处理,洗手、记录。

2. 停氧

2.1 核对医嘱,准备用物:治疗盘、弯盘、治疗碗、纱布。

2.2 评估受试者病情及用氧后缺氧症状改善情况。

2.3 备齐用物至床边,核对并解释。

2.4 取下鼻导管,用纱布擦拭鼻部后包裹鼻导管头端。

2.5 关闭流量表,将鼻导管放入医疗垃圾桶内。

2.6 妥善安置受试者,协助取舒适体位,整理床单位。

2.7 记录用氧时间,取下氧气表。

2.8 整理用物,终末处理,洗手。

模板 4.44

×××××机构Ⅰ期与生物等效性文件		文件编号	SOP/XX.ZZ/YY.W
起草者(注:初订文件)或 修订者(注:修订文件)		版本号	
审核者		版本日期	
批准者		批准日期	

铺床的 SOP

一、目的

保持病室整洁、美观,准备接收新受试者,给受试者提供舒适环境。

二、注意事项

操作中要注意节力原则。

三、准备

1. 环境　病室内无受试者进行治疗或进餐。

2. 用物　床垫、棉胎或毛毯、枕芯、大单、被套、枕套、护理车。

四、流程

1. 移开床旁桌、床旁椅,必要时翻转床垫。

2. 铺床基

2.1 将大单中缝对齐床中线后散开。

2.2 铺近侧床头、床尾大单。

2.3 中部拉紧塞于床垫下。

2.4 同法铺对侧床基。

3. 套被套("S"形)

3.1 将被套中缝对齐床中线后散开。

3.2 打开被套上层至1/3处。

3.3 放入"S"形折叠的棉胎。

3.4 展开棉胎,平铺于被套内。

3.5 盖被上缘平床头,两侧边缘内折平床沿,尾端塞于床垫下或内折平床尾。

4. 套枕套

4.1 拍松枕芯,套上枕套。

4.2 放置于床头。

5. 移回床旁桌椅。

模板 4.45

×××××机构Ⅰ期与生物等效性文件		文件编号	SOP/XX.ZZ/YY.W
起草者(注:初订文件)或 修订者(注:修订文件)		版本号	
审核者		版本日期	
批准者		批准日期	

女性受试者导尿的SOP

一、目的

1. 抢救危重、休克受试者时正确记录每小时尿量、测量尿比重,以密切观察受试者的病情变化。

2. 为尿潴留受试者引流尿液,以减轻其痛苦。

3. 协助临床诊断,如留取未受污染的尿标本作细菌培养,测量膀胱容量、压力及检查残余尿液,进行尿道或膀胱造影等。

二、注意事项

1. 严格执行查对制度和无菌操作技术原则。

2. 在操作过程中注意保护受试者的隐私,并采取适当的保暖措施防止受试者着凉。

3. 膀胱高度膨胀且极度虚弱的受试者,第一次放尿量不应超过1 000ml。大量放尿可使腹腔内压急剧下降,血液大量滞留在腹腔内,导致血压下降而虚脱;另外,膀胱内压突然降低,还可导致膀胱内黏膜急剧充血,发生血尿。

4. 插管时应仔细观察、辨认,避免误入阴道。

5. 为女性受试者插管时,如导尿管误入阴道,应更换无菌导尿管,然后重新插管。

6. 为避免损伤和导致泌尿系统的感染,必须掌握尿道的解剖特点。

7. 留置导尿时,气囊导尿管固定时注意不能过度牵拉尿管,以防膨胀的气囊卡在尿道内口,压迫膀胱壁或尿道,导致黏膜组织的损伤。

三、准备

1. 护士　衣帽整洁,态度和蔼,七步洗手法洗手,戴口罩,准备用物。

2. 物品　治疗车上层放治疗盘,内盛干罐保存无菌持物镊、型号合适的无菌导尿包、弯盘、导管标识,橡胶单、治疗巾或一次性中单,大毛巾,挂钩,速干手消毒液。治疗车下层放便盆、便盆布,医疗及生活垃圾桶,必要时备屏风。

3. 受试者　了解操作目的,做好准备,体位舒适。

四、流程

1. 插管

1.1 备齐用物至床边,再次核对,做好解释,安慰受试者。

1.2 关闭门窗、调节室温,必要时给予遮挡。将便盆放在床旁椅上,便盆布搭在椅背。

1.3 协助受试者脱对侧裤腿盖至近侧腿上,自对侧向近侧铺橡胶单、治疗巾。

1.4 合理安置体位,充分暴露外阴,注意保暖,将弯盘置于受试者两腿之间稍后方,及时将外包装按原样包好。

1.5 检查并打开无菌导尿包,用无菌持物镊取出消毒弯盘,放于受试者两腿之间稍后方,及时将外包装按原样包好。

1.6 消毒外阴:左手戴手套,自对侧向近侧消毒阴阜、对侧大阴唇、近侧大阴唇,左手分开大阴唇并固定,消毒对侧小阴唇、近侧小阴唇、尿道口至肛门。

1.7 污染弯盘放入治疗车下层的医疗垃圾袋中,另一只消毒弯盘放在床尾。

1.8 在受试者两腿间打开导尿包,按规范戴手套。

1.9 正确铺洞巾,洞巾下缘与包布连接,充分暴露外阴。

1.10 检查导尿包内各种物品,连接引流袋,确保引流袋夹处于开放状态。

1.11 润滑导尿管前端后盘放于弯盘内,移至包布稍后方。

1.12 将盛放碘伏棉球的弯盘靠近会阴部,左手分开大阴唇并固定,右手持镊子夹取碘伏棉球消毒尿道口。顺序:尿道口、对侧小阴唇、近侧小阴唇、尿道口。注意勿跨越无菌区,消毒后将方盘移至包布尾端。

1.13 右手将盛放导尿管的方盘移近会阴部,嘱受试者深呼吸,用另一把无菌镊夹取尿管轻轻插入尿道 4~6cm,见尿液流出后再插入 2~3cm,观察受试者反应,了解受试者感受。

1.14 左手固定导尿管,根据气囊容积注入适量生理盐水(10~20ml),向外轻拉导尿管使之固定于尿道内口。

1.15 关闭引流袋上的夹子,将引流袋穿过洞巾后从受试者腿上高举平台法妥善固定于床边,打开引流袋夹子。

1.16 清洁外阴,撤除洞巾及其他用物,脱去手套。

1.17 妥善安置受试者,协助穿裤子,整理床单位。

1.18 观察受试者病情变化及引流尿液的色、质、量,做好相关健康指导。

1.19 开窗通风,撤屏风。便盆放在受试者床架上。

1.20 根据消毒隔离规范进行终末处理,

1.21 洗手、记录。

2. 拔管

2.1 用物准备:治疗车上层备治疗盘,内盛清洁手套一副,清洁注射器,弯盘,干纱布数块。治疗车下层备黄色垃圾桶。

2.2 备齐用物至床边,再次核对,做好解释。关闭门窗,必要时屏风遮挡。

2.3 放空引流袋中尿液,关闭引流袋夹子。

2.4 协助受试者取仰卧位,暴露尿道口,弯盘置于两腿之间。

2.5 戴手套,抽净尿管气囊中的生理盐水,嘱受试者放松,轻轻拔出尿管,用手套包裹后放于弯盘内。

2.6 将导尿管从受试者腿上穿过,与引流袋仪器放入医疗垃圾桶内。

2.7 清洁外阴,必要时协助受试者清洗。

2.8 协助穿裤,整理床单位,安置舒适卧位。

2.9 打开门窗通风,进行相关健康指导。

2.10 整理用物,按消毒隔离规范进行终末处理。

2.11 洗手、记录。

模板 4.46

××××× 机构Ⅰ期与生物等效性文件		文件编号	SOP/XX.ZZ/YY.W
起草者(注:初订文件)或 修订者(注:修订文件)		版本号	
审核者		版本日期	
批准者		批准日期	

受试者搬运的 SOP

一、目的

护送不能行走的受试者。

二、注意事项

1. 经常检查轮椅,保持各部件完好,随时取用。
2. 推轮椅下坡时速度要慢,妥善安置受试者体位,保证安全。
3. 受试者如有下肢水肿、溃疡或关节疼痛,可在轮椅脚踏板上垫一软枕。
4. 注意观察受试者面色和脉搏,有无疲劳、头晕等不适。

三、准备

1. 护士　衣帽整洁,态度和蔼。
2. 物品　轮椅,根据季节备保暖用品,必要时备软枕。

四、流程

1. 协助受试者下床
1.1 轮椅背与床尾平齐,面向床头。
1.2 固定刹车。
1.3 翻起脚踏板。
1.4 需用毛毯时,将毛毯平铺在轮椅上,使毛毯上端高过受试者肩部约 15m。
1.5 扶受试者坐起,穿衣,穿鞋。
2. 安置受试者坐轮椅
2.1 协助受试者坐入轮椅中,扶住椅子的扶手,尽量往后坐并靠椅背。
2.2 翻下脚踏板,脱鞋后让受试者双脚置于其上(必要时垫软枕)。
3. 包裹保暖。
4. 鞋子装入椅背袋内。
5. 整理床单位成暂空床。
6. 推受试者去目的地。
7. 协助受试者下轮椅
7.1 将轮椅推至床尾,制动,翻起脚踏板。
7.2 协助受试者上床,安置好受试者。
8. 终末处理。

（俞景梅）

第六节 Ⅰ期临床试验抢救与诊疗技术的SOP

一、概述

(一)定义

Ⅰ期临床试验抢救的SOP旨在保障受试者在临床试验过程中的安全与健康,制订过敏性休克、急性药物中毒等危急重事件的应急处理预案,保证危急重情况能够得到及时、规范、高效的医疗救治。

(二)制定原则

1. 参考最新的相关医疗抢救指南 如《2017AHA成人心肺复苏和心血管急救指南》《成人急性呼吸衰竭的通气管理》《2018中国心力衰竭诊断与治疗指南》等相关文件,并参照国际通行规范,制定常用的抢救与诊疗技术的标准操作规程。

2. 具有可操作性 结合Ⅰ期临床试验的实际操作情况制定,凸显Ⅰ期临床试验规范性、特殊性、合理性和可操作性,确保受试者在临床试验过程中出现危急重情况能够得到及时处理。

(三)制定要求

抢救的SOP专业性较强,制定SOP需要专业人员参与,并且应与现行的最新行业标准、技术指南等一致,如果行业内指南有新进展,则SOP应及时更新。另外,Ⅰ期病房的抢救设备和抢救能力相对有限,更重要的是注重制定并培训在Ⅰ期临床试验中需要即时处理的SOP,如过敏性休克、低血糖休克等急救操作,如果需要更复杂、更专业的抢救,应抓紧在第一时间通过急救通道在医院专业科室进行。

二、SOP推荐模板

模板4.47

×××××机构Ⅰ期与生物等效性文件		文件编号	SOP/XX.ZZ/YY.W
起草者(注:初订文件)或 修订者(注:修订文件)		版本号	
审核者		版本日期	
批准者		批准日期	

药物中毒抢救的 SOP

一、诊断要点

1. 询问服药病史。

2. 了解服药的起始时间、途径、剂量及持续时间、地点、意图。

3. 体格检查,注意生命体征、心肺和神经系统的状况,判断中毒的严重程度。

4. 常规理化检查,尿、血液、胃内容物和药品检查,心电图、血气分析检查等。

5. 药物实验室分析。

二、处理要点

1. 救治生命

1.1 保持呼吸道通畅:吸痰、必要时气管插管、气管切开。

1.2 给氧 / 通气。

1.3 施行心脏复苏术、抗休克、抗心律失常。

1.4 保护脑组织,冰枕、激素、利尿。

1.5 解痉、降温、抗感染、纠正代谢失衡,保护肝、肾功能。

1.6 加强护理,防止并发症。

2. 防止药物的进一步吸收

2.1 清洗胃肠道的药物

2.1.1 给予吐根糖浆诱发呕吐(昏迷、惊厥、休克、心脏病及有上消化道出血或食管胃底静脉曲张者禁用)。

2.1.2 选用适当洗胃液洗胃,反复洗胃不少于 10 000ml。

2.1.3 给予活性炭。

2.1.4 灌洗整个肠道。

2.1.5 选用适当导泻药导泻。

2.1.6 补液、利尿。

2.1.7 内镜或外科手术清除药物。

2.2 其他部位的清洗:皮肤、眼、头部。

3. 加强药物的清除　大剂量活性炭;加强利尿;运用拮抗剂;腹膜透析、血液透析、血液灌流、血浆置换;高压氧。

4. 给予解毒剂　抗体中和;化学结合物中和;代谢性拮抗;生理性拮抗。

5. 加强护理　吸痰、口腔清洁,防止压疮,鼻饲饮食等。

6. 对中毒后并发症进行及时预防和对症治疗。

7. 防止再接触药物　对成人进行有关知识的教育;使儿童与药物隔离;严格药物管理规章制度;心理治疗。

三、参考文献

略。

模板 4.48

×××××机构Ⅰ期与生物等效性文件		文件编号	SOP/XX.ZZ/YY.W
起草者(注:初订文件)或 修订者(注:修订文件)		版本号	
审核者		版本日期	
批准者		批准日期	

药物性肝损害抢救的 SOP

药物性肝损害(drug-induced liver injury, DILI) 是指在正常治疗或临床试验剂量范围内的药物使用过程中,因药物本身或其代谢产物引起的程度不同的直接或间接的肝损害。可以发生在以往没有肝病史的受试者或原来就有严重肝病的受试者,在使用某种药物后发生程度不同的肝损害,均称为药物性肝病。

一、诊断要点

目前国内外有多种半定量的 DILI 诊断标准,其中由国际医学科学组织委员会制定的因果关系评估法主要参数是:用药、停药与发病的关系,风险因素(年龄、酒精、怀孕),其他肝损伤因素的排除,合并用药,对当前潜在肝毒性药物的认识水平和激发试验的结果。

DILI 有急慢性之分,急性 DILI 是最常见的发病形式,占 90% 以上。药物导致的急性 DILI 分为肝细胞损伤型、胆汁淤积型和混合型。

1. 用药史 发病前 3 个月内服用过的药物,包括剂量、用药途径、持续时间及同时服用的其他药物。详细询问非处方药、中草药及保健品应用情况。询问受试者职业和工作环境。

2. 肝细胞损伤型 ALT ≥ 3× 正常值上限(upper limit of normal, ULN)且 R ≥ 5[R 值为 ALT 实测值相对于正常值上限的倍数与 ALP(AKP)实测值相对于正常值上限倍数的比值]。

3. 胆汁淤积型 ALP ≥ 2×ULN 且 R ≤ 2。

4. 混合型 ALT ≥ 3×ULN,ALP ≥ 2×ULN 且 2 < R < 5。

5. 排除原发性肝脏疾病,如病毒性肝炎、肝硬化等。

6. 排除肝脏生化学检查异常,国际医学科学组织委员会将肝脏生化学检查异常区分为两种情况,一种是"肝损伤",一种是"肝脏生化学检查异常",认为"肝脏生化学检查异常"不属于"肝损伤"。"肝损伤"是指在缺乏组织学检查的情况下,ALT 或结合胆红素(conjugated bilirubin)≥ 2×ULN,或 AST、ALP 和 TBIL 三者均升高,且其中之一 ≥ 2×ULN。"肝脏生化学检查异常"是指 AST 或 ALP 或 TBIL 中某一项单项指标升高 ≥ 2×ULN,或 ALT、AST、ALP 和 TBIL 的升高介于(1~2)×ULN。据此,受试者在接受药物后,如实验室检查显示为

"肝损伤"，则要考虑到 DILI 的可能性；如实验室检查显示为"肝脏生化学检查异常"，则似乎暂时还够不上 DILI 的诊断条件，对此需要跟踪观察和随访。

二、处理要点

1. 停用致药物性肝病或有可能引起药物性肝病的药物。

2. 休息，加强营养，给予高蛋白、高糖、低脂饮食，补充维生素 C、B、E。

3. 治疗药物选用

3.1 甘草酸二铵 150mg+5％ 葡萄糖 250ml，静脉滴注，1 次 /d。

3.2 谷胱甘肽 1.2g+ 生理盐水 100ml，静脉滴注，2 次 /d。

3.3 葡萄糖注射液 + 肌苷 + 维生素，静脉滴注 1 次 /d，或以肌苷葡萄糖注射液静脉滴注。

3.4 对于黄疸明显或有胆汁淤积者，可用 S- 腺苷 -L- 蛋氨酸（思美泰），1~2g/d × 2 周，静脉滴注，以后改为 1.6g/d，分 2 次口服，一般疗程 4~8 周。

4. 人工肝和肝移植　对于重症受试者，肝衰竭或重度胆汁淤积，可做人工肝，进展到肝硬化时，可考虑做肝移植。

三、参考文献

略。

模板 4.49

×××××机构Ⅰ期与生物等效性文件		文件编号	SOP/XX.ZZ/YY.W
起草者（注：初订文件）或 修订者（注：修订文件）		版本号	
审核者		版本日期	
批准者		批准日期	

药物过敏反应抢救的 SOP

一、诊断要点

1. 用药史。

2. 猝然发病。

3. 有头晕、面色苍白、血压下降、胸闷、呼吸困难等表现。

应根据以上特点立即做出诊断，并就地抢救。

二、处理要点（中度及以上过敏反应）

1. 立即停用引起过敏反应的药物。

2. 平卧位,保持呼吸道通畅,吸氧,必要时气管插管或气管切开。

3. 仅有皮疹或荨麻疹表现者,异丙嗪25mg肌内注射,并密切监测患者症状体征。

4. 休克者:

4.1 立即予大腿中外部肌内注射肾上腺素(0.01mg/kg),成人极量0.5mg,儿童极量0.3mg;5~15min症状未缓解,可重复注射。

4.2 扩充血容量。

4.3 血管活性药物。

4.4 肾上腺糖皮质激素。

5. 心跳呼吸骤停者立即心肺复苏。

6. 严密监测血压、脉搏、呼吸等生命体征,观察尿量等。

三、参考文献

李晓桐,郑航慈,门鹏,等.《严重过敏反应急救指南》计划书[J]. 药物流行病学杂志,2020,29(3):193-197.

模板 4.50

××××× 机构Ⅰ期与生物等效性文件		文件编号	SOP/XX.ZZ/YY.W
起草者(注:初订文件)或 修订者(注:修订文件)		版本号	
审核者		版本日期	
批准者		批准日期	

抗休克抢救的 SOP

休克是由不同病因引起的全身有效循环血量明显下降,引起组织器官灌注量急剧减少,导致组织细胞内缺氧以及器官功能障碍为主要病理生理特征的临床综合征。引起休克的病因很多,可归纳为心源性、感染性、过敏性、低血容量性、神经源性和内分泌性。按照血流动力学,分为低血容量性休克、心源性休克、梗阻性休克、分布性休克。

一、诊断要点

1. 有诱发休克的病因。

2. 成人收缩压 < 90mmHg 或较基础值下降 ≥ 40mmHg 或平均动脉压 < 70mmHg,伴有心动过速。原有高血压者,收缩压较原水平下降30%以上。

3. 呼吸加快。

4. 有意识异常。

5. 四肢湿冷,胸骨部位皮肤指压试验阳性(压后再充盈时间 > 2s),皮肤出现花纹花斑、黏膜苍白或发绀。

6. 尿量减少＜ 0.5ml/（kg.h）。

7. 血乳酸水平升高＞ 1.5mmol/L。

二、处理要点

1. 早期紧急判断　迅速而有重点地进行病史询问、体检,尽早明确诊断。

2. 呼吸支持　立即进行氧疗,增加氧输送。

3. 液体复苏　迅速开放静脉通道,必要时深静脉置管,通过液体复苏,增加心输出量,改善微血管血流量。

4. 药物使用

4.1 血管活性药:首选去甲肾上腺素。

4.2 正性肌力药:无论是否同时应用去甲肾上腺素,多巴酚丁胺都是能增加心输出量的正性肌力药,但需注意静脉使用剂量超过 20μg/（kg·min）强心作用有限。

4.3 血管舒张药:合理选择使用硝酸酯类及其他血管舒张药物可增加微循环灌注及改善细胞功能。

5. 密切监测　监测神志、体温、心率、呼吸、血压,记录每小时排尿量以及血乳酸值。

6. 病因治疗　尽快祛除导致休克的病因。

7. 其他　早期复苏目标达到后,应继续维持组织灌注、纠正体内内环境的紊乱及营养支持。

三、参考文献

1. 邱海波. ICU 主治医师手册 [M]. 4 版. 南京:江苏科学技术出版社,2014.

2. 刘大为. 实用重症医学 [M]. 2 版. 北京:人民卫生出版社,2018.

模板 4.51

××××× 机构Ⅰ期与生物等效性文件		文件编号	SOP/XX.ZZ/YY.W
起草者(注:初订文件)或 修订者(注:修订文件)		版本号	
审核者		版本日期	
批准者		批准日期	

心肺复苏术的 SOP

心肺复苏术(cardiopulmonary resuscitation, CPR),是针对心搏、呼吸骤停的以恢复自主心跳和呼吸为目的的一系列抢救措施。心搏骤停(cardiac arrest, CA)是一种临床突发事件,通常没有明显预兆,由于心脏突然停止泵出血液,引起脑血流明显减少,导致突发意识丧失。这种现象如果早期开始心肺复苏,则有可能逆转,但如果没有进行抢救或延误 CPR 则有可能导致死亡。

一、诊断要点

意识突然丧失和大动脉搏动消失,且伴有濒死喘息或完全呼吸停止。

二、处理要点

1. 判断受试者意识 轻拍受试者双肩,同时俯身分别对左、右耳高声呼叫"喂,你怎么啦?",判断有无意识,如无意识,口述"意识丧失",高声呼救,寻求他人帮助,记录时间。

2. 判断大动脉搏动 触摸颈动脉(右手示、中二指并拢,由喉结向内侧滑移 2~3cm 检查颈动脉搏动),判断时间 < 10s,口述"大动脉搏动消失"。

3. 摆放受试者体位 仰卧在坚实的平面或硬板上。

4. 解开衣领、腰带。

5. 立即予胸外心脏按压 方法如下。①操作者体位:双手按压,位于受试者右侧,根据个人身高及受试者位置高低选用踏脚凳或跪式体位,两膝跪于地面时要平行,稍分开与肩平齐。②按压部位:为成人两乳头连线与胸骨交叉中点或示指、中指沿肋缘向上触摸至剑突上两横指处。③按压姿势:手臂长轴与胸骨垂直,双手掌根重叠,手指扣手交叉,手指不触及胸壁,双臂肘关节绷直,以髋关节为支点运动,垂直向下用力。④按压深度:成人 5~6cm,儿童和婴儿至少为胸部前后径的 1/3。⑤按压频率:100~120 次 /min,保证每次按压后让胸廓充分回弹;尽可能减少胸外按压的中断。⑥按压与放松时间比例为 1∶1,放松时掌根部不能离开按压部位,亦不可倚靠在患者胸上。

6. 开放气道 ①双手轻转头部,将受试者头偏向一侧,检查口腔,纱布缠绕手指,去除异物或义齿(疑有颈椎骨折除外)。②开放气道:采用仰头抬颏法,即左手掌外缘置于受试者前额,向后下方施力,使其头部后仰,同时右手示指、中指指端放在受试者下颌骨下方,旁开中点 2cm,将颏部向前抬起,使头部充分后仰,下颌角与耳垂连线和身体水平面呈 90°(疑有颈椎骨折采用托颌法)。

7. 人工呼吸

7.1 口对口人工呼吸:吸一口气,操作者用口唇严密地包住受试者的口唇,平稳地吹气,注意不要漏气,在保持气道通畅的操作下,将气体吹入受试者的口腔到肺部,使胸廓抬起;吹气后,口唇离开,并松开捏紧鼻孔的手指,使气体呼出。并侧转头吸入新鲜空气,同时观察受试者胸廓起伏情况,再进行第二次吹气;吹气时间 > 1s,每次吹气量 500~600ml。注意气道开放的姿势,避免操作过程中出现开放气道不充分,徒手复苏注意压额和抬下颌的姿势。

7.2 简易呼吸球囊辅助通气:操作者位于受试者头后方,一手拿球囊,另一只手拿面罩,使用 CE 手法扣住面罩,包裹受试者口鼻(面罩尖端放于鼻部),挤压球囊,每次 1 秒,连续 2 次。通过观察受试者胸廓是否抬起、面罩内是否有白雾、鸭嘴阀是否开合自如,感觉面罩周围是否有漏气来判断通气效果,避免过度通气。

8. 评估　持续 2min 的高效率的 CPR，以心脏按压 : 人工呼吸 =30 : 2 的比例进行 5 个周期（心脏按压开始、送气结束）。判断心肺复苏是否有效（呼吸、颈动脉搏动、四肢循环及瞳孔情况），如无效，继续实施。

9. 急救药物治疗　盐酸肾上腺素 : 1.0mg/ 次静脉注射，必要时每隔 3~5min 重复一次；室颤时可用胺碘酮静脉或骨内给药（第 1 剂 300mg，第 2 剂 150mg）或者利多卡因静脉或骨内给药（第 1 剂 1~1.5mg/kg，第 2 剂 0.5~0.75mg/kg）；自主呼吸停止，保证通气的同时，可用尼可刹米、洛贝林等呼吸兴奋剂。吗啡过量受试者给予纳洛酮。

10. 电除颤和人工心脏起搏　在不中断胸外按压的前提下，尽快连接使用除颤仪。每次电击后从按压开始心肺复苏。了解心肺复苏与电除颤两者的关系。如操作者为现场第一目击者（即目击受试者倒下并已采取措施者）且手边有可使用的除颤仪，评估为可电击心律后应立即予电除颤，首次电能双相波 200J，单相波 360J，室颤波细小者先予肾上腺素 0.5~1.0mg 静脉注射后再电击；心室停搏、无脉性电活动则采取心肺复苏，2min 后再行评估。如操作者不是第一目击者，应先予以 2minCPR，再分析心律，若为可电击心律（如室颤、无脉性室速）立即予以除颤，若为不可电击心律则继续 CPR，2min 后再次判断心律。如此循环。

11. 判断复苏效果　恢复自主心跳和呼吸；瞳孔对光反射恢复；血压 90/60mmHg 以上；口唇、面色、指甲转红润；有一定尿量。

12. 心脏复跳后转入专科病房或加强监护病房。治疗原则 : 治疗原发病、维持酸碱平衡、维持有效循环、维持呼吸功能（必要时机械辅助通气）、防止复苏后低血压、防止再度发生心脏骤停、防治脑水肿和脑损伤、防治急性肾衰竭、防治继发感染。

三、参考文献

2020 美国心脏协会心肺复苏（CPR）和心血管急救（ECC）指南

模板 4.52

×××××机构Ⅰ期与生物等效性文件		文件编号	SOP/XX.ZZ/YY.W
起草者（注 : 初订文件）或修订者（注 : 修订文件）		版本号	
审核者		版本日期	
批准者		批准日期	

呼吸衰竭抢救的 SOP

呼吸衰竭是指由于各种原因所致的肺通气或换气功能严重障碍，机体不能进行有效的气体交换，导致缺氧，伴或不伴二氧化碳潴留而引起一系列生理功能紊乱的临床综合征。

一、诊断要点

1. 病因　主要有神经中枢及其传导系统的病变、胸廓和肺组织病变、呼吸道病变、动静脉分流等。

2. 临床表现　早期为突发呼吸困难或原有呼吸困难加重，伴烦躁、无意识运动等神经精神症状；晚期因 CO_2 潴留，呼吸困难反而减轻，心率增快，血压升高，神经精神症状加重，出现呼吸性酸中毒和血清电解质紊乱；出现发绀，说明血氧分压已低于 6.4kPa（48mmHg）。

3. 动脉血气分析　$PaO_2 < 8.0kPa$（60mmHg），或伴有 $PaCO_2 > 6.6kPa$（50mmHg）。

二、处理要点

1. 保持呼吸道通畅，增加通气量。

1.1 排除口鼻咽喉部异物或舌根后坠等产生机械性阻塞的因素。

1.2 慢性阻塞性肺疾病受试者及哮喘受试者可应用 β_2 受体兴奋剂及黄嘌呤类药物解痉平喘，必嗽平、α-糜蛋白酶等止咳化痰药物。

1.3 呼吸道分泌物多的受试者，帮助拍背翻身，鼓励自主咳痰，无力咳痰者可予吸引器吸引。

1.4 呼吸兴奋剂：呼吸微弱或合并神志障碍者可应用。首剂尼可刹米 2 支（0.75g）静脉推注，继以 10 支（3.75g）或洛贝林 5 支（15mg）加入 5% 葡萄糖溶液 500ml 中静脉滴注。

1.5 利尿药和强心药的应用：利尿药小量、联合、间歇使用，注意补钾；合并心功能不全者可酌情使用强心药：①剂量要小，是常用剂量的 1/3~1/2；②使用洋地黄类药物，毛花苷 C 或地高辛等；③不能以心率减慢作为洋地黄药物有效的指标，因为呼吸衰竭受试者缺氧时心率较快，常在 110 次/min 左右。

1.6 气管插管、气管切开和机械辅助通气：对病情危重、无力咳嗽排出黏痰，有严重缺氧和呼吸性酸中毒、意识障碍者，应气管插管或气管切开，同时机械辅助通气。

2. 氧疗

2.1 缺氧伴有二氧化碳潴留时，吸氧浓度 < 30%。

2.2 缺氧不伴或仅有轻度二氧化碳潴留时可提高吸氧浓度（> 30%，但一般 < 50%）。

2.3 方法：鼻导管给氧，氧流量与吸氧浓度大致呈如下关系：吸氧浓度（%）=21+4× 氧流量（L/min）；鼻塞给氧，可避免导管插入鼻腔所产生的不适刺激；可调氧浓度面罩给氧。

3. 监测生命指征，定时进行动脉血气分析。

4. 控制感染。

5. 纠正酸碱失衡和水、电解质紊乱。

6. 支持疗法　加强营养补充和支持，必要时给予鼻饲。

7. 防治脑水肿、消化道出血、心功能不全、肾功能不全、DIC 等合并症。

三、参考文献

略。

模板 4.53

×××××机构Ⅰ期与生物等效性文件		文件编号	SOP/XX.ZZ/YY.W
起草者(注:初订文件)或 修订者(注:修订文件)		版本号	
审核者		版本日期	
批准者		批准日期	

上消化道大出血抢救的 SOP

上消化道出血是指屈氏韧带以上的消化道,包括食管、胃十二指肠、胰腺、胆道或胃空肠吻合术后的上段空肠等病变的出血。24h 内出血量超过 1 000ml,并伴有休克者为大出血。

一、诊断要点

1. 常见病因　消化性溃疡、急性胃黏膜损害、药物因素(水杨酸、激素、保泰松)等。

2. 临床症状　呕血和黑便,头晕、乏力、心悸、面色苍白、发热等。

3. 体征　心率快、血压低、脉搏细数,甚至周围循环衰竭征象。

4. 实验室检查　重点是大便潜血、血常规等,必要时可做急诊内镜检查。

二、处理要点

1. 一般处理。

1.1 应立即侧卧,床头放低,床尾抬高,保持呼吸道通畅,避免血液吸入气管,禁食。

1.2 吸氧。

1.3 监测生命指征,严密观察神志、出血量、尿量等。

2. 病因治疗。

3. 补充血容量　迅速开放静脉通道,根据出血量多少,输注全血、血浆、5% 糖盐水及生理盐水,同时注意维持电解质、酸碱平衡。

4. 药物止血

4.1 控制胃酸:H_2 受体拮抗剂,法莫替丁 40mg,1~2 次 /d,静脉注射;或奥美拉唑 40mg,1 次 /d,静脉注射。

4.2 口服或鼻饲止血药:将去甲肾上腺素 8mg 与 100ml 冰盐水混合,首剂 30~50ml,以后 20~30ml,3~4 次 /d;凝血酶粉,2 000~4 000U,每 4~6h 1 次。

4.3 巴曲酶注射液:1~2U,静脉注射、肌内注射或皮下注射。

生长抑素静脉注射:首剂量 250μg 快速静脉滴注(或缓慢推注),继以 250μg/h 静脉泵入,疗程 5d。

血管升压素及其类似物的使用:静脉使用血管升压素可显著控制静脉曲张的出血,但不能降低病死率,且不良反应较多,可联合硝酸酯类减轻其副作用。

4.4　如系门脉高压之食管胃底静脉曲张破裂出血,可用垂体后叶素 20U 加入 200ml 葡萄糖溶液中,快速滴注;或生长激素释放抑制激素 250μg 静脉注射后,继以 3mg 加入 500ml 葡萄糖溶液中持续静脉滴注,每 12h 1 次;或奥曲肽 100μg 皮下注射,每 8h 1 次。

5. 三腔双囊管压迫止血　适用于食管胃底静脉曲张破裂出血。

6. 有条件者可采用纤维内镜下止血或介入下栓塞止血。

7. 外科手术止血　手术指征如下:6~8h 内输血 600ml 以上血压仍不稳定者;反复呕血或年龄在 50 岁以上伴有动脉硬化者;用上述止血方法治疗 24~48h 仍继续大出血者。

8. 在大出血受试者解除危及生命的情况后,对受试者进行全面查体和实验室与影像学检查,对预后和再出血风险进行评估。

三、参考文献

略。

模板 4.54

××××× 机构Ⅰ期与生物等效性文件		文件编号	SOP/XX.ZZ/YY.W
起草者(注:初订文件)或 修订者(注:修订文件)		版本号	
审核者		版本日期	
批准者		批准日期	

粒细胞减少症抢救的 SOP

当周围血白细胞数低于 4.0×10^9/L 时,统称为白细胞减少症;而周围血中粒细胞绝对值成人低于 1.8×10^9/L,儿童低于 1.5×10^9/L,婴幼儿低于 1.0×10^9/L 时,称粒细胞减少症。

一、诊断要点

1. 肯定的病因　引起急性粒细胞减少症的原因主要为感染及药物。

1.1 感染:伤寒、粟粒性结核、病毒感染(流感、麻疹)、传染性单核细胞增多症。

1.2 药物:抗肿瘤药、解热镇痛药、抗甲状腺药物、磺胺类及某些抗生素。

2. 起病急骤、畏寒、高热、头痛及全身乏力等临床症状。

3. 至少有 2 次以上外周血白细胞及粒细胞检查和至少 1 次的骨髓涂片检查。

3.1 血象:白细胞总数 $< 2.0 \times 10^9$/L;粒细胞极度缺乏,绝对计数 $< 1.0 \times 10^9$/L。

3.2 骨髓象中性粒细胞增生低下,可出现成熟障碍、中毒改变;而红细胞和巨核细胞均正常。

二、处理要点

1. 就地抢救,切勿往返外地。

2. 严格隔离,谢绝探视,室内消毒,有条件最好进入层流室。

3. 祛除病因 如为药物引起者应立即停药;与感染有关者,须积极控制感染;继发于其他疾病者,须积极治疗原发病。

4. 切实加强皮肤、口腔及会阴部护理。

5. 成分输血 若粒细胞持续在极低水平且伴严重感染时,应输注浓缩的粒细胞悬液。因库存血中的中性粒细胞寿命很短,故输全血意义不大。

6. 如疑有感染应早期使用足量抗生素,要求高效、不引起白细胞减少、不致敏,同时作咽拭子、各种排泄物及血培养,待细菌检查结果明确后再调整用药品种。

7. 肾上腺皮质激素 氢化可的松 200~300mg,或地塞米松 5mg,静脉滴注,1 次 /d。

8. 促进粒细胞生长的药物 肯定有效的药物有:重组人粒细胞集落刺激因子(G-CSF),150μg,1 次 /d×(3~7)d;重组人粒细胞 - 巨噬细胞集落刺激因子(rhGM-CSF),150μg,1 次 /d×(3~7)d,也可用于治疗和预防化疗引起的粒细胞减少症。

三、参考文献

略。

模板 4.55

×××××机构 I 期与生物等效性文件		文件编号	SOP/XX.ZZ/YY.W
起草者(注:初订文件)或 修订者(注:修订文件)		版本号	
审核者		版本日期	
批准者		批准日期	

高血压急症抢救的 SOP

高血压急症是指原发性或继发性高血压在疾病发展过程中或在某些诱因作用下,血压突然升高,病情急剧恶化,发生高血压危象或高血压脑病,以及由于高血压引起心、脑、肾等重要脏器的严重并发症,必须及时处理,否则可能危及生命的一种紧急状态。

一、诊断要点

1. 舒张压高于 18.7~20.0kPa(140~150mmHg)和 / 或收缩压高于 29.3kPa(220mmHg)。

2. 高血压伴有高血压并发高血压脑病、高血压危象、急性肺水肿、主动脉夹层、心肌梗死或脑血管意外等。

二、处理要点

1. 处理原则 立即降压(但不一定降至正常);预防或减少靶器官损害。

2. 一般治疗　保持周围环境安静,消除受试者紧张情绪,避免躁动,必要时使用地西泮10mg 静脉注射,氧气吸入。

3. 监测血压以及心率、呼吸、神志等其他情况。

4. 迅速控制血压

4.1 急进性高血压:若受试者一般情况良好,无靶器官的严重并发症,可采用口服降压药较缓和地降压。

4.2 需要立即治疗的高血压急症:降压目标为数分钟至 1h 降低血压 25%;2~6h 降至160/100mmHg,给予口服降压药维持替代;以后的 24~48h,降至正常。开始应使用静脉注射短效降压药,常用药物的使用方法如下:

4.2.1 硝普钠:静脉注射,开始剂量 15~20μg/min,根据血压每 5~10min 增加 10μg/min,最大剂量 10μg/(kg·min),常用有效剂量 40~75μg/min,尤其适用于大多数高血压急症受试者。

4.2.2 硝酸甘油:静脉滴注,开始剂量 10μg/min,根据血压每 5~10min 增加 10μg/min,最大剂量 100μg/min,尤其适用于伴有急性冠脉综合征受试者。

4.2.3 艾司洛尔:静脉滴注,开始剂量 250~500μg/(kg·min),滴注 1min,随后 100μg/(kg·min)滴注 4min;如效果仍然不佳,第 3 次 250~500μg/(kg·min)滴注 1min,随后 150μg/(kg·min)滴注 4min,调整维持量静脉滴注,尤其适用于伴有主动脉夹层的动脉瘤受试者。

4.2.4 乌拉地尔:开始 10~50mg 静脉注射(常用 25mg),随后 0.4mg/min 静脉滴注,如疗效不理想,5~10min 后重复 25mg 静脉注射,根据血压逐渐加量,最大剂量为 2mg/min。

4.2.5 尼莫地平:静脉滴注,开始剂量 5mg/h,根据血压逐渐加量,最大剂量 15mg/h,急性心衰受试者禁用。

4.2.6 酚妥拉明:开始 1~5mg 稀释后静脉注射,随后 0.1mg/min 静脉滴注,根据血压逐渐加量,最大剂量 2mg/min,尤其适用于儿茶酚胺过量受试者。

4.2.7 呋塞米:静脉注射 20~40mg,第一个 6h 内小于 100mg,第一个 24h 内小于 240mg。

4.3 高血压急症治疗的特殊问题

4.3.1 高血压合并脑血管意外:不宜急剧降压,并发蛛网膜下腔出血者,推荐使用短效、能持续静脉滴注的药物,收缩压降至 140~160mmHg 即可;脑出血者收缩压＞200mmHg时才应降压,一般降至 150mmHg 为宜;缺血性脑血管意外除血压非常高(如舒张压≥120mmHg),一般不宜降压治疗。

4.3.2 高血压并左心衰竭:治疗原则以降低心脏前、后负荷为主,强心、镇静为辅,降压首选呋塞米和硝普钠或硝酸甘油。

4.3.3 主动脉夹层:收缩压应控制在 100~120mmHg。

5. 控制抽搐　可用地西泮 10~20mg 静脉注射或 1% 水合氯醛 10~15ml 保留灌肠等。

6. 降低颅内压　可使用呋塞米 20~40mg 静脉推注,或 20% 甘露醇 125~250ml 快速静脉滴注。

7. 对症处理,防治并发症。

三、参考文献

略。

模板 4.56

×××××× 机构Ⅰ期与生物等效性文件	文件编号	SOP/XX.ZZ/YY.W
起草者（注：初订文件）或 修订者（注：修订文件）	版本号	
审核者	版本日期	
批准者	批准日期	

缓慢型心律失常抢救的 SOP

缓慢型心律失常包括具有症状和血流动力学异常或有预后意义的显著的窦性心动过缓、窦性停搏、窦房传导阻滞、Ⅱ度及Ⅲ度房室传导阻滞、双束支或三束支阻滞。

一、诊断要点

1. 心电图或 24h 动态心电图检查显示心率慢。

2. 阿托品试验　若窦性心律不能增快到 90 次 /min 和 / 或出现窦房传导阻滞，交界区心率，室上性心动过速，则为阳性。

3. 心内电生理检查　缓慢型心律失常的心内电生理检查内容包括评定窦房结功能，评定房室结功能以及评定希氏束 - 浦肯野纤维系统功能。

4. 植入性循环心电检测仪　能获得持续高质量的心电图记录，但费用高昂。

二、处理要点

1. 积极祛除病因和诱因　包括电解质紊乱、药物中毒、急性心肌梗死、急性冠脉综合征、心脏术后损伤等。

2. 药物治疗　可酌情选用以下药物：

2.1 阿托品：0.5~1.0mg 静脉注射。

2.2 异丙肾上腺素：0.5~1.0mg 静脉滴注或静脉泵入治疗，用于阿托品无效的Ⅱ度和Ⅲ度房室传导阻滞，禁用于心肌梗死引起的缓慢型心律失常。

2.3 肾上腺皮质激素：可用于急性病变者。

3. 人工胸外按压　对于严重心动过缓引起晕厥和血流动力学严重异常，应立即胸外按压，有关操作方法见心肺复苏操作规程。

4. 起搏器　是治疗缓慢型心律失常积极、有效的方法，常见的有心腔内起搏、经皮肤起搏、食管电极起搏，用于药物无效或不能应用药物治疗纠正的严重缓慢型心律失常。

三、参考文献

陈柯萍. 心血管急症救治——缓慢型心律失常的诊断和处理[J]. 中国循环杂志, 2014, 29（4）: 244-246.

模板 4.57

×××××机构Ⅰ期与生物等效性文件		文件编号	SOP/XX.ZZ/YY.W
起草者（注: 初订文件）或 修订者（注: 修订文件）		版本号	
审核者		版本日期	
批准者		批准日期	

急性左心衰竭抢救的 SOP

急性左心衰竭是由于急性心脏病变引起的心输出量显著、急骤降低导致组织器官灌注不足和急性淤血综合征。常见的病因有急性心肌梗死、瓣膜急性反流、高血压急症、输液过多过快、不合理用药等。

一、诊断要点

1. 临床表现　可见受试者突发严重气促、端坐呼吸, 呼吸频率可达 30~40 次/min, 咯吐大量无色或粉红色泡沫痰等肺循环淤血样表现, 严重时引发肺水肿, 伴极度焦虑不安, 面色苍白, 口唇青紫, 大汗淋漓, 四肢厥冷。

2. 体征　心率增快, 脉搏微弱, 心尖区有舒张期奔马律及肺动脉区第二心音亢进, 两肺满布湿性啰音及哮鸣音; 血压初起时可升高, 但以后多正常或低于正常; X 线片可见典型蝴蝶形大片阴影由肺门向周围扩展。

3. 理化检查　心脏超声显示左心功能不全（EF 值降低）, 脑钠肽水平升高。

二、处理要点

1. 受试者取坐位或半卧位, 双腿下垂, 必要时可用止血带轮流结扎四肢。

2. 吸氧　立即予鼻导管或面罩高流量给氧, 必要时上呼吸机, 行呼气末正压通气（PEEP）, 吸氧时可用抗泡沫剂（20%~30% 乙醇）。

3. 镇静　立即予吗啡 5~10mg 皮下或肌内注射, 必要时予 2.5~5mg 缓慢静脉推注, 5~10min 后可重复。

4. 快速利尿　常用呋塞米 40~80mg 静脉推注。

5. 血管扩张药

5.1 立即舌下含服硝酸甘油 0.5mg。

5.2　硝酸甘油静脉滴注：开始剂量 10μg/min，根据血压调整，每 10min 增加 10μg/min，维持血压收缩压在 110mmHg 左右，常用有效剂量为 30~90μg/min，最大剂量 200μg/min。

5.3　硝普钠静脉滴注：肺水肿合并严重高血压时的理想选择，开始剂量 10μg/min，根据血压调整，每 5~10min 增加 10μg/min，维持血压收缩压在 110mmHg 左右，常用有效剂量 40~75μg/min，最大剂量 10μg/（kg·min）。

6. 正性肌力药物

6.1　洋地黄：尤适合于合并快速房颤者，急性心肌梗死 24h 内慎用。常用毛花苷 C 0.4~0.8mg 静脉推注（未用洋地黄者）或 0.2mg 静脉推注（服用洋地黄者）。

6.2　多巴酚丁胺：常用剂量 1~20μg/（kg·min），多用于急性心肌梗死者。

6.3　多巴胺：常用剂量 2~20μg/（kg·min），多用于急性心肌梗死、低血压者。

7. 氨茶碱　0.25g+50% 葡萄糖 20~40ml 缓慢静脉推注。

8. 肾上腺皮质激素　地塞米松 10~20mg 静脉注射，或氢化可的松 100~200mg+10% 葡萄糖 100~200ml 静脉滴注。

9. 静脉放血　对因大量快速输血或输液所致的肺水肿，或在无快速利尿、扩血管治疗的情况下，可静脉穿刺放血 250~500ml。

10. 合并严重低氧血症时可行机械通气治疗。

11. 主动脉内球囊反搏术　适用于心源性休克、PTCA+stent 术后、冠状动脉旁路移植术后。

12. 病因治疗　如有发作快速型心律失常，应迅速控制。

三、参考文献

略。

模板 4.58

×××××× 机构Ⅰ期与生物等效性文件		文件编号	SOP/XX.ZZ/YY.W
起草者（注：初订文件）或 修订者（注：修订文件）		版本号	
审核者		版本日期	
批准者		批准日期	

急性肾衰竭抢救的 SOP

急性肾衰竭是指由多种病因引起的短期内肾功能急剧下降，而导致机体氮质代谢产物积聚和水、电解质、酸碱平衡紊乱。最常见的是急性肾小管坏死，其病因主要为肾缺血和肾中毒。

一、诊断要点

1. 有引起急性肾衰竭的肾缺血和 / 或肾中毒病史,如感染、休克、手术、创伤、中毒、过敏等。

2. 临床出现少尿,24h 尿量在 400ml 以下;或无尿,可有尿毒症症状,如消化道、出血倾向、神经系统症状等。

3. 短期内代谢产物的进行性积聚,血中尿素氮、肌酐明显升高,或血肌酐每日增高 88.4~176.8μmol/L,血尿素氮每日增高 3.6~10.7mmol/L。水电解质酸碱紊乱,可有低钠、低氯、高血钾、代谢性酸中毒、血 CO_2CP 下降、pH、HCO_3^- 下降。B 超示双肾体积增大,结构基本正常。

二、处理要点

1. 病因治疗。

2. 纠正水、电解质代谢紊乱。

2.1 维持液体平衡,准确记录出入量,每日液体摄入量可按前一日 24h 尿量加 500ml 来计算。

2.2 高钾血症:若血钾 > 6.0mmol/L,心电图有 T 波高尖,应立即处理:① 10% 葡萄糖酸钙 10ml 稀释后静脉推注,30~60min 可重复;② 5% 碳酸氢钠 100~200ml 静脉滴注;③ 10% 葡萄糖 250ml 加普通胰岛素(4~6g 葡萄糖∶1U 胰岛素)静脉滴注;④若血钾 > 6.5mmol/L,心电图符合高钾血症,药物治疗无效,应急诊透析。

2.3 代谢性酸中毒:若有呼吸深大,$HCO_3^- < 15mmol/L$,可静脉补碱,5% 碳酸氢钠 100~200ml 静脉滴注,严重酸中毒须透析治疗。

3. 营养支持　提供足够的热量,减少分解代谢,每日提供 1 500~2 000kJ,以糖、脂肪乳、氨基酸为主的静脉内高能营养,尽可能地减少钠、钾、氮的摄入量。

4. 血液净化疗法　如出现下列情况之一,可采用透析治疗:急性肺水肿;严重高血钾、酸中毒药物治疗无效;高分解代谢型急性肾衰竭;尿毒症症状明显,无尿 2d 以上;多脏器功能衰竭。常选血液透析,多用碳酸氢盐透析液,一般每周 3 次,每次 4~5h。对于高分解代谢型可予每日透析或持续性血液透析滤过,超滤量根据水平衡决定。多脏器功能衰竭适宜用持续性血液透析滤过。

5. 对症治疗　积极防治感染、消化道出血、心力衰竭等。感染根据细菌培养和药物敏感性试验结果选用对肾脏无毒或者毒性低的药物,心力衰竭药物治疗主要以扩血管为主,利尿药和洋地黄疗效较差。

三、参考文献

略。

模板 4.59

×××××机构 I 期与生物等效性文件		文件编号	SOP/XX.ZZ/YY.W
起草者(注:初订文件)或 修订者(注:修订文件)		版本号	
审核者		版本日期	
批准者		批准日期	

弥散性血管内凝血抢救的 SOP

一、诊断要点

1. 存在易引起弥散性血管内凝血(disseminated intravascular coagulation, DIC)的基础疾病。

2. 临床常表现为自发性,多部位出血;不易用原发病解释的微循环衰竭或者休克;多发性微血管栓塞的症状、体征。

3. 实验室检查指标

3.1 PLT $< 100 \times 10^9$/L 或进行性下降。

3.2 血浆纤维蛋白原含量 < 1.5g/L,或进行性下降,或 > 4g/L。

3.3 血浆 FDP > 20mg/L,或 D-二聚体水平升高,或 3P 试验阳性。

3.4 PT 缩短或延长 3s 以上,或 APTT 缩短或延长 10s 以上。

二、处理要点

1. 尽快终止 DIC 的诱因　如积极控制感染,终止病理产科情况,彻底清除子宫内容物,治疗恶性肿瘤等。

2. 肝素治疗

2.1 适应证:确诊 DIC 且无禁忌证者,DIC 早期(高凝期);血小板及凝血因子呈进行性下降,微血管栓塞表现明显者;顽固性休克不能纠正者。

2.2 禁忌证;①有严重出血性疾病病史;②手术、创伤 24h 内,或有活动性出血者;③严重的肝脏疾病;④近期有消化道出血或咯血者;⑤DIC 晚期以纤溶亢进为主要表现者。

2.3 肝素的用法:目前多主张小剂量持续给药,即每 24h 应用 50~100mg(6 000~12 000U)或 80~120mg(10 000~15 000U),加入 5%~10% 葡萄糖注射液或新鲜冷冻血浆中持续静脉滴注;也可分 3~4 次皮下注射或气管内滴入。亦可用中等剂量肝素(100~150mg/24h),但不主张用大剂量(每次 1.0~1.5mg/kg)。应用小剂量肝素时无须实验室监测出凝血指标。但用中大剂量时应监测 APTT 或 TT,使其延长至正常值的 1.5~2 倍,凝血时间(C)(试管法)应 < 30min。使用肝素取得满意疗效后可逐渐减量至停药。突然停药可引起 DIC 的反跳或复发。

3. 补充凝血因子

3.1 新鲜冷冻血浆:含全部凝血因子,据病情可每天输注 200~600ml。

3.2 冷沉淀：含丰富的纤维蛋白原及Ⅷ因子，据病情可每天输注 10~20U。

3.3 凝血酶原复合物（PPSB）：每天可用 400~800U。

3.4 纤维蛋白原制剂：据实验室结果每天可补充 3~6g。

3.5 血小板悬液：一个治疗量约含血小板 1×10^{10} 个。当出血倾向严重，血小板计数 $< 20 \times 10^9/L$ 时可给 1~2 个治疗量的血小板悬液。以上血制品均可与肝素同时应用。

4. 抗纤溶药用于 DIC 继发性纤溶亢进期。实验室表现为：优球蛋白溶解时间缩短（$< 70min$）；纤溶酶原明显减低或 FDP $> 20mg/ml$。常用药物有：

4.1 对氨基苄胺（止血芳酸）：200~500rag/次，1~2/d，静脉注射。

4.2 抑肽酶：有抗纤溶及抗因子Ⅹa 的作用，用于 DIC 的中、晚期，8 万~10 万 U/d，分 3~4 次静脉滴注。应注意在 DIC 的高凝期、消耗性低凝期以及休克、少尿、血尿时慎用或禁用抗纤溶药。

5. 抗血小板药

5.1 低分子右旋糖酐：500~1 000ml/d，分 2 次静脉滴注。

5.2 双嘧达莫：100~200mg 加入 100ml 生理盐水中静脉滴注，1/4~6h，剂量 $< 1 000mg/d$。

6. 糖皮质激素治疗 以下情况可考虑使用：

6.1 基础疾病需要糖皮质激素治疗者。

6.2 感染中毒性休克合并 DIC 已经有效抗感染治疗者。

6.3 合并肾上腺皮质功能不全者。

三、参考文献

略。

模板 4.60

××××× 机构Ⅰ期与生物等效性文件		文件编号	SOP/XX.ZZ/YY.W
起草者（注：初订文件）或修订者（注：修订文件）		版本号	
审核者		版本日期	
批准者		批准日期	

洗胃术的 SOP

一、适应证

临床试验中洗胃主要是清除经胃肠道吸收的试验药物，一般在服药后 6h 内洗胃有效。

二、操作方法

同普通鼻饲管，胃管前端涂液体石蜡后，右手用纱布捏着胃管，左手用纱布裹住胃管

5~6cm 处,自鼻腔或口腔缓缓插入,当胃管插入 10~15cm(咽喉部)时,嘱受试者做吞咽动作,轻轻将胃管插入,一般插至 50cm 左右,在胃内即可。先留取胃液做毒物分析,吸尽胃内容物。洗胃时,受试者左侧卧位,头低位并转向一侧,洗胃液一般用温开水,如为已知毒物,也可应用相应的解毒剂,每次注入的洗胃液以 200~250ml 为宜,总量可达 5~8L。插管过程中如遇受试者呼吸困难,剧烈咳嗽,面色发绀,应立即拔出胃管,休息片刻后再行插管。

洗胃完毕,反折胃管后迅速拔出,以防管内液体误入气管。

三、并发症

主要是与插管有关的并发症,如反射性迷走神经亢进,心率减慢;喉痉挛,食管穿孔等。

四、注意事项

1. 每次灌洗液的量不能超过 250ml,以免过多的溶有药物的灌洗液流入小肠而促进吸收。

2. 洗胃是抢救措施的一部分,应统筹安排。

2.1 洗胃过程中随时观察受试者生命体征的变化,若受试者感觉腹痛,流出血性灌洗液或出现休克现象,应立即停止洗胃。

2.2 凡呼吸停止,心脏停搏者,应先做 CPR,再做洗胃术。

2.3 口服试验药物时间过长者(6h 以上)可酌情采用血液透析治疗。

五、参考文献

略。

(邹　冲)

第七节　I 期病房仪器管理与使用的 SOP

一、概述

根据《药物 I 期临床试验管理指导原则(试行)》的要求,I 期试验病房应具有原地抢救以及迅速转诊的能力,配备抢救室,具有必要的抢救、监护仪器设备和常用的急救药品、紧急呼叫系统等,确保受试者得到及时抢救。试验病房应配备具有生命体征监测与支持功能的设备,如心电监护仪、心电图机、除颤仪和呼吸机等,并具有供氧和负压吸引装置。同时应配备临床试验需用的仪器设备,如离心机、冰箱、制冰机等。仪器设备具备可操作的标准操作规程,确保试验病房的仪器设备符合国家的相关要求。

本章节仅为举例的仪器管理和使用的 SOP,仅供参考。各机构 I 期病房可以根据具体的仪器设备情况制定 SOP。

二、SOP 推荐模板

模板 4.61

××××× 机构Ⅰ期与生物等效性文件		文件编号	SOP/XX.ZZ/YY.W
起草者(注:初订文件)或 修订者(注:修订文件)		版本号	
审核者		版本日期	
批准者		批准日期	

××× 型心电监护仪的 SOP

一、型号

××× 型心电监护仪。

二、制造厂商

×××× 医疗器械有限公司。

三、购进日期

×××× 年 ×× 月。

四、仪器特点

小巧轻便,方便临床转运及日常移动。无风扇更静音,功耗低,待机时间长。

本监护仪能对患者的心电图、心率、无创血压(收缩、舒张、平均动脉压力)、功能性动脉血氧饱和度(SpO_2)、呼吸率等进行监护。

五、应用范围

对需要在临床试验中进行监护的受试者。

六、管理人

设备管理员 ×××。

七、仪器组成部分

监护仪主机 1 台、无创血压软管和成人袖带儿童袖带各 1 套、脉搏血氧饱和度传感器和引伸电缆 1 套、一次性使用电极若干、电源线 1 根。

八、操作规程

1. 连接电源，接收受试者

1.1 【主菜单】→【受试者管理】→【接收受试者】

1.2 可设置受试者情况，如体重、性别、病历号等。

2. ECG 监护

2.1 ECG 导联线连接到电极片（如下所示），连接受试者。

电极片安放位置（美标）：

白色　右上（RA）：安放在锁骨下，靠近右肩。

黑色　左上（LA）：安放在锁骨下，靠近左肩。

绿色　右下（RL）：安放在右下腹。

红色　左下（LL）：安放在左下腹。

棕色　胸前（C）：安放在胸壁上（如：胸骨右缘第 4 肋间）。

2.2 旋钮调节到 ECG 参数区，确认进入 ECG 设置菜单。

2.3 可选显示导联以及增益，设置报警上下限。

2.4 选择【其他设置】可进入调节心跳音量。

3. SpO_2 监护

3.1 血氧探头连接到受试者。

3.2 旋钮调节到 ECG 参数区设置，确认进入 SpO_2 菜单设置。

3.3 可选灵敏度，设置报警上下限。

4. NIBP 监护

4.1 血压袖带连接到受试者，动脉标记对准受试者动脉。

4.2 按 NIBP 键进行测量，可手动停止。

4.3 旋钮调节到 NIBP 参数区，确认进入设置测量模式。

4.4 可选自动以及间隔时间，设置报警上下限。

5. RESP 监护

5.1 旋钮调节到 RESP 参数区，确认进入呼吸设置菜单。

5.2 可选择呼吸计算导联来源，设置报警上下限。

九、注意事项

1. 心电监护只是为了监测心率、心律变化，若需分析 ST 段异常或更详细地观察心电图变化，应做常规导联心电图。

2. 血压监测时每次测量时应将袖带内残余气体排尽，以免影响测量结果。

3. 血氧探头放置位置应与测血压手臂分开，因为在测血压时阻断血流，而此时测不出血氧，且屏幕显示"血氧探头脱落"字样。

4. 监护仪放置于固定位置，通风，避免阳光直射。监护仪屏幕每周用 70% 乙醇棉球擦拭，心电导联线不能弯曲过度，防止导联线断裂。

模板 4.62

×××××× 机构Ⅰ期与生物等效性文件	文件编号	SOP/XX.ZZ/YY.W
起草者(注:初订文件)或 修订者(注:修订文件)	版本号	
审核者	版本日期	
批准者	批准日期	

××× 型心电分析仪的SOP

一、型号

××× 型心电分析仪。

二、制造厂商

×××× 公司。

三、购进日期

×××× 年 ×× 月。

四、仪器特点

1. 提供全方位的心电分析数据,可以使正常心电图自动诊断准确率达到99%,帮助医生实现精确诊断。

2. 多种网络连接方式实现数据稳定传输。

3. 一键式操作,集成心电图采集、储存、打印、传输,简化式流程,节约检查时间,提高医生的工作效率。

五、应用范围

用于运动负荷或静息ECG(12导联和15导联)的采集、处理、记录、存档、分析和输出。

六、管理人

设备管理员 ×××。

七、仪器组成部分

该产品由 MAC 2000 心电分析仪主机、14.4V 可充电锂离子电池及附件组成。附件包括:可重复使用电极、心电导联线、受试者电缆线、ECG 适配器和接头、电源线。

八、操作规程

1. 连接电源线，如果使用机内可充电电池供电，应确定电量充足。

2. 检查记录纸的剩余量，如不能保证本次检查使用，应重新安装记录纸。

3. 电极放置和导联连接　用医用乙醇棉球清洁将要和电极接触部位的皮肤→在这些部位涂上导电膏（医用乙醇）→在与皮肤接触的电极部分涂上少量导电膏（医用乙醇）→将夹式电极夹到四肢上→将吸着电极吸到胸部皮肤上→连接导联线。具体放置和连接方式见表1：

表1　电极放置和导联连接

位置	颜色
右臂	红
左臂	黄
右腿	黑
左腿	绿
胸 C_1：胸骨右缘第4肋间隙	红
胸 C_2：胸骨左缘第4肋间隙	黄
胸 C_3：C_2 和 C_4 连线的中点	绿
胸 C_4：左第5肋间隙锁骨中线处	棕
胸 C_5：左腋前线与 C_4 同一平面	黑
胸 C_6：左腋中线与 C_4 同一平面	紫

4. 自动方式操作

4.1 打开电源，按要求连接导联和电极线。

4.2 记录前先检查：受试者是否放松；有无导联指示灯闪烁；屏幕显示稳定心律；电极脱落或噪声信息未出现；屏幕上的 QRS 波同步标记 QRS 声及热笔声同步闪烁。

4.3 检查自动/手动键灯应亮，如果不亮按自动/手动键。

4.4 输入或手写受试者信息（姓名、年龄、性别）。

4.5 必要时按滤波键使 ECG 滤波键开。

4.6 按开始/停止键实时记录（选择实时记录形式）或 F1 回放（回放记录形式）。

4.7 心电图机自动记录各导联 ECG 波形并分析结果。

5. 手动方式操作

5.1 打开电源，按要求连接导联和电极线。

5.2 记录前先检查：受试者是否放松；有无导联指示灯闪烁；屏幕显示稳定心律；电极脱落或噪声信息未出现；屏幕上的 QRS 波同步标记 QRS 声及热笔声同步闪烁。

5.3 按自动/手动键选择手动记录模式。

5.4 输入或手写受试者信息（姓名、年龄、性别）。

5.5 按 F1 键选择第一导联或导联组。

5.6 按开始/停止键,开始记录与停止记录,自己决定记录长度。

5.7 按 F1 键选择下一组导联(aVR,aVL,aVF),在更换导联组时定标波形自动打印。

5.8 重复步骤 5.6,记录完成 12 导联 ECG。

5.9 当所有导联组都记录完成后,按开始/停止键停止记录。

6. 撤除夹式电极和吸着电极。

7. 通信选项包括局域网,无线网络,串行端口,调制解调器,或 SD 卡,心电图记录单妥善保存,及时分析检查结果。

8. 心电图机放置到规定地点,清洁保养。

九、注意事项

1. 避免与水、灰尘、盐类、含硫气体接触,避免过高的气压和高温高湿,放置场所应通风。

2. 移动主机时避免剧烈的机械震动。

模板 4.63

×××××机构Ⅰ期与生物等效性文件		文件编号	SOP/XX.ZZ/YY.W
起草者(注:初订文件)或修订者(注:修订文件)		版本号	
审核者		版本日期	
批准者		批准日期	

××× 型自动洗胃机的 SOP

一、型号

××× 型自动洗胃机。

二、制造厂商

×××× 公司。

三、购进日期

×××× 年 ×× 月。

四、仪器特点

入液和出液同时进行,节省时间,洗胃效率高。

五、应用范围

1. 适应证

1.1 经口摄入各种毒物。

1.2 检查或术前准备。

2. 禁忌证

2.1 腐蚀性胃炎。

2.2 存在食管静脉曲张、主动脉瘤患者洗胃应慎重。

六、管理人

设备管理员。

七、仪器组成部分

洗胃机1台、胃管(Y形)1根、塑胶管4根、洗胃桶2只、电源线1根、粗网过滤瓶、细网过滤瓶、滤液沉头。

八、操作规程

1. 向受试者或家属详细询问病史,认真确定适应证,排除禁忌证,并解释洗胃的目的,征得受试者和/或家属的同意。

2. 准备

2.1 将准备好的药液倒入药液桶内。

2.2 将两只过滤瓶各装入约700ml的清水,旋紧瓶盖,不得漏水、漏气。

2.3 将机器上的"进液"管放入配好的药液中,"排污"管放入污水桶中。

2.4 按医疗机构急救规程要求将胃管插入受试者体内,插胃管时应固定受试者头部和四肢,并注意切勿将胃管插入气管。受试者体位高于药液桶液位,其范围在60~100cm,以减少液体高度差便于洗胃。

2.5 接胃管,将机器上的胃管接管与胃管接好。

3. 洗胃工作 打开电源,电源指示灯亮,然后开始操作。

3.1 手动洗胃:按一下"手吸"键,"手吸"灯亮,"手冲"灯灭,机器运行。此时,机内的手吸泵将胃中的污液吸出,一定时间后(约12s)按一下"手冲"键后,"手吸"灯灭,"手冲"灯亮。此时机内手吸泵停止工作,手冲泵开始工作,将洗胃液冲进受试者胃中。约10s,再按一下"手吸"键,"手冲"灯灭,"手吸"灯亮,手冲泵停止工作,手吸泵工作。约11s,再按"手冲"键。如此循环往复操作,就可以达到手动洗胃的目的。在洗胃过程中,按下"手吸"键后,如发现排污管无污液排出或排出量不足,即有可能是发生堵塞现象,可按"手冲"键进行冲液,以将堵塞物冲开。约3s后,按"手吸"键,堵塞现象排除,继续正常洗胃。对严重受试者洗胃时,如果发现洗胃药液不够,应及时补充药液,确保洗胃工作正常进行。

3.2 自控洗胃：在准备工作结束后，按一下"自控"键，机器按照设定的洗胃程序自动洗胃。首先是"出胃"工作状态，手吸泵工作，手吸指示灯亮。一段时间后，自动切换到"进胃"工作状态，手冲泵工作，手冲指示灯亮，手吸灯灭，手吸泵停止工作。再过一段时间后，机器又自动切换到"出胃"状态。如此循环往复即可达到自动洗胃的目的。在自动洗胃过程中，如发现堵塞现象，可使用"手冲"键将胃管中的堵塞物冲开，约3s后，再按一下"自控"键，自控洗胃继续进行，直至洗胃结束。自动洗胃时，医务人员不得擅自离开洗胃受试者，要随时观察受试者情况和洗胃进程，发现异常情况及时排除。

4. 清洗消毒　洗胃结束后，将污液桶内的污液倒掉，用自来水冲洗干净，将剩余的洗胃药液倒掉，装入清水。把"进液管"和"胃管"放入清水中，按洗胃操作方法开机操作1~2遍，目的是清除机内管路中的残留污物和药液。关机后，将过滤瓶中的污物倒掉，用水清洗干净。外部管路和过滤瓶及非一次性使用胃管可用康威达消毒片按1∶500的浓度配制消毒液浸泡消毒处理，然后过滤瓶各装入700ml左右的清水，管路按原样与机器连接好，并检查无漏水、漏气现象，以便下次使用。

九、注意事项

1. 机器的供电电源必须有良好的接地，以确保用电安全。遇雷电或长时间不使用本仪器时，请拔下电源插头。

2. 准备好急救器械及药物，危重受试者洗胃时，有条件者应同时实施心电监护，保留静脉通道，便于应用解毒剂和处理危重症状时对症用药。

3. 呼吸道分泌物增多者，应先吸痰，保持呼吸道通畅，再插入胃管洗胃。

4. 呼吸心搏停止者，应先行心肺复苏再洗胃。

5. 正确选择洗胃液，当中毒物质不明时，可选用温开水或生理盐水（25~28℃）。

6. 务必证实胃管确实插入胃内才能开始洗胃。

7. 第一次抽出或洗出的胃内容物应留样以备检查或毒物分析。

8. 每次洗胃机工作2h后，应停机20min再进行以下洗胃，否则会影响洗胃效果。

9. 吞服腐蚀性物质，如强酸、强碱者禁忌洗胃；上消化道溃疡、癌症受试者不宜洗胃；胃插管禁忌证，如食管堵塞、食管胃底静脉曲张、胸主动脉瘤等受试者不宜洗胃；昏迷受试者，呼吸道反射缺失受试者，有出血、胃肠穿孔风险的受试者洗胃宜谨慎。

模板 4.64

××××× 机构Ⅰ期与生物等效性文件		文件编号	SOP/XX.ZZ/YY.W
起草者（注：初订文件）或 修订者（注：修订文件）		版本号	
审核者		版本日期	
批准者		批准日期	

××× 型电除颤仪的 SOP

一、型号

××× 型电除颤仪。

二、制造厂商

×××× 公司。

三、购进日期

×××× 年 ×× 月。

四、主要技术指标

心电监护、AED 模式、手动除颤、心脏复律、起搏、氧饱和度、二氧化碳、血压监测。

五、仪器特点

有屏幕显示,便携。

六、应用范围

所有心脏骤停时受试者,其心脏活动情况及心电图表现可分为下列 3 型:

1. 心室颤动 约占心脏骤停的 80%,心室肌发生不协调的、极不规则的、快速的连续颤动,心电图上 QRS 波群消失,代之以不规则的颤动波,频率为 140~150 次 /min,颤动波幅高(粗颤)且频率快者复律机会较多,而波幅低(细颤)且频率慢者复律机会少。

2. 慢而无效的心室性自主节律 心电图显示宽而畸形、振幅较低的 QRS 波群,频率在 20~30 次 /min 以下,此时心脏丧失排血功能,听不到心音,亦称心电与机械活动分离。

3. 心脏停顿 心电图呈一条直线,无心电活动。

一旦确定心脏骤停,无论是心室颤动或心脏停顿,还是无效的室性自主心律,一时难以弄清楚时紧急盲目电击复律,如有心电监护确定为细颤、心脏停顿或无效的室性自主心律,可反复给予大剂量肾上腺素 3~5mg/ 次静脉注射以提高复律机会。

七、管理人

设备管理员 ×××。

八、仪器组成部分

主机 1 台,ECG 电缆、主干电缆 1 套、电源线 1 根、电极板、心电图记录纸若干。

九、操作规程

1. 使用 AED 模式实施除颤

1.1　准备：准备在 AED 模式下实施除颤。

1.1.1　确认受试者为：无响应、无呼吸、无脉搏。

1.1.2　露出受试者的胸壁，擦干受试者的胸部，如必要，剪去或刮去过多的胸毛。

1.1.3　核对电极包装上的有效期，并检查该包装有无任何破损。

1.1.4　将治疗电缆连接到 HeartStart XL+（图 1）：将此电缆上的白色指示标记对准绿色"治疗"端口上的白色箭头，将此电缆插入绿色"治疗"端口中并推入，直至听到"咔哒"一声卡到位为止。确认已连接妥当，方法是轻轻牵拉此电缆以确定其未松脱。

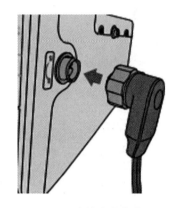

图 1　连接治疗电缆

1.1.5　如果电极未过期，而且包装没有破损，请打开该包装并将电极接头连接到治疗电缆末端（图 2）。

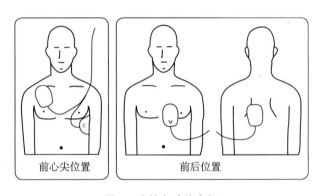

前心尖位置　　　　前后位置

图 2　连接多功能电极

1.2　操作

1.2.1　将"治疗旋钮"旋至 AED。HeartStart XL+ 会通知和显示当前受试者类别。如果所示类别有误，请使用"受试者类别"按钮来选择合适的受试者类别。

1.2.1.1　对于体重 ≥ 25kg 或年龄 ≥ 8 岁的受试者，使用"成人"受试者类别。

1.2.1.2　对于体重 < 25kg 或年龄 < 8 岁的受试者，使用"婴儿 / 儿童"受试者类别。

1.2.2　遵循语音和屏幕提示。

在通过多功能电极检测到心电图后，HeartStart XL+ 即会提醒您不要碰触受试者，并将自动地分析受试者的心律。

1.2.3　如有提示，按下橙色"电击"按钮。

AED 模式算法会返回下列一项结果：

• 建议电击——如果检测到可电击心律，HeartStart XL+ 会自动地按预配置的能量设置（默认值为 150J）进行充电（在选定"成人"受试者类别的情况下），或是自动地按 50J 来充电（在选定"婴儿 / 儿童"类别的情况下）。在充电过程中将伴有语音和屏幕提示。设备在充好电后会发出平稳的高调音,而且橙色"电击"按钮会闪烁。

在 HeartStart XL+ 充电的同时,心律分析继续进行。如果在发送电击之前检测到心律变化,而且不再适宜发送电击,则除颤器会自行解除带电状态。

• 不建议电击(NSA)——如果未检测到可电击心律,HeartStart XL+ 会提示"不建议电击"。请遵循所在机构的规程中有关"不建议电击"的提醒。将根据"不建议电击"操作配置选择来确定设备接下来要执行的步骤。

2. 手动除颤 在"手动除颤"模式下,可以控制整个除颤过程。必须评估心电图,决定是否有除颤或心脏复律的指征,选择合适的能量,给 HeartStart XL+ 充电及传送电击。在整个过程中,显示屏上出现的文本消息会提供相关信息,务必留意这些显示消息。

2.1 准备除颤:为受试者备皮以实现良好的皮肤接触,连接合适的治疗电缆,贴附电极板或电极(如上所述)。

2.2 除颤

2.2.1 选择能量:将"治疗旋钮"旋至所需能量级别。当前能量选择会显示于设备上的"选择能量"区域。推荐的"成人"受试者用能量剂量为 150J。

2.2.2 充电:按下面板上的"充电"按钮。如果使用外用电极板,也可以按下位于心尖电极板侧面的"充电"按钮。当除颤器正在充电时,显示屏上显示的能量选择会变为当前充电状态。设备会发出一种连续、低调的正在充电提示音,直至达到所需能量级别为止,此时又会发出一种连续、高调的充电完成提示音。可以在充电期间或充电完成之后随时增减选定能量。将"治疗旋钮"旋至所需能量级别。HeartStart XL+ 会自动充电至选定能量级别。

如需解除除颤器的带电状态,请按"取消充电"软键。另外,如果在"自动放电时间"配置设置中所指定的时间段内未按下"电击"按钮,除颤器会自动解除带电状态。

2.2.3 电击:确认仍有电击治疗指征,而且除颤器已充电至选定能量级别。确保此时无人与受试者接触而且没有任何东西与受试者相连。清晰而大声地喊出"请站开"。

如果使用:

2.2.3.1 电极或非开关式内用电极板——按下位于 HeartStart XL+ 正面的闪烁的"电击"按钮⬣,以发送电击。

2.2.3.2 外用电极板——同时按下两个电极板上闪烁的"电击"按钮,即可发送一次电击。

2.2.3.3 内用开关式电极板——按下电极板上的橙色"电击"按钮,即可发送一次电击。

十、注意事项

1. 电击时任何人不得接触受试者及病床,以免被电击。

2. 电击时给予心电监护,否则应立即听诊并记录心电图。

3. 为了提高电击复律成功率,同时要进行有效的胸外心脏按压,人工呼吸(或机械通气),纠正缺氧、酸中毒、电解质紊乱等治疗。

4. 根据受试者情况,进行一次或多次除颤。

5. 在除颤过程中,皮肤和多功能电极之间的气穴可以导致受试者皮肤烧伤。为避免气穴的形成,确保电极垫与皮肤完全紧贴。切勿使用已干缩的电极。只能在马上要使用时才能打开电极包装。

6. 心律恢复后进行心电监护。

模板 4.65

×××××机构Ⅰ期与生物等效性文件		文件编号	SOP/XX.ZZ/YY.W
起草者(注:初订文件)或 修订者(注:修订文件)		版本号	
审核者		版本日期	
批准者		批准日期	

×××型电动吸引器的SOP

一、型号

×××型电动吸引器。

二、制造厂商

××××公司。

三、购进日期

××××年××月。

四、应用范围

吸痰,畅通呼吸道。

五、管理人

设备管理员×××。

六、仪器组成部分

负压泵、负压调节器、负压指示器、收集容器组件、脚踏开关、机箱。

七、操作规程

1. 备齐物品,携至床边,向受试者解释并取得合作。

2. 接通电源(即电源插头插入电源插座,机器使用时必须有可靠的保护接地,即电源插座上必须有接地线)。将电源开关拨至"开"位置,此时面板上电源开关指示灯亮,按下运转或脚踏开关,负压泵起动,机器工作。

3. 检查整机性能　塞紧收集容器的瓶塞,顺时针旋紧负压调节器,将吸引管与收集容器吸引瓶连接好后用手堵住吸引管出口,检查机器的负压值能否达 0.09MPa(标准大气压下),旋转调节器负压值应可调。

4. 设定所需负压值　根据不同的吸引要求(所需负压值大小),逆时针方向缓慢旋转负压调节器的旋钮,观察负压指示器指针下降至所需负压值时停止旋转,待负压指示器指示值平稳,即可进行正常吸引工作。

5. 吸引工作　将受试者头转向操作者一侧,昏迷受试者可用压舌板或张口器帮助其张口,一手将吸引管插入口腔咽部,然后放松导管末端,将口腔咽喉部分泌物吸尽再深插,经咽喉进入气管,然后吸引。如在正常吸引工作中需加大或减小负压吸引值,仍然用负压调节器来控制,顺时针增大负压,逆时针减小负压。根据吸引的具体要求,点动脚踏开关可实现间断吸引;始终踏住脚踏开关可实现连续吸引;当运转开关处于按下位置时,也可进行连续吸引。

6. 插入气管时可引起咳嗽,咳嗽有助于肺部咳出分泌物,如咳嗽剧烈,宜休息片刻。

7. 吸痰时动作要轻柔,从深部向上提拉,左右旋转,洗净痰液。

8. 每次插入吸痰时间不超过 15s,以免缺氧。导管退出后,应用生理盐水抽吸冲洗,以防导管被痰液堵塞。

9. 如痰液黏稠,可叩拍胸背,以振动痰液或交替使用超声雾化吸入,还可缓慢滴入生理盐水或化痰药物,使痰液稀释,便于吸出。

10. 如自口腔吸痰有困难可由鼻腔吸引。

11. 在吸痰过程中,随时擦净喷出的分泌物,观察吸痰前后呼吸频率的改变,同时注意吸出物的性状、量及颜色等,需做好记录。

12. 使用完毕后,将收集容器内的污液倒掉,连同可重复使用的吸引管道及过滤器外壳清洗干净,并用康威达消毒片按 1∶500 的浓度配制消毒液浸泡消毒处理后,与机器连接好,以便下次使用。机箱外表面用浸过消毒液的微湿抹布擦拭。为防止液体渗入机箱缝隙,字体与图案处可不作擦拭。

13. 整理床单位,并做好记录。

八、注意事项

1. 严格执行无菌操作,治疗盘内吸痰用物应更换 1~2 次 /d,吸痰导管每日更换,勤做口腔护理。

2. 定时吸痰,当发现喉头有痰鸣音或排痰不畅,应及时抽吸。

3. 吸痰时应让受试者头偏向一侧,以免人为造成吸入性肺炎。

4. 应保持管路系统及瓶塞的气密性,不使负压损失。

5. 每一例手术后都应按消毒程序清洗消毒收集容器、吸引管道等。

6. 使用过程中,可以用负压调节器将负压调节到需要的负压值,视情况开启或关闭吸引控制开关。经常注意收集容器中液位高度,当液位上升到收集容器的标定容量(整机倾斜 10° 内仍适用)时应停止吸引,待倒空、清洗收集容器后再使用,否则液位将可能进入第 2 个收集容器,带动浮子上升,直至关闭阀口,迫使吸引自动停止。

模板 4.66

×××××机构Ⅰ期与生物等效性文件		文件编号	SOP/XX.ZZ/YY.W
起草者(注:初订文件)或 修订者(注:修订文件)		版本号	
审核者		版本日期	
批准者		批准日期	

×××型输液泵的 SOP

一、型号

×××型输液泵。

二、制造厂商

××××公司。

三、购进日期

××××年××月。

四、仪器特点

耐摔、防水、操作界面简单,方便临床实用;标配输液架,方便临床随意移动。

五、应用范围

长时间精确、持续输液。

六、管理人

设备管理员×××。

七、仪器组成部分

输液泵主机1台,滴速传感器1只,电源线1根。

八、标准操作规程

1. 准备物品　输液架、输液器、液体。
2. 使用前自查输液泵部件是否完好,电源插座无异物。
3. 正确装卡输液器,保证笔直无弯曲。
4. 按开启键开机。
5. 选择期望的输液器代码。

6. 设置"预置量"和"流速",并复查输液参数。

7. 启动"快排"功能,1s内连续按2下,且第2次不松手以激活快排功能,排空管路空气,头皮针出水。

8. 进行穿刺,启动输液泵。

9. 输液完成后,按"停止"键,长按关机键关机。

10. 输液泵清洁,归位。

九、注意事项

1. 使用本设备时,务必确定输液器编号,并记录编号和对应的输液器品牌。

2. 应选择弹性较好的输液器进行使用。

3. 使用过程中不允许打开泵门,更换输液器或者挤压位置时应先按"停止"键,再进行操作。

4. 当设备出现报警时,应先按"停止"键,排除故障后再启动输液。

5. 当输液完成时,应先按"停止"键,再关机。

6. 请保持设备洁净,应防止液体等异物进入设备内部。使用后应及时擦拭,保证气泡探头、阻塞传感器、蠕动泵体等洁净无污垢,以免影响设备正常使用。

7. 长期不使用时应对设备定期充电,建议每3个月进行电池充电,以免电池失效。

模板 4.67

×××××机构Ⅰ期与生物等效性文件		文件编号	SOP/XX.ZZ/YY.W
起草者(注:初订文件)或修订者(注:修订文件)		版本号	
审核者		版本日期	
批准者		批准日期	

×××型医用低温保存箱的SOP

一、型号

×××型医用低温保存箱。

二、制造厂商

××××公司。

三、购进日期

××××年××月。

四、仪器特点

搁物架可根据柜内物品的高度随意调节，可同时用于冷藏。

五、应用范围

样品、试剂的冷藏。

六、管理人

设备管理员 ×××。

七、仪器组成部分

主机。

八、操作规程

1. 应根据地面情况调整底脚使冰箱放置平稳，以减少震动和噪声。冰箱经搬动后，须静置24h方可接通电源。

2. 冰箱四周应留30cm间隙，以利通风散热。

3. 室温应尽量保持在28℃以下使用。

4. 冰箱必须使用独立专用插座并进行可靠接地，且电源插座承受电流应大于16A。

5. 冰箱每次开门时间尽量不超过1min。

九、注意事项

1. 进行维护保养时，必须拔下电源插头。

2. 冰箱内严禁放入易燃、易爆的危险品，及强腐蚀性的酸、碱等。

模板 4.68

×××××机构Ⅰ期与生物等效性文件		文件编号	SOP/XX.ZZ/YY.W
起草者（注：初订文件）或 修订者（注：修订文件）		版本号	
审核者		版本日期	
批准者		批准日期	

×××型高速低温离心机的SOP

一、型号

×××型高速低温离心机。

二、制造厂商

××××公司。

三、购进日期

××××年××月。

四、仪器特点

离心稳定,操作快捷,节省时间,安全性最大化。

五、应用范围

样品的分离、沉淀。

六、管理人

设备管理员×××。

七、仪器组成部分

主机。

八、操作规程

1. 离心机的工作台应平整坚固。
2. 接通电源后,打开电源开关。
3. 打开离心机盖,清洁腔体,平衡放入称量一致的试管,盖上离心机盖。
4. 设定离心时间,调节调速旋钮,升至所需转速。
5. 待离心机速度完全降为零,方可取出离心试管。
6. 关闭离心机盖,关闭仪器左后方的电源开关即可。

九、注意事项

1. 务必保持样本的质量体积以及放置的位置平衡。
2. 在运行未完全停止时,勿开盖。
3. 使用带有密封盖的转头,放置密封盖时注意自动锁钻头朝上,以免损坏。

模板 4.69

×××××机构 I 期与生物等效性文件		文件编号	SOP/XX.ZZ/YY.W
起草者(注:初订文件)或 修订者(注:修订文件)		版本号	
审核者		版本日期	
批准者		批准日期	

×××型低速冷冻离心机的SOP

一、型号

×××型低速冷冻离心机。

二、制造厂商

××××公司。

三、购进日期

××××年××月。

四、仪器特点

低温离心,稳定精度高,运转平稳。

五、应用范围

标本的快速分离与沉淀。

六、管理人

设备管理员×××。

七、仪器组成部分

主机。

八、操作规程

1. 离心机的工作台应平整坚固。
2. 接通电源后,打开电源开关。
3. 打开离心机盖,将内腔及转头擦拭干净,平衡放入称量一致的试管,盖上离心机盖。
4. 设定转速、离心力、离心时间等参数。
5. 待离心机速度完全降为零,方可取出离心试管。
6. 每次停机前,关电源开关,切断电源。关闭离心机盖。

九、注意事项

1. 离心机应安装在一个稳固的水平基座或地面上。
2. 每次使用前,必须检查转子是否安装到位并且紧固。
3. 离心机在运转中不允许移动或敲击。
4. 不能用于离心分离可燃或爆炸性物质、强化学性作用材料、有毒或放射性物质、致病微生物等。

5. 任何有腐蚀痕迹、机械损伤或使用寿命到期的转子及配件均不可继续使用。

模板 4.70

×××× ×机构Ⅰ期与生物等效性文件		文件编号	SOP/XX.ZZ/YY.W
起草者(注:初订文件)或 修订者(注:修订文件)		版本号	
审核者		版本日期	
批准者		批准日期	

×××型全自动雪花制冰机的 SOP

一、型号

×××型全自动雪花制冰机。

二、制造厂商

××××公司。

三、购进日期

××××年××月。

四、仪器特点

连续制冰,制冰速度快,制冰量大。

五、应用范围

制冰。

六、管理人

设备管理员×××。

七、仪器组成部分

主机。

八、操作规程

1. 将制冰机放置在通风处,与墙保持不少于 150mm 的空间,远离热源,确保机器平稳放置。

2. 将随机所附的软塑波纹管与机器背部的排水头 10 相连接,另一端置于积水盒或下水道口内。

3. 将随机所附的进水管另一端连接到自来水供水管。

4. 插上电源插头,运行灯亮,开始制冰。

5. 当储存箱内的冰量达到一定程度,操作面板上的冰满灯会亮,机器自动停机。

九、注意事项

1. 停机时不得连续启动,需要每隔5min再次启动,避免损坏压缩机。

2. 定时检查进出水管接头,以便处理可能泄漏的少量余水。

3. 制冰机不用时,排掉内胆内的水,用布擦干内胆。

模板 4.71

×××××机构Ⅰ期与生物等效性文件		文件编号	SOP/XX.ZZ/YY.W
起草者(注:初订文件)或 修订者(注:修订文件)		版本号	
审核者		版本日期	
批准者		批准日期	

××× 型体检秤的 SOP

一、型号

××× 型体检秤。

二、制造厂商

×××× 公司。

三、购进日期

×××× 年 ×× 月。

四、仪器特点

超声波测量身高,即站即测,身高、体重、BMI结果全部呈现。

五、应用范围

身高、体重、BMI测量。

六、管理人

设备管理员 ×××。

七、仪器组成部分

主机。

八、操作规程

1. 将体检秤放在硬实、平整的地板上。
2. 平稳地踏上体检秤,保持身体平衡。
3. 待站稳后,仪器即可显示体重值,后再显示身高、BMI。
4. 打印测量结果。
5. 受试者对结果确认签名。

九、注意事项

1. 称量时需要放在平整平面上。
2. 测量范围 体重(5~200kg),身高(70~200cm)。

模板 4.72

×××××机构Ⅰ期与生物等效性文件		文件编号	SOP/XX.ZZ/YY.W
起草者(注:初订文件)或 修订者(注:修订文件)		版本号	
审核者		版本日期	
批准者		批准日期	

××× 型医用全自动电子血压计的 SOP

一、型号

××× 型医用全自动电子血压计。

二、制造厂商

××××公司。

三、购进日期

××××年××月。

四、仪器特点

打印测量结果,语音提示功能,带数据输出功能端口,机身全部使用抗菌材料,适合批量体验和健康筛查,自动设置加压值,缓和手臂负担。

五、应用范围

血压测量。

六、管理人

设备管理员 ×××。

七、仪器组成部分

主机。

八、操作规程

1. 伸直背,不压迫腹部,身体不前倾,正面稍微偏向左。
2. 把手臂伸入测试部位,并把肘部搁在肘垫上。
3. 按下开关开始测量。
4. 打印测量结果。

九、注意事项

1. 测量时不要说话和移动桌子,不要摇晃桌子。
2. 紧急情况按下紧急停止按钮中断测量。

模板 4.73

×××××× 机构Ⅰ期与生物等效性文件		文件编号	SOP/XX.ZZ/YY.W
起草者(注:初订文件)或修订者(注:修订文件)		版本号	
审核者		版本日期	
批准者		批准日期	

××× 型医用冷藏箱的 SOP

一、型号

××× 型医用冷藏箱。

二、制造厂商

×××× 公司。

三、购进日期

×××× 年 ×× 月。

四、仪器特点

精确控温,有观察窗。

五、应用范围

样品、试剂的冷藏。

六、管理人

设备管理员 ×××。

七、仪器组成部分

主机。

八、操作规程

1. 应根据地面情况调整底脚使冰箱放置平稳,以减少震动和噪声。冰箱经搬动后,须静置 24h 方可接通电源。

2. 冰箱上部空气流通空间不小于 30cm,四周应留 10cm 的间隙,以利通风散热。

3. 第一次通电时,静待设备空箱运行 5h 后放入物品。

九、注意事项

1. 注意减少开门的时间和次数,避免引起箱体高温报警。

2. 严禁超越负荷线和搁架四周的围栏。

（殷俊刚　俞景梅　于　茜　史丽萍）

药物Ⅰ期临床试验文件设计

第一节　耐受性临床试验方案设计技术要点

一、概述

人体耐受性试验是观察人体对于试验药物的最大耐受程度,目的是为Ⅱ期临床试验采用合适的剂量、用药间隔和疗程等提供依据。一般情况下,需要进行耐受性试验的新药大多是首次应用于人体,缺乏前期临床数据,受试者承担的风险很多情况下是无法预测的。因此,严谨科学的临床试验的设计,是对受试者生命健康的保护,是耐受性试验方案设计的核心。

本技术要点设计依据国家药品监督管理局《药物临床试验质量管理规范》(2020)、《中药新药研究的技术要求》(1999)、《药品临床研究的若干规定》(2000)、《药品注册管理办法》(2020)、《中药、天然药物注射剂基本技术要求》(2007)、《药物Ⅰ期临床试验管理指导原则(试行)》(2011)、《中药、天然药物临床试验报告的撰写原则》(2012)、《中药新药临床研究一般原则》(2015)、《健康成年志愿者首次临床试验药物最大推荐起始剂量的估算指导原则》(2012)等相关文件设计。

二、耐受性临床试验主要技术要点

(一)封面

国家药品监督管理局(NMPA)批文号或相应的文件编号;封面标题;申办单位、临床试验承担单位;版本号与版本日期。

(二)首页

申办者、主要研究者、数据管理与统计人员、监查员分别对遵从试验方案及各自的职责声明并签名,注明单位及日期。

(三)研究背景

1. 简要介绍试验理论及政策依据　包括 NMPA 批文(如有)、法规文件等。化学药品的主要性质、结构;中药有效成分或主要有效部位、功用主治;试验药物的规格、申办单位拟推荐的临床用法用量。

2. 临床前资料内容　简要介绍制备工艺、质量标准及稳定性。药理药效研究内容包括一般药理研究结果及药效研究结果,毒理研究包括急性毒性和长期毒性研究结果,如果有其他毒性试验如局部刺激试验、过敏性试验、光敏反应试验以及特殊毒性试验,均须进行阐述。介绍 LD_{50}, LD_{10}(最低有毒量),MED(最小有效量),长毒试验的最低有毒量,最大耐受量,同种药物、同类药物的人体治疗量。

3. 以往国际国内同类药物研究资料结果。

4. 处方中药物不良反应文献资料。

(四)试验目的

一般情况下选择健康人为受试者,特殊药物如肿瘤药物或毒性较大的药物,需要选择患者为受试者。从安全的初始剂量开始,考察人体对试验药物的耐受性和安全性,为制订Ⅱ期临床试验给药方案提供安全的剂量范围。

(五)试验总体设计

1. 试验设计类型　随机、盲法(可有)、安慰剂平行对照(可有)设计。

Ⅰ期临床试验可以是开放、基线对照的。为避免干扰,鼓励采用随机化和盲法等设计,以排除受试者之间主观症状的相互影响和研究者判断症状时的主观因素影响,以及实验室检查指标波动的影响,以提高观察结果的可靠性。

有时为了判明临床试验中出现的某些不良反应确是由于药物所引起,而不是受试者的心理作用或其他非药物性因素(如环境或生理性波动等)所致,可设置安慰剂对照以助说明问题。

2. 试验方法　简要说明单次、连续给药耐受性试验方法。

(六)受试者选择

1. 纳入标准　一般选择健康受试者为受试对象,年龄 18~50 岁,同批受试者年龄相差不超过 10 岁,男女数量最好相等。抗肿瘤药物的Ⅰ期临床试验因其毒性较大,常常选择肿瘤患者为受试对象。妇产科药物的耐受性临床试验应选择月经规律的女性作为受试者。受试者在整个临床试验期间无生育计划,愿意而且能够在服用研究药物期间采取医学接受的可靠避孕措施。

体重:正常男性受试者体重一般不低于 50kg,女性受试者一般不低于 45kg,体重指数 [BMI= 体重(kg)/ 身高的平方(m²)] 在 19~24。

健康检查:健康史检查,体检无阳性体征。血常规,尿常规,大便常规 + 隐血,肝肾功能,凝血相关指标、12 导联心电图,传染性疾病指标如乙肝表面抗原等、胸片、B 超肝胆脾等指标均在正常范围或异常无临床意义。

知情同意,志愿受试。获得知情同意书过程应符合 GCP 规定。

2. 排除标准　4 周内参加过药物试验;3 个月内用过已知对某脏器有损害的药物;正在应用其他预防和治疗药物;有重要的原发疾病;试验前 1 年内有过重病;有其他影响药物吸收、分布、排泄等因素;有酒精、药物滥用病史;服药前 14d 内使用任何处方或非处方药物(包括中药);3 个月内有献血史;过敏体质(2 种以上药物、食物、花粉过敏)。特殊人群如妊娠期、哺乳期妇女、月经期视具体药物情况而定;乙肝表面抗原阳性、梅毒、AIDS 和 HIV 病毒感染;法律规定的残疾患者(盲,聋,哑,智力障碍,精神障碍,肢体残疾)。具有降低入组可能性的情况,如体弱;研究者认为不能入组的其他受试者。

3. 中止试验标准 通常以受试者出现半数轻度不良反应为试验中止指标,对于抗肿瘤药物等可规定出现较严重的毒性反应作为试验中止指标。根据适应证的不同,可预先规定出现何种程度的不良反应时作为试验中止指标。在剂量递增过程中如出现了不良反应,虽未达到设计的最大剂量,亦应中止试验。在达到最大剂量仍无不良反应时,试验即可结束。

(1)半数受试者(如 3/6,4/8)出现轻度不良反应。

(2)抗癌药半数受试者(如 3/6,4/8)出现较严重不良反应。

(3)达到试验设计的最大剂量时,虽未出现不良反应,亦应中止试验。

4. 退出标准

(1)受试者依从性差,不能按时按量用药。

(2)使用其他影响耐受性判断的药物或食物。

(3)受试者不愿意继续进行临床试验,向主管医生提出退出者。

5. 剔除标准

(1)受试者选择不符合纳入标准,符合排除标准。

(2)未曾使用试验用药或依从性太差,难以进行耐受性评价。

(3)在入组之后没有任何数据。

(4)资料统计分析前,由统计人员及主要研究者讨论判断是否剔除。

(七)试验方法

1. 单次给药耐受性试验设计

(1)起始剂量的估算:根据美国 FDA 2005 年 7 月颁布,药品审评中心 2009 年 6 月组织翻译的《人体首剂最大安全起始剂量的估算》《中药新药临床研究一般原则》(2015 年版)等指导原则,由于药物的不同,选择起始剂量的方法也不一样,没有固定模式,应视具体情况而定。对那些有明显药理活性的中药新药,起始剂量还应更小。注射剂过敏反应有时在极低剂量即可出现,切不可机械地按动物剂量折算为人用剂量。此外,中药的耐受性临床试验,应当充分考虑中医药特点,以临床习惯用量作为主要依据。

一般情况下,根据以往的参考数据确定的起始剂量为:①有相同药物临床耐受性试验参考(国外文献),取其起始量 1/2 作为起始剂量。②有同类药物临床耐受性试验参考,取其起始量 1/4 作为起始剂量。③同类药物临床有效量的 1/10。④根据中药特点,可将制剂相当于临床常用生药剂量作为主要依据。亦可参考动物实验剂量,制订出预测有效剂量,然后用其 1/5 作为初始剂量。对动物有毒性反应的药物或注射剂的剂量,可取预测有效剂量的 1/10~1/5 量作为初始剂量。

在缺少以往参考数据的情况下,一般根据临床前动物实验结果推算起始量。通常参考下列 4 种方法进行起始剂量的确定。

1)Blach well 法:最敏感动物药物单次给药毒性的 LD_{50} 的 1/600 或最小有效剂量的 1/60 以下。

2)改良 Blach well 法(考虑安全性):两种动物药物单次给药毒性 LD_{50} 的 1/600 及两种动物药物重复给药毒性的有毒剂量的 1/60 以下。本法考虑了非临床研究 4 种试验(包括药物单次给药毒性和药物重复给药毒性）的安全因素，较为妥善，是目前常用的方案。

3）Dollry 法（考虑有效性）：最敏感动物的最小有效量的 1/50~1/100。适用于毒性很小的药物。

4）改良 Fibonacci 法（起始量较大，用于抗肿瘤药）：以小鼠单次给药急性毒性 LD_{50} 的 1/100，或大动物最低毒性剂量的 1/40~1/30。

美国 FDA 于 2005 年 7 月颁布，药品审评中心 2009 年 6 月组织翻译的《人体首剂最大安全起始剂量的估算》中指出，在健康成人受试者的最大推荐起始剂量（maximum recommended starting dose，MRSD）为：根据最适动物最大无毒性反应剂量（no-observed adverse effect level，NOAEL），用标准系数换算成人等效剂量（human equivalent dose，HED），从最合适动物得到的 HED 除以安全系数（SF）即可得到 MRSD。当确定 NOAEL 后可以换算 HED，可以将剂量标准化转化为体表面积，如果将 mg/kg 表示的动物剂量换算成 mg/kg 表示的 HED，则大鼠需要除以 6.2（或乘以 0.16），犬需要除以 1.8（或乘以 0.54）。

（2）最大剂量的估算：最大剂量的估算可以参考临床应用该类药物单次最大剂量设定。以下两种方法亦可供确定最大剂量时参考：①动物在药物重复给药毒性研究中引起中毒症状或脏器出现可逆性变化的剂量的 1/10。②动物在药物重复给药毒性研究中最大耐受量的 1/5~1/2。同一种药物、同类药物或结构相近的药物的单次最大剂量。

（3）剂量递增方案（爬坡试验）：在"起始剂量"及"最大剂量"的范围内，按递增比例分若干个剂量级别，剂量级别的多少需视药物的安全范围大小，根据需要而定，一般不少于5 个剂量组。先由低剂量开始，每剂量 2~3 人；接近治疗量后，每组 6~8 人；在达到最大剂量仍无不良反应时，一般即可中止试验，并以此为最大耐受量。耐受性试验时，每名受试者只能接受一个剂量的试验，不得对同一受试者进行剂量递增与累积耐受性试验，以确保受试者安全。每个剂量需要一组受试者，要在一个剂量组试验结束后才能进行下一个剂量组的试验。

一般情况下，剂量递增可以参考费氏递增法（改良 Fibonacci 法）递增。开始递增较快，以后按 +1/3 递增，即：+100%，+67%，+50%，+30%~35%，……直至最大剂量（表 5-1）。

表 5-1　剂量递增方案

组号	1	2	3	4	5	6	7	8	9	10
递增比例 /%	起始量	100	67	50	33	33	33	**	**	**
剂量（单位）										
临床服用剂量										
受试者数										

（4）试验例数：根据剂量递增设定相应的试验组与每组受试者人数。

试验组与安慰剂组的比例可以设置为（3~4）∶1。

Ⅰ期临床试验单次给药耐受性试验例数需根据药物的特点、药理毒理研究结果所提示预计的安全性范围、预期活性、拟订的目标适应证情况等确定。从初试起始剂量到最大变量之间设若干组。各试验组剂量由小到大逐组进行,一般先由低剂量开始,每剂量 2~3 人,接近治疗量后,每组 6~8 人。在低剂量组,病例数可以适当减少,随着剂量的增加,则受试者数量逐渐递增,递增的目的是便于尽快发现不良反应。如果药物的活性较强或毒性较大时,剂量递增梯度应缩小,可多设几个组,并增加试验例数。

(5)分组方法:试验先由低剂量组开始,每组 2~4 人,接近预计的治疗量后,每组 6~8 人。第一个剂量组试验完毕后,方可进入下一个剂量组试验。每位受试者只用一种剂量,不得再次用其他剂量。特殊制剂的试验药物(如滴鼻液无法大量用药,服药体积过大等)单次给药量可在 1d 内分次给予。

2. 连续给药耐受性试验设计　连续给药耐受性试验是在单次给药的基础上,根据药物临床使用的疗程,以剂量递增方式分不同的组别连续给药,以对药物进行更进一步的耐受性和安全性评价。试验组与安慰剂组的比例可以设置为(3~4):1。

(1)剂量:连续给药耐受性试验通常至少应进行 2 个剂量组,每组 6~8 人。给药剂量为单次给药耐受性试验未出现不良反应的最大剂量(称为"最大耐受量"),下降 1 个剂量进行连续给药耐受性试验。如试验中出现明显的不良反应,则再下降 1 个剂量进行另一组试验;如试验中未见明显的不良反应,即上升 1 个剂量(即用最大耐受量)进行耐受性试验。

(2)观察时间:观察时间根据临床前确定的疗程定。一般 7~10d,或按照新药类别、作用强弱、临床前药效与毒理试验结果等做出调整。当药物所拟订的适应证预计临床治疗需要长期给药时(如连续治疗 6 个月或以上,或者间断治疗的累计时间大于 6 个月),除非受药物的毒性或药理作用所禁止,连续给药耐受性试验建议不少于 4 周。

(3)试验例数:8~16 名,男女各半。

(八)试验药物与给药方法

1. 试验药物　生产单位及批号、规格,检验单位与检验结果。试验用药批号须与检验批号一致,出现批号不一致则应重新检验,临床试验用药须符合临床研究用质量标准(草案)。

2. 给药方法　试验前禁食 12h 空腹给药,或餐后给药。规定给药时间、剂量。口服给药饮水 200~250ml 送服,护士亲视服下。连续给药耐受试验每天单次给药,体积过大可分 2 次给药。

(九)观察指标

观察指标要全面,除必须进行的临床症状、生命体征观察及实验室检查外,还应该根据药物既往人用经验所提示的毒性、非临床安全性研究所明确或提示的毒性靶器官、同类药物的毒性靶器官等增加一些特殊观察指标,以及增加临床前所提示的预期药理作用的指标。

1. 人口学特征　性别,年龄,身高,体重,职业,身份证号。

2. 筛选指标(仅给药前做)　乙肝两对半定性,梅毒,艾滋病病毒检测,全胸片,B 超,血妊娠试验(女性育龄期)。

3. 一般情况　观察试验前和试验后不同时间点心率、心律、呼吸、血压、体温。

4. 体格检查　试验前后做全面体格检查。

5. 理化检查　观察试验前后不同时间血常规、凝血指标、尿常规、大便常规及隐血试验、肝功能(TBIL、DBIL、AST、ALT、ALP、GGT)、肾功能(BUN、Cr);12 导联 ECG。静脉给药、心血管类药物予以心电监护。

根据试验药物特点增加相应的理化检查指标。

6. 不良反应观察指标 根据临床前动物实验时出现的毒性反应的靶器官,同类药物的毒性靶器官,上市的同类药物的不良反应文献检索,以及中药临床使用经验,设计观察指标。

注射剂应注重观察局部刺激症状。女性受试者应观察对月经的影响。

设计耐受性反应观察表:不适主诉(皮肤瘙痒,出汗,头痛,头晕,鼻出血,鼻塞,牙龈出血,流涎,烦躁,失眠,嗜睡,乏力,胸痛,胸闷,咳嗽,气急,哮喘,心悸,食欲减退,恶心,呕吐,腹痛,腹胀,腹泻,便秘,便血,腰酸腰痛等),用药局部反应,体征(一般情况,巩膜黄染,皮疹,皮下出血,发绀)。

外用制剂、局部用药物应注重观察局部刺激症状,注射剂还应重点观察过敏反应等。用药前后均应做详细记录。如心血管药物,应详细观察对血压等的影响;妇科调经药物,需观察对妇女月经周期相关指标的影响。

必须确保受试者的安全,在试验期间必须对所有不良事件进行监测并详细记录,同时为发生任何不良事件/不良反应的受试者提供有效的医疗处理。对不良事件的判断不仅要回答是否与药物有关,还要考虑是否与剂量相关。

中药耐受性试验可根据中药有性味、归经的特殊性,也可观察与中药药性相关的不良反应。

7. 试验流程与观察时点

(1)受试者招募体检、随机分组:试验前24~72h完成受试病例的理化筛选检查。合格者试验前一日晚6时前入住Ⅰ期临床试验病房。

(2)单次给药组耐受性反应观察:给药前30min,给药后30min、1h、2h、3h、4h、8h、12h、24h观察记录一般情况和耐受性观察指标。理化检查指标于24h或72h检查全部指标。静脉给药、心血管类药物从给药前30min开始,连续心电监护观察。单次给药受试者一般在Ⅰ期病房内连续观察24h,门诊随访观察3d。

(3)连续给药组耐受性反应观察:每日1次给药者于给药前30min,给药后1h、2h、4h、8h、12h观察记录一般情况和耐受性观察指标。多次给药组体积过大,可分2次给药,给药间隔4~8h,于首次给药前30min,给药后1h、2h、4h,第2次给药后1h、2h、4h、8h观察记录一般情况和耐受性观察指标。出现不良反应随时记录。多次给药在Ⅰ期病房内连续观察1个疗程,门诊随访观察7d。

(4)对试验中出现不良反应者,应随访至症状或体征及相应理化检查恢复正常后15d。

(十)不良事件的观察与处理

1. 定义 参见GCP附录2名词释义中"药品不良反应""不良事件""严重不良事件"的定义。

2. 预期不良反应 根据临床前实验结果及临床使用经验,设计预期不良反应观察指标。

3. 不良事件与药物因果关系判断 根据原卫生部药品不良反应监察中心制定的标准(参见《中药新药临床研究指导原则(试行)》P21),按五级分类法分为"肯定、很可能、可能、可疑、不可能"(表5-2)。前四级判断为与试验药物相关。

表 5-2 不良事件与药物因果关系判断五级分类法

判断指标	判断结果				
	肯定	很可能	可能	可疑	不可能
1. 开始用药的时间和可疑出现的时间有无合理的先后关系	+	+	+	+	+
2. 可疑不良反应(ADR)是否符合该药品已知 ADR 类型	+	+	+	−	−
3. 所怀疑的 ADR 是否可以用患者的病理情况、合并用药、并用疗法或曾用疗法来解释	−	−	±	±	+
4. 停药或降低剂量后可疑的 ADR 是否减轻或消失	+	+	±	±	−
5. 再次接触可疑药品后是否再次出现同样反应	+	?	?	?	−

（1）个别受试者重要的不良反应：一旦发现重要的不良反应或检验明显异常，应及时进行剂量相关性分析，以判断该结果是否属于药物所致。

（2）剂量依赖关系：Ⅰ期临床试验剂量是依次递增的，应着重注意不良反应程度与剂量的关系。如有明显剂量依赖关系，说明该反应确为试验药物所引起，应予重视。

（3）反应的时间关系：耐受性试验如未设对照组，但每位受试者都有一系列时间上的观测数据，应重视不良反应发生的时间、是渐次加重还是自行缓解，并用自身前后对比进行分析；如设对照组，应在两组之间分析比较。

4. 确定不良事件的程度

（1）轻度：受试者可忍受，不影响治疗，不需要特别处理，对受试者康复无影响。

（2）中度：受试者难以忍受，需要撤药中止试验或做特殊处理，对受试者康复有直接影响。

（3）重度：危及受试者生命，致死或致残，需立即撤药或做紧急处理。

5. 不良事件观察与记录

（1）研究者应要求患者如实反映用药后的病情变化，避免诱导性提问。

（2）研究者应详细观察记录受试者用药后以及药物剂量改变后不良事件，包括症状、体征、实验室检查结果，出现时间，持续时间，特点，程度，处理措施、发生过程与转归，并填写"不良事件表"。

6. 不良事件的处理

（1）发现不良事件时，研究者根据病情决定诊治措施，并决定是否中止观察。

（2）出现严重不良事件，值班人员查阅Ⅰ期病房抢救小组成员一览表，通知项目负责人、主要研究者和有关抢救人员，采取有效的处理措施和积极的救治，保护受试者安全。

（3）研究者应尽可能地收集受试者服用的全部药物，作为因果关系判断的证据。

（4）依照药事管理的标准医学术语集（MedDRA）对 AE 进行编码。

（5）治疗中出现的 AE（TEAE）定义为治疗前不存在而在治疗期间出现，或相对于治疗前状况恶化的 AE。安全性分析集中报告 TEAE 受试者的人数和百分比将按照 MedDRA 进行编码。按照与试验用药物的关系和严重程度汇总 TEAE 并列表。对 SAE 和导致停药的 AE 进行汇总并列表。

（6）制订预期不良反应的处理措施。

7. 严重不良事件的报告　除在研究方案中另有约定外,研究者在获知 SAE 后应立即向申办者和临床试验机构办公室书面报告。

（1）SUSAR 的报告

1）研究者应当立即向申办者书面报告所有严重不良事件（包括 SUSAR）,随后应当及时提供详尽、书面的随访报告。

2）申办者应当立即分析安全性信息,以个例安全性报告方式将 SUSAR 快速报告给所有参加临床试验的研究者及临床试验机构、伦理委员会。申办者对 SUSAR 判断与研究者不一致,也要快速报告。

3）研究者应及时向伦理委员会报告由申办方提供的 SUSAR。

4）所报告的 SUSAR 涉及死亡事件,研究者应当向申办者和伦理委员会提供其他所需资料,如尸检报告和最终医学报告。

5）SUSAR 报告的时限:对于致死或危及生命的 SUSAR 不得超过 7 天,并在随后的 8 天内报告、完善随访信息（申请人首次获知当天为第 0 天）。非致死或危及生命的非预期严重不良反应,申请人应在首次获知后尽快报告,但不得超过 15 天。

6）随访报告:申请人在首次报告后,应继续跟踪严重不良反应,以随访报告的形式及时报送有关新信息或对前次报告的更改信息等,报告时限为获得新信息起 15 天内。

（2）申办者获知发生严重不良事件后应立即响应,赶往现场,承担全部医疗费用和补偿费用。伦理委员会接到严重不良事件报告后,应启动加快审查程序。

8. 不良事件的随访　所有不良事件均应随访至症状体征消失,理化检查结果恢复正常。

（十一）试验的质量控制与保证

1. 所有研究过程均应建立标准操作规程。

2. 实验室的质控措施　建立实验观测指标的标准操作规程和质量控制程序。

3. Ⅰ期临床病房试验质控措施

（1）试验前检查Ⅰ期临床病房,必须符合规范化要求,保证抢救设备齐全。

（2）临床试验开始前对研究者（包括护理人员）进行试验方案的培训和授权;签署研究者声明。

（3）操作人员检查仪器功能良好无故障,并进行仪器试运行。

（4）由专业的护理人员给受试者服药。

（5）试验期间定时统一用餐,宜清淡饮食,饮料用纯净水或温开水,不用碳酸饮料。

（6）试验用药由Ⅰ期病房护理人员负责保管,冷柜上锁。剩余试验用药单独存放,并在《临床试验药物使用记录表》上登记剩余数量,并于临床试验结束时,集中退还申办者或销毁。

4. 由申办者任命监查员,保证临床试验中受试者的权益得到保障,试验记录与报告的数据真实、准确、完整无误,保证试验遵循已批准的方案、《药物临床试验质量管理规范》和有关法规。监查员访视的次数要能满足临床试验质量控制的需要。

（十二）伦理原则

1. 临床试验开始前制订试验方案,方案由研究者与申办者共同商定并签字,报伦理委员会审批后实施。若本方案在临床试验实际执行过程中出现问题,需要对本方案进行修订,修订的试验方案再次报请伦理委员会批准后实施。如发现涉及试验用药品的重要新资料,则必须将知情同意书做书面修改送伦理委员会批准后,再次取得受试者同意。

2. 临床试验开始前,研究者必须向受试者提供有关临床试验的详细情况,包括试验性质、试验目的、可能的受益和危险、可供选用的其他治疗方法、受试者的权利和义务等,使受试者充分了解后表示同意,并签署"知情同意书"后方能开始临床试验。

（十三）数据管理和统计分析

1. 数据的采集

（1）研究者必须密切观察,保证数据采集记录及时、准确、完整、规范、真实。

（2）对观察记录做任何有证据的更正时只能划线,旁注改后的数据,说明理由,由研究者签名并注明日期,不得擦涂、覆盖原始记录。

（3）实验室检查项目齐全。试验病例完成观察后 3d 内将研究病历等资料交项目负责人审核。

2. 数据的监查　　监查员审核每份研究病历,确认数据记录准确、规范、完整、真实,电子 CRF 数据与病历记录一致。监查员每次访视后书写"临床试验监查报告"。

3. 数据的检查和录入　　数据管理员根据临床试验方案对研究病历进行检查,如有疑问,填写疑问表,由研究者对疑问表中的问题进行书面解答并签名,交回数据管理员,双份录入。疑问表应妥善保管。

4. 统计分析　　由统计人员完成,内容包括:

（1）由于受试人数较少,单例的结果应结合专业分析。

（2）统计受试者入选数量,脱落和剔除病例情况,人口统计学和其他基线特征及安全性分析。

（3）描述性统计分析,定性指标以频数表、百分率或构成比描述;定量指标以均数、标准差或最大值、最小值、中位数描述。完成统计后提交统计报告书。

5. 资料存档　　总结结束后将原始研究资料存档。

（十四）试验总结

由Ⅰ期临床试验主要研究者做出总结,内容包括:

（1）Ⅰ期临床试验的安全剂量。

（2）推荐Ⅱ期临床研究的剂量和理由。

（3）未发生不良反应的剂量。

（4）发生轻度不良反应的剂量。

（5）发生中度不良反应的剂量。

（6）不良反应的性质、危害程度、发生时间、持续时间、有无前期征兆等。

（十五）预期进度

××××年××月:完成临床试验方案及其附属文件设计初稿。申办者、主要研究者及统计人员等讨论、修订并签署方案。正式签订协议。临床试验方案及其附属文件,提交伦理委员会审议批准。申办者准备试验用药及试验文件。

　　试验用药及相关物资、经费到位后开始临床试验，招募、筛选受试者，预计 6 个月完成Ⅰ期临床试验。

　　试验结束后，统计、总结Ⅰ期临床试验资料，评价临床试验结果。

三、耐受性临床试验设计注意事项

　　1. 如Ⅰ期耐受性试验的"最大剂量"设计过低，未达到药物实际的最大耐受量，将导致得出的Ⅱ期临床试验推荐剂量偏低，可能直接影响Ⅱ期临床试验药物的有效性；如果剂量设计过大可能会影响受试者的安全性，因此应谨慎设计最大剂量。应该充分认识到实验动物与人之间的种属差异，以及毒理研究所提供的安全剂量与人体试验存在差距的可能性，对安全性指标的设计要全面并科学评价。

　　2. 耐受性试验由于受试者例数较少，因此对受试者在受试过程中出现的变化，逐例进行专业分析更为重要。推荐采用随机、盲法、安慰剂对照等设计，会有利于排除主观因素产生的偏倚，对耐受性试验结果做出正确判断。

　　3. 耐受性试验如果是以患者为受试者，比如适应证为肿瘤的药物，在不增加受试者痛苦的前提下，可同时进行一些无创伤性检查以观察药效。

　　4. 如为静脉给药，选择配液对药物的临床使用具有非常重要的意义。对配液种类的选用也应该是Ⅰ期临床试验需要解决的关键问题之一，选择在输液泵观察滴速、心电监护观察生命体征的情况下使用，并且注意盲法的实施。

四、试验方案推荐模板

模板 5.01

×××××机构Ⅰ期试验研究室		文件编号	SOP/XX.ZZ/YY.W
起草者（注：初订文件）或 修订者（注：修订文件）		版本号	
审核者		版本日期	
批准者		批准日期	

新药研究批件：国家药品监督管理局

××××药Ⅰ期临床人体耐受性试验

申办单位　　　　　　　××××

临床试验单位　　　　　××××

合同研究组织　　　　　××××

方案编号　　　　　×××××

方案版本号　　　　×××××

方案制定日期　.　　×××年××月××日

1. 申办者

我将根据《药物临床试验质量管理规范》规定,认真履行申办者职责。

单位:×××××

地址与邮编:××××××

电话:×××××

签名:×××

　　　年　　月　　日

2. 主要研究者

我将根据《药物临床试验质量管理规范》规定,认真履行研究者职责,遵从本方案的规定开展临床试验。

单位:×××××

地址与邮编:××××××

电话:××××××

签名:×××

　　　年　　月　　日

3. 生物统计专业人员

我将根据《药物临床试验质量管理规范》规定,认真履行生物统计人员职责。

单位:×××××

地址与邮编:××××××

电话:××××××

签名:×××

　　　年　　月　　日

4. 合同研究组织

我将根据《药物临床试验质量管理规范》规定,认真履行监查员的职责。

单位:×××××

地址与邮编:××××××

电话:××××××

签名:×××

　　　年　　月　　日

摘　要

题目	××××
试验机构	××××
目的	××××
试验设计	××××
受试人群	××××
样本量	××××
给药方法	××××
观察指标	××××
总结内容	××××
预期试验进度	××××

目　录

×××× 药 I 期临床人体耐受性试验方案

一、研究背景

项目基本概况, 处方组成, 开发前景。

（一）药学研究

（二）药理药效学研究

1. 一般药理研究

2. 主要药效学试验

（三）毒理学研究

1. 急性毒性试验

1.1 ×××药对小鼠的急性毒性试验

1.2 ×××药对大鼠的急性毒性试验

2. 长期毒性试验

2.1 ×××药对大鼠长期毒性试验

2.2 ×××药对Beagle犬长期毒性试验

2.3 ×××药刺激性、过敏性、皮肤被动过敏性、溶血性试验研究

3. 处方中药物的不良反应报道

二、试验目的

选择健康人为受试者，从安全的初始剂量开始，考察人体对试验药物的初步耐受性和安全性，为制订×××药Ⅱ期临床试验给药方案提供安全的剂量范围。

三、试验总体设计

（一）试验设计类型

1. 随机

2. 盲法

3. 安慰剂对照

（二）试验方法

计划入组××例健康受试者进入试验，分为××个剂量组，各剂量组的计划用药量分别为××mg、××mg、××mg、××mg、××mg、××mg的××胶囊。

1. 单次给药耐受性试验

2. 累积性（多次给药）耐受性试验

（三）试验步骤

见"临床试验流程图（单次给药）""临床试验流程图（累积性，多次给药）"。

四、受试者选择

（一）纳入标准

1. 年龄在18~50（含周岁）岁的健康受试者，同批受试者年龄相差不超10岁，男女各半。

2. 正常男性受试者体重一般不低于50kg，女性受试者一般不低于45kg，体重指数（BMI）应在19.0~24.0（含边界值）。

3. 受试者在整个临床试验期间无生育计划，愿意并能够在试验期间及试验结束后3个月内采取医学接受的可靠避孕措施。

4. 体格检查及理化检查正常或异常无临床意义者。

5. 自愿签署知情同意书，知情同意过程符合GCP规定者。

(二)排除标准

1. 有心、脑、肝、肾及造血系统等慢性病史或严重原发性疾病病史;吞咽困难或任何胃肠系统疾病并影响药物吸收的病史者。

2. 过敏体质,如对一种药物或食物过敏者;已知对试验用药组分过敏者。

3. 乙肝表面抗原阳性,梅毒、AIDS 和 HIV 病毒感染者。

4. 处于妊娠期或哺乳期的女性受试者。

5. 服药前 14d 内使用任何处方或非处方药物者(包括中药)。

6. 3 个月内用过已知对某脏器有损害的药物或目前正在使用药物者。

7. 在给药前 3 个月内参与其他任何临床试验者。

8. 试验前 4 周内接受过手术,或计划在研究期间进行手术者。

9. 试验前 3 个月内献血或失血超过 400ml 者。

10. 对饮食有特殊要求,不能遵守统一饮食者。

11. 试验前 3 个月内每天饮用过量茶、咖啡或含咖啡因的饮料(8 杯以上,1 杯 =250ml)者。

12. 嗜烟者,或试验前 3 个月每日吸烟量多于 5 支者。

13. 酗酒者或试验前 6 个月内经常饮酒者,即每周饮酒超过 14 单位酒精(1 单位 =360ml 啤酒或 45ml 酒精量为 40% 的烈酒或 150ml 葡萄酒)者。

14. 滥用药物者或试验前 3 个月使用过软毒品(如:大麻)或试验前 1 年服用过硬毒品(如:可卡因、苯环己哌啶等)者。

15. 研究者认为不宜入组的受试者,如依从性差、不愿意接受研究措施者。

(三)中止试验标准

1. 在剂量递增过程中出现了严重不良反应,或出现严重过敏反应者。

2. 半数及以上受试者(如 4/8)出现不良反应者。

3. 达到试验设计的最大剂量时,虽未出现不良反应,亦应中止试验。

(四)受试者退出标准

1. 受试者依从性差,不能按时按量用药。

2. 使用或摄入其他影响耐受性判断的药物或食物。

3. 受试者不愿意继续进行临床试验,向主管医生提出退出者。

(五)受试者的剔除标准

1. 受试者选择不符合纳入标准,符合排除标准。

2. 未曾使用试验用药。

3. 在入组之后没有任何数据。

资料统计分析前,由统计人员及主要研究者讨论判断是否剔除。

五、试验方法

(一)单次给药耐受性试验

1. 起始剂量的估算 见表 1。

小鼠急性毒性 LD_{50}

大鼠长毒的最低有毒量 = ×× mg/kg

Beagle 犬长毒试验中的最低有毒量 = ×× mg/kg

小鼠 MED= ×× mg/kg

大鼠 MED= ×× mg/kg

根据美国 FDA《人体首剂最大安全起始剂量的估算》。

表1　起始剂量估算表

动物	改良 Blach well 法		Dollry 法	FDA
	LD$_{50}$	长毒最低有毒量	MED	NOAEL 法
小鼠	×× /600= ××	–	×× /50=0.1	–
大鼠	–	×× /60= ××	×× /50=0.05	HED × 1/10= ×× mg/kg × ×× × 1/10= ×× mg/kg
Beagle 犬	–	×× /60= ××	–	HED × 1/10= ×× mg/kg × ×× × 1/10= ×× mg/kg
取值范围	×× ~ ××			

起始剂量：取值范围 ×× ~ ×× mg/kg，按照人 60kg 体重计算，换算人用剂量 ×× ~ ×× mg/(d·人)。该药临床推荐剂量为 ×× ~ ×× 粒 /d，考虑临床可操作性，与申办者商定初始剂量设定为 ×× mg/d。

2. 最大剂量的估算　见表2。

表2　最大剂量估算表

动物	最低中毒量 /(mg/kg)
大鼠	×× /10= ××
Beagle 犬	×× /10= ××
取值范围	×× ~ ××

按照人 60kg 体重计算为，换算人用剂量 ×× ~ ×× mg/(d·人)。与申办者商定最大剂量设定为 ×× mg/d。

3. 剂量递增方案　参照改良 Fibonacci 法递增（表3）。

表3　改良 Fibonacci 法递增剂量表

组别	1	2	3	4	5
递增比例 /%	起始量	+100	+100	+50	+33
×× 提取物 /mg					
用药量 / 粒					
试验组 / 例					
安慰剂组 / 例					
合计 / 例					

4. 试验例数与分组　按剂量递增方案分为 ×× 组,共 ×× 例,男女各半,其中试验组 ×× 例,安慰剂组 ×× 例,各剂量组及组别男女各半。

试验从第 1 剂量组顺次进行,不能同时进行 2 个剂量组的试验。如上一剂量组半数或以上受试者出现不良反应,由研究者与申办者共同商定是否进行下一剂量组的试验。试验达到最大剂量仍无不良反应时,试验即可结束。每个受试者只接受一个相应的剂量,不得再次使用其他剂量。

(二)累积性(多次给药)耐受性试验设计

试验例数与分组:×× 个剂量组,每组 ×× 例,试验组与安慰剂组的比例为 ××,共 ×× 例,男女各半。根据单次给药耐受性试验,确定单次最大耐受量进行累积性耐受性试验。如试验中半数或以上受试者出现不良反应,则再下降一个剂量进行另一组试验;如试验中未见明显的不良反应,则上升一个剂量(即用最大耐受量)进行一组试验。

(三)试验药物与给药

1. 试验用药名称、规格及包装

1.1 试验药品:××,××g/ 粒,由 ×× 生产。经检验符合临床研究用质量标准(草案)。试验用药批号须与检验批号一致。

1.2 安慰剂:由申办者按照双盲要求提供。

申办者对试验用药进行包装,并由专人核对,包装过程有记录。

2. 试验用药分配、清点、保存与回收　试验用药由机构药库进行管理,专柜上锁。护士按医嘱发药。剩余试验用药单独存放,在《临床试验药物使用记录表》上登记剩余数量,并于临床试验结束时,集中退还申办者或销毁。

3. 给药方法

3.1 单次给药:空腹口服,一日 1 次,每次 ××mg,温开水 200~250ml 送服,护士亲视服下。

3.2 累积性给药:空腹口服,给药为一日 × 次,每次 ××mg,连续给药 7 天,温开水 200~250ml 送服,护士亲视服下。

(四)观察指标

1. 人口学特征　性别,年龄,身高,体重,职业,民族。

2. 筛选指标(仅给药前做)　乙肝两对半定性,全胸片,尿妊娠试验(女性育龄期)。

3. 安全性观察指标

3.1 预期不良反应(动物毒性试验):××。

3.2 理化检查:①尿妊娠试验(女性);②血常规,尿常规,微量白蛋白尿(尿白蛋白与尿肌酐比值,UACR),尿 N- 乙酰 -β-D- 氨基葡萄糖苷酶(尿 NAG 酶),大便常规;③血清生化检查:丙氨酸氨基转移酶(ALT)、天冬氨酸氨基转移酶(AST)、总胆红素(TBIL)、碱性磷酸酶(ALP)、γ- 谷氨酰转移酶(GGT)、总蛋白(TP)、白蛋白(ALB)、血清肌酐(Scr)、血尿素(BUN)、钠离子、氯离子;④凝血功能:凝血酶原时间(PT)、部分活化凝血活酶时间(APTT)、纤维蛋白原(FIB)、凝血酶时间(TT);⑤心电图。

3.3 体温、心率、心律、呼吸、血压、体重、不良事件。

（五）试验流程（流程图见附件）

1. 单次耐受性试验流程

1.1 筛选期（第 –7~0 天）

1.1.1 取得书面知情同意书。

1.1.2 人口资料的搜集。

1.1.3 进行生命体征检查。

1.1.4 既往病史（慢性病史或手术史）、合并用药、吸烟或饮酒等情况收集。

1.1.5 体格检查：进行系统的体格检查，包括一般情况、皮肤、颈部（包括甲状腺）、眼、耳、鼻、喉、胸部、腹部、背部、淋巴结、四肢和神经系统检查等。

1.1.6 胸片检查。

1.1.7 B 超检查：肝、胆、脾、肾。

1.1.8 乙肝两对半定性，梅毒，艾滋病病毒检测。

1.1.9 理化检查：①血妊娠试验（女性育龄期）；②血常规，尿常规，微量白蛋白尿（尿白蛋白与尿肌酐比值，UACR），尿 N- 乙酰 -β-D- 氨基葡萄糖苷酶（尿 NAG 酶），大便常规；③血清生化检查：丙氨酸氨基转移酶（ALT）、天冬氨酸氨基转移酶（AST）、总胆红素（TBIL）、碱性磷酸酶（ALP）、γ- 谷氨酰转移酶（GGT）、总蛋白（TP）、白蛋白（ALB）、血清肌酐（Scr）、血尿素氮（BUN）、钾离子、钠离子、氯离子；④凝血功能：凝血酶原时间（PT）、部分活化凝血活酶时间（APTT）、纤维蛋白原（FIB）、凝血酶时间（TT）；⑤心电图。

1.1.10 核查入选 / 排除标准：符合所有入选标准并且没有违反任何排除标准的受试者才可入选此试验。

1.2 第 –1 天

1.2.1 受试者入住Ⅰ期病房。

1.2.2 测量并记录生命体征：体温（℃）、脉搏（次 /min）、呼吸（次 /min）和血压（mmHg）。

1.2.3 体格检查。

1.2.4 尿妊娠检查（女性）。

1.3 研究阶段（第 1 天）

1.3.1 根据分配的随机号，空腹口服试验药物或安慰剂，剂量为 ×× mg，一日 1 次。温开水 200~250ml 冲服，护士亲视服下。

1.3.2 生命体征：在给药前和给药后 30min，1h，2h，4h，8h，12h，24h 测量生命体征，包括测量体温、脉搏、呼吸和血压。

1.3.3 不良事件：记录受试者发生的所有 AE。

1.3.4 合并用药：记录受试者的合并用药。

1.4 试验结束阶段（给药后 24h）

1.4.1 体格检查：进行系统的体格检查。

1.4.2 理化检查：①血常规，尿常规，微量白蛋白尿（尿白蛋白与尿肌酐比值，UACR），尿 N- 乙酰 -β-D- 氨基葡萄糖苷酶（尿 NAG 酶），大便常规；②血清生化检查：丙氨酸氨基转移酶（ALT）、天冬氨酸氨基转移酶（AST）、总胆红素（TBIL）、碱性磷酸酶（ALP）、γ- 谷氨酰转移酶（GGT）、总蛋白（TP）、白蛋白（ALB）、血清肌酐（Scr）、血尿素氮（BUN）、钾离子、钠离子、氯离子；③凝血功能：凝血酶原时间（PT）、部分活化凝血活酶时间（APTT）、纤维蛋白原（FIB）、凝血酶时间（TT）；④心电图。安全性评价。

1.4.3 受试者出院。

1.5 门诊随访阶段（给药后72h）：记录出院后有无不良事件，有无合并用药，以及AE随访等。

2. 多次耐受性试验流程

2.1 筛选期（第 –7~0 天）

2.1.1 取得书面知情同意书。

2.1.2 人口资料的搜集。

2.1.3 进行生命体征检查。

2.1.4 既往病史（慢性病史或手术史）、合并用药、吸烟或饮酒等情况收集。

2.1.5 体格检查：进行系统的体格检查，包括一般情况、皮肤、颈部（包括甲状腺）、眼、耳、鼻、喉、胸部、腹部、背部、淋巴结、四肢和神经系统检查等。

2.1.6 胸片检查。

2.1.7 B超检查：肝、胆、脾、肾。

2.1.8 乙肝两对半定性，梅毒，艾滋病病毒检测。

2.1.9 理化检查：①血妊娠试验（女性育龄期）；②血常规，尿常规，微量白蛋白尿（尿白蛋白与尿肌酐比值，UACR），尿 N- 乙酰 -β-D- 氨基葡萄糖苷酶（尿 NAG 酶），大便常规；③血清生化检查：丙氨酸氨基转移酶（ALT）、天冬氨酸氨基转移酶（AST）、总胆红素（TBIL）、碱性磷酸酶（ALP）、γ- 谷氨酰转移酶（GGT）、总蛋白（TP）、白蛋白（ALB）、血清肌酐（Scr）、血尿素氮（BUN）、钾离子、钠离子、氯离子；④凝血功能：凝血酶原时间（PT）、部分活化凝血活酶时间（APTT）、纤维蛋白原（FIB）、凝血酶时间（TT）；⑤心电图。

2.1.10 核查入选 / 排除标准：符合所有入选标准并且没有违反任何排除标准的受试者才可入选此试验。

2.2 第 –1 天

2.2.1 受试者入住Ⅰ期病房。

2.2.2 测量并记录生命体征：体温（℃）、脉搏（次 /min）、呼吸（次 /min）和血压（mmHg）；体格检查。

2.2.3 尿妊娠检查（女性）。

2.3 研究阶段（第 1~7 天）

2.3.1 根据分配的随机号，空腹口服试验药物或安慰剂，各组单次剂量参照单次耐受结果，一日 1 次，连续给药 7 天。温开水 200~250ml 冲服，护士亲视服下。

2.3.2 生命体征：每日在给药前和给药后 30min, 1h, 2h, 4h, 8h, 12h, 24h 测量。

2.3.3 AE：记录受试者发生的所有 AE。

2.3.4 合并用药：记录受试者的合并用药。

2.3.5 用药后第 72 小时（1 小时）需进行以下检测：①血常规：血红蛋白、血细胞比容

（HCT）、红细胞、白细胞计数及分类（中性粒细胞、嗜碱性粒细胞、嗜酸性粒细胞、单核细胞、淋巴细胞）、血小板计数；②二便常规、微量白蛋白尿（尿白蛋白与尿肌酐比值，尿 ACR），尿 *N*- 乙酰 -β-*D*- 氨基葡萄糖苷酶（尿 NAG 酶）；③血清生化检查：丙氨酸氨基转移酶（ALT）、天冬氨酸氨基转移酶（AST）、总胆红素（TBIL）、碱性磷酸酶（ALP）、γ- 谷氨酰转移酶（GGT）、总蛋白（TP）、白蛋白（ALB）、血清肌酐（Scr）、血尿素（BUN）、钾离子、钠离子、氯离子；④凝血功能：凝血酶原时间（PT）、部分活化凝血活酶时间（APTT）、纤维蛋白原（FIB）、凝血酶时间（TT）；⑤心电图。

2.4　试验结束阶段（末次给药后 24h）

2.4.1　体格检查：进行完整的体格检查。

2.4.2　理化检查：①血妊娠试验（女性育龄期）；②血常规、尿常规、微量白蛋白尿（尿白蛋白与尿肌酐比值，UACR）、尿 *N*- 乙酰 -β-*D*- 氨基葡萄糖苷酶（尿 NAG 酶）、大便常规；③血清生化检查：丙氨酸氨基转移酶（ALT）、天冬氨酸氨基转移酶（AST）、总胆红素（TBIL）、碱性磷酸酶（ALP）、γ- 谷氨酰转移酶（GGT）、总蛋白（TP）、白蛋白（ALB）、血清肌酐（Scr）、血尿素氮（BUN）、钾离子、钠离子、氯离子；④凝血功能：凝血酶原时间（PT）、部分活化凝血活酶时间（APTT）、纤维蛋白原（FIB）、凝血酶时间（TT）；⑤心电图。

2.4.3　安全性评价。

2.4.4　受试者出院。

2.5　门诊随访阶段（出组后第 7 天）：记录出院后有无不良事件，有无合并用药，以及 AE 随访等。

六、不良事件的观察

（一）定义

不良事件指受试者接受试验药物后出现的任何不良医学事件，但并不一定与所用药物有因果关系，分为一般不良事件和严重不良事件。严重不良事件是在临床试验过程中发生的需住院治疗、延长住院时间、引起伤残、影响工作能力、危及生命或死亡、导致先天畸形等事件。

试验药物的不良反应是通过对临床试验过程中发生的不良事件与试验药物因果关系的判断得来的，是指试验药物在应用过程中产生的有害而非所期望的、但又与药物有因果关系的反应。

（二）试验用药预期不良反应

××。

（三）不良事件与药物因果关系判断

根据原卫生部药品不良反应监察中心制定的标准，按五级分类法分为"肯定、很可能、可能、可疑、不可能"。前四级判断为与试验药物相关（表 4）。

发生任何不良事件均应即时分析，并判断与药物的关系。

剂量依赖关系：应着重注意不良反应程度与剂量的关系。如有明显剂量依赖关系，说明该反应确为试验药物所引起，应予重视。

表4 原卫生部药品不良反应监察中心 AE 与试验药关联性评价标准

判断指标	判断结果				
	肯定	很可能	可能	可疑	不可能
1. 开始用药的时间和可疑出现的时间有无合理的先后关系	+	+	+	+	+
2. 可疑不良反应（ADR）是否符合该药品已知 ADR 类型	+	+	+	−	−
3. 所怀疑的 ADR 是否可以用患者的病理情况、合并用药、并用疗法或曾用疗法来解释	−	−	±	±	+
4. 停药或降低剂量可疑的 ADR 是否减轻或消失	+	+	±	±	−
5. 再次接触可疑药品后是否再次出现同样反应	+	?	?	?	−

反应的时间关系：重视不良反应发生的时间、是渐次加重还是自行缓解，并用自身前后对比进行分析。

（四）确定不良事件的程度

轻度：受试者可忍受，不影响治疗，不需要特别处理，对受试者康复无影响。

中度：受试者难以忍受，需要撤药中止试验或做特殊处理，对受试者康复有直接影响。

重度：危及受试者生命，致死或致残，需立即撤药或做紧急处理。

（五）不良事件观察与记录

研究者应要求受试者如实反映用药后的病情变化，避免诱导性提问。

研究者应详细观察、随时记录受试者用药后以及药物剂量改变后不良事件，包括症状、体征、理化检查结果，出现时间，发生过程，持续时间，特点，程度，处理措施与转归，及时判断与药物的因果关系，并填写"不良事件表"。

（六）不良事件的处理

对试验中出现的不良事件，包括严重不良事件，研究者采取有效的处理措施和积极的救治，保护受试者安全，并决定是否中止观察，随时记录 AE 发生过程、处理情况和转归，分析与药物的关系，并随访至症状或体征及相应理化检查恢复正常。

每一剂量组试验结束后，研究者对所有安全性结果进行统一评估，确定是否进入下一剂量组的试验。

（七）不良事件的报告

除在研究方案中另有约定外，研究者在获知 SAE 后应立即向申办者和临床试验机构办公室书面报告。SUSAR 的报告：①研究者应当立即向申办者书面报告所有严重不良事件（包括 SUSAR），随后应当及时提供详尽、书面的随访报告。涉及死亡事件的报告，研究者应当向申办者和伦理委员会提供其他所需要的资料，如尸检报告和最终医学报告。②申办者应当立即分析安全性信息，以个例安全性报告方式将 SUSAR 快速报告给所有参加临床试验的研究者及临床试验机构、伦理委员会。申办者对 SUSAR 判断与研究者不一致，也要快速报告。③研究者及时向伦理委员会报告由申办方提供的 SUSAR。④所报告的 SUSAR 涉及死亡事件，研究者应当向申办者和伦理委员会提供其他所需资料，如尸检报告和最终医学报告。

⑤SUSAR 报告的时限：对于致死或危及生命的 SUSAR 不得超过 7 天，并在随后的 8 天内报告、完善随访信息（申请人首次获知当天为第 0 天）。非致死或危及生命的非预期严重不良反应，申请人应在首次获知后尽快报告，但不得超过 15 天。⑥随访报告：申请人在首次报告后，应继续跟踪严重不良反应，以随访报告的形式及时报送有关新信息或对前次报告的更改信息等，报告时限为获得新信息起 15 天内。

（八）不良事件的随访

所有不良事件均应随访至症状体征消失，理化检查恢复正常。

七、试验的质量控制与保证

1. 所有研究过程均应建立标准操作规程。

2. 实验室的质控措施　建立实验观测指标的标准操作规程和质量控制程序。

3. I 期临床试验质控措施

3.1 试验前检查 I 期临床病房必须符合规范化要求，保证抢救设备齐全。

3.2 临床试验开始前对研究者（包括护理人员）进行试验方案的培训，签署研究者声明。

3.3 操作人员检查仪器功能良好无故障，并进行仪器试运行。

3.4 试验期间定时、统一进食标准餐。

4. 血压测量方法　受试者取坐位，安静休息 5min 后开始测量，上臂与心脏处在同一水平，采用经过验证的电子血压计，获得 SBP 和 DBP 读数，并记录。如血压超过正常值范围，应间隔 1~2min 重复测量，取 2 次读数的平均值记录。如果 SBP 或 DBP 的 2 次读数相差 5mmHg 以上，应再次测量，取 3 次读数的平均值记录。

5. 申办者任命监查员，保证临床试验中受试者的权益得到保障，试验记录与报告的数据真实、准确、完整无误，保证试验遵循已批准的方案、《药物临床试验质量管理规范》和有关法规。监查员访视的次数要能满足临床试验质量控制的需要。

八、伦理原则

（一）伦理审查

临床试验方案由主要研究者与申办者共同商定，报伦理委员会审批后实施。若本方案在临床试验实施过程中进行了修订，需再次报请伦理委员会批准后实施。如发现涉及试验用药的重要新资料则必须将知情同意书做书面修改送伦理委员会批准后，再次取得受试者同意。

（二）招募受试者

采用张贴"招募健康受试者布告"的方式发布有关信息→有意向者报名→阅读"知情告知页"→签署知情同意书→筛选→入选受试者随机分组，进行人体耐受性临床试验。"招募健康受试者布告""知情同意书"提交伦理委员会审查。

（三）受试者的医疗和保护

由研究医师和护士负责受试者的医疗护理。受试者在临床试验期间将免费住在 I 期病房,包括免费提供全部住院医疗护理费用和标准饮食;还将依据用药剂量的大小,得到数额不等的酬劳费。如果发生与试验药物有关的不良事件,还将得到免费的医疗。

(四)受试者隐私的保护

只有参与临床试验的研究人员和监查员才可能接触到受试者的个人医疗记录。药品监督管理部门有权视察临床试验记录。数据处理时将采用"数据匿名"的方式,省略可识别受试者个体身份的信息。受试者的医疗记录将保存在国家药品临床研究基地的资料档案室。

(五)知情同意的过程

筛选合格的受试者,研究者必须说明有关临床试验的详细情况,包括试验目的、试验程序、可能的受益和风险、受试者的权利和义务等,使受试者充分理解并有充分的时间考虑后表示同意,并签署"知情同意书"后方能开始临床试验。

九、数据管理和统计分析

(一)数据的采集

1. 研究者必须密切观察,保证数据采集记录及时、准确、完整、规范、真实。

2. 对观察记录做任何有证据的更正时只能划线,旁注改后的数据,说明理由,由研究者签名并注明日期,不得擦涂、覆盖原始记录。

3. 实验室检查项目齐全。试验病例完成观察后3天内将研究病历等资料交项目负责人审核。

(二)数据的监查

监查员审核每份研究病历,确认数据记录准确、规范、完整、真实,电子 CRF 数据与病历记录一致。监查员每次访视后书写"临床试验监查报告"。

(三)数据的检查和录入

数据管理员根据临床试验方案对研究病历进行检查,如有疑问,填写疑问表,由研究者对疑问表中的问题进行书面解答并签名,交回数据管理员,双份录入。疑问表应妥善保管。

(四)统计分析

由统计人员完成,内容包括:

1. 由于受试人数较少,单例的结果应结合专业分析。

2. 统计受试者入选数量,脱落和剔除病例情况,人口统计学和其他基线特征及安全性分析。

3. 描述性统计分析,定性指标以频数表、百分率或构成比描述;定量指标以均数、标准差或最大值、最小值、中位数描述。完成统计后提交统计报告书。

(五)资料存档

总结结束后将原始研究资料存档。

十、试验总结

由Ⅰ期临床试验主要研究者做出总结,内容包括:

1. Ⅰ期临床试验的安全剂量。

2. 未发生不良反应的剂量。

3. 发生轻度不良反应的剂量。

4. 发生中度不良反应的剂量。

5. 不良反应的性质、危害程度、发生时间、持续时间、有无前期征兆等。

6. 推荐Ⅱ期临床研究的剂量和理由。

十一、预期进度

2019 年 1 月：完成临床试验方案及其附属文件设计初稿。申办者、主要研究者及统计人员等讨论、修订并签署方案。正式签订协议。临床试验方案及其附属文件，提交伦理委员会审议批准。申办者准备试验用药及试验文件。

试验用药及相关物资、经费到位后开始临床试验，招募、筛选受试者，预计 6 个月完成Ⅰ期临床试验。

试验结束后，统计、总结Ⅰ期临床试验资料，评价临床试验结果。

十二、缩略语表

缩略语	项目名称	缩略语	项目名称
WBC	白细胞	ECG	心电图
GRA	中性粒细胞	MED	最小有效量
LYM	淋巴细胞	MTD	最大耐受量
RBC	红细胞	NOAEL	无明显不良反应的最高剂量
Hb	血红蛋白	HED	人体等效剂量
PLT	血小板	IC_{50}	半数抑制量
AST	天冬氨酸氨基转移酶	HCT	血细胞比容
ALT	丙氨酸氨基转移酶	MCV	红细胞平均体积
ALP	碱性磷酸酶	MCH	红细胞平均血红蛋白
GGT	γ-谷氨酰转移酶	MCHC	红细胞平均血红蛋白浓度
TBIL	总胆红素	RDW-S	红细胞分布宽度
DBIL	直接胆红素	MPV	血小板平均体积
TP	总蛋白	PCT	血小板压积
ALB	白蛋白	PDW	血小板分布宽度
BUN	血尿素氮	P-LCR	大型血小板比率
Scr	肌酐	PT	凝血酶原时间
TC	总胆固醇	APTT	部分活化凝血活酶时间
TG	甘油三酯	GLU	血糖
CK	肌酸激酶	CHOL	总胆固醇
CK-MB	肌酸激酶同工酶		

十三、参考文献

××××。

十四、附件

附件1：单次给药人体耐受性临床试验记录表

附件2：累积性（多次）给药人体耐受性临床试验记录表

附件1：单次给药人体耐受性临床试验记录表

×××× 药物单次给药人体耐受性临床试验记录表

	筛选期	研究阶段								随访	
	D-7~D-1	D1（给药）								D2	D4
		D-1	0h	30min	1h	2h	4h	8h	12h	24h	72h
签署知情同意书	×										
入选排除标准核实	×										
人口学特征	×										
生命体征	×	×	×	×	×	×	×	×	×	×	
既往病史	×										
合并用药	×	×	×	×	×	×	×	×	×	×	
抽烟或饮酒情况	×										
体格检查	×	×	×	×	×	×	×	×	×	×	
胸片检查	×										
B超检查	×										
梅毒	×										
HIV	×										
乙肝两对半（定性）	×										
血常规	×									×	
血妊娠	×									×	
二便常规	×									×	
尿微量白蛋白	×									×	
血清生化	×									×	
尿 NAG 酶	×									×	
凝血功能4项	×									×	
尿妊娠		×									
心电图	×									×	
AE 记录	×	×	×	×	×	×	×	×	×	×	×

续表

	筛选期	研究阶段								随访	
	D-7~D-1	D1（给药）								D2	D4
	D-1	0h	30min	1h	2h	4h	8h	12h	24h	72h
合并用药记录	×	×	×	×	×	×	×	×	×	×	×
受试者分组	×										
空腹给药		×									

附件2：累积性（多次）给药人体耐受性临床试验记录表

×× 药物累积性（多次）给药人体耐受性临床试验记录表

项目	筛选	入住	住院观察							出院	随访
	D-7~D0	D-1	D1	D2	D3	D4	D5	D6	D7	D8	D15
签署知情同意书	×										
采集人口学资料	×										
生命体征观察记录		×	×	×	×	×	×	×	×	×	
既往病史	×										
合并用药	×	×	×	×	×	×	×	×	×		
抽烟或饮酒情况	×										
体格检查	×	×								×	
胸片检查	×										
B超检查	×										
血妊娠	×									×	
血常规	×					×				×	
二便常规	×					×				×	
尿微量白蛋白	×					×				×	
血清生化	×					×				×	
尿NAG酶	×					×				×	
凝血功能	×					×				×	
心电图	×					×				×	
梅毒	×										
HIV	×										
乙肝两对半（定性）	×										
尿妊娠试验		×									
给药记录			×	×	×	×	×	×	×		
AE记录		×	×	×	×	×	×	×	×	×	×
记录合并用药	×	×	×	×	×	×	×	×	×	×	

（邹　冲）

第二节　药代动力学临床试验方案设计技术要点

一、概述

新药的临床药代动力学研究旨在系统阐明药物在人体内的吸收、分布、代谢和排泄的规律。不同类型药物的临床药代动力学特征不相同，不同注册分类的药物，研究者对其临床药代动力学规律认识的深度也不同，因此应根据所研究品种的实际情况进行综合分析，确定不同阶段所拟研究的具体内容，合理设计试验方案，采用科学可行的实验技术，实施相关研究，并做出相关综合性评价，为临床合理用药提供科学依据。临床药代动力学研究的主要内容包括：①健康受试者药代动力学研究；②目标适应证患者的药代动力学研究；③特殊人群药代动力学研究。

本节内容依据《药物临床试验质量管理规范》《药物Ⅰ期临床试验管理指导原则（试行）》《药物临床试验生物样本分析实验室管理指南（试行）》《化学药物临床药代动力学研究技术指导原则》《生物样品定量分析方法指导原则》，制定如下药代动力学临床试验方案设计技术要点。

二、生物样品分析测定技术要求

（一）常用分析方法

1. 色谱法　气相色谱法（GC）、高效液相色谱法（HPLC）、色谱 - 质谱联用法（LC-MS、LC-MS-MS、GC-MS、GC-MS-MS）等，可用于大多数药物的检测，是目前药物分析首选的分析方法。

2. 免疫学方法　放射免疫分析法、酶免疫分析法、荧光免疫分析法等，多用于蛋白质多肽类物质检测。

3. 微生物学方法　可用于抗生素药物的测定。

（二）方法学确证

为了保证分析方法可靠，一般应进行以下几方面的考察：

1. 特异性　特异性是指在样品中存在干扰成分的情况下，分析方法能够准确、专一地测定分析物的能力。一般需要做：①空白溶剂的干扰；②内源性物质的干扰；③内标对分析物的干扰；④分析物对内标的干扰。

2. 残留　通常在进样高浓度的样品后，系统的残留可能影响分析的准确度和精密度。必须采取相应的措施使残留最小。

3. 基质效应　基质指的是样品中被分析物以外的组分。对于以软电离质谱为基础的检测，特别是以 ESI 为主要电离方法时，基质常常对分析物的分析过程有显著干扰。因此需考察分析过程中的基质效应。

4. 标准曲线和线性范围　配制标准样品应使用与待测样品相同的生物介质。使用至少 6 个浓度建立标准曲线,定量范围要能覆盖全部待测生物样品的浓度,不得外推。建立标准曲线时应随行空白样品(不含分析物和内标的处理过的基质样品)和零值样品(含内标的处理过的基质样品)。校正后的标准曲线样品算得的浓度偏差符合要求。

5. 定量下限　定量下限是标准曲线上的最低浓度点,能够被可靠定量,信噪比要求一般大于 5。

6. 精密度与准确度　验证精密度与准确度,一般选择 4 个浓度的质控样品,包括定量下限样品、不高于定量下限浓度 3 倍的低浓度质控样品、标准曲线范围中部附近的中浓度质控样品以及标准曲线范围上限约 75% 处的高浓度质控样品。批内精密度与准确度每一浓度至少测定 5 个样品;批间精密度与准确度,通过至少 3 个分析批,在不同天制备并测定每个浓度至少 5 个测定值来评价。

7. 样品稳定性　通常采用低、高浓度质控样品进行以下情况稳定性考察。

(1)冻融情况下的稳定性:一般在 3 个冷冻 - 解冻周期内进行。

(2)在室温中的短期稳定性:样品放置时间取决于特定试验希望样品在室温下保存的时间。

(3)长期稳定性:样品储存时间应长于收集第 1 个样品到最后 1 个样品分析完毕的时间。

(4)储备液的稳定性:分析物和内标物储备液的稳定性在室温下一般至少考核 2~6h。另外还要考察储备(一般为 4℃或 20℃冷藏)过程中储备液的稳定性。一般将储备液的响应值与新配的储备液响应值进行比较。

(5)自动进样器样品的稳定性:一般在自动进样器设定的温度下进行。对进样过程的不同时间(第 1 个样品测定时间与最后 1 个样品测定时间)的稳定性考察。

8. 提取回收率　考察低、中、高 3 个质控浓度样品的提取回收率,应当获得一致、精密和可重现的回收率。

9. 稀释可靠性　如果某个生物样品的浓度高于定量上限,应采用相应的空白介质稀释后重新测定。要求稀释不影响样品检测的准确度和精密度。因此需配制含相同基质高于定量上限浓度的分析样品,用空白基质稀释该样品来证明稀释的可靠性。

10. 微生物学和免疫学分析　上述原则基本适用于生物学和微生物学或免疫学分析,但在方法确证中应考虑到其特殊性。微生物学或免疫学分析的标准曲线本质上是非线性的。结果的准确度是关键的因素。

上述分析检测的结果要求应符合相关的指导原则要求。

(三)生物样品分析

分析方法确证完成后开始进行样品检测。来自同一个体的生物样品最好在同一批中测定。同一分析批的试验条件应一致,每个分析批生物样品测定时应建立随行的标准曲线,并随行测定高、中、低 3 个浓度的质控样品,一个分析批中质控样品数应大于未知样品总数的 5%,每个浓度至少双样本,并应均匀分布在未知样品测试顺序中。每个未知样品一般测定一次,如果需要复测必须给出合理理由。质控样品测定结果应符合相关法规和指导原则要求,否则该分析批样品测试结果作废。

（四）用于评价方法重现性的试验样品再分析

选择 10% 的 C_{max} 附近和消除相样品，通过在不同天后，在另外一个分析批中重新分析试验样品，来评价实际样品测定的准确度。如果样品总数超过 1 000，则超出部分重新分析 5% 样品。对至少 67% 的样品重复测试，原始分析测得的浓度和重新分析测得的浓度之间的差异应在两者均值的 ±20% 范围内。

（五）分析数据报告

分析报告中至少应当包括：①方法建立与确证的数据；②样品分析的数据；③其他相关信息，如缺失样品的原因、对舍弃任何分析数据和选择所报告的数据说明理由等。

三、试验设计和研究要点

（一）健康受试者药代动力学研究

由于各种疾病的病理状态不同程度地对药物的药代动力学产生影响，为了客观反映药物在人体的药代动力学特征，多选择健康受试者。健康受试者的药代动力学研究在Ⅰ期临床病房中进行，包括单次与多次给药的药代动力学研究、进食对口服药物制剂药代动力学影响的研究、药物代谢产物的药代动力学研究以及药物相互作用的药代动力学研究。试验方案须经伦理委员会讨论批准，受试者必须自愿参加试验，并签订书面知情同意书。

1. 单次给药的药代动力学研究

（1）试验设计：对于首次用于人体试验的药物，出于安全性和伦理的考虑，每位受试者只给药 1 次，最常采用多剂量组平行设计。一般设计为在健康受试者（男女各半）中、随机、开放、多剂量组平行、单次给药的药代动力学试验。安全性好的药物，在伦理允许情况下，也可采用多剂量组、多周期的交叉设计。

（2）受试者的选择标准

1）健康状况：选择健康受试者（经过全面的体格检查及实验室检查，并根据试验药物的药理特点相应增加某些特殊检查）。女性受试者应排除怀孕。均以自愿为原则，除非是儿科方面的特殊需要，儿童一般不作为受试者。检查项目，目前尚无统一标准。一般至少应包括下列各项：体格检查方面，身高、体重不超常，无阳性体征发现，如心、肺听诊及血压正常，胸、腹部叩诊和触诊无异常发现，无明显的皮下淋巴结肿大等；实验室检查项目包括血、尿常规；血液生化检查包括肝、肾功能等；心电图检查等，上述检查结果均应在正常范围内或异常无临床意义。此外，还应询问受试者的既往病史、用药史、过敏史。

2）年龄和体重：受试者年龄应为年满 18 岁以上的成年人，一般为 18~45 岁。同批受试者年龄一般不宜相差 10 岁。正常受试者的体重一般不应低于 50kg，体重指数（BMI）一般在 19~24kg/m²。

3）受试者例数：一般为每组 8~12 例，男女各半。

4）遗传多态性：如已知受试药物代谢的主要药物代谢酶具有遗传多态性，应查明受试者该酶的基因型或者表型，使试验设计更加合理、结果分析更加准确。

（3）对试验药物的要求：试验药品应当在符合《药品生产质量管理规范》条件的车间制

备,经检验符合质量标准。

（4）药物剂量:一般选用低、中、高3种剂量。剂量的确定主要根据Ⅰ期临床耐受性试验的结果,并参考药效学、药代动力学及毒理试验的结果,以及经讨论后确定的拟在Ⅱ期临床试验时采用的治疗剂量推算。高剂量组剂量必须小于或等于人最大耐受的剂量。

（5）研究过程:受试者禁食过夜(不禁水)10h以上,次日早上空腹(注射给药时不需空腹)口服试验药物。按试验方案在服药前、后不同时间采集血样或尿样。试验期间受试者均应在监护室(病房)内,受试期间发生的任何不良事件,均应及时处理和记录。

（6）采样点的确定:采样点的设计对试验结果的可靠性起着十分重要的作用。一个完整的药-时曲线应包括吸收相、平衡相和消除相。一般在吸收分布相至少确定2~3个采样点,平衡相至少3个采样点,消除相至少3~5个采样点。服药前采空白血样品。整个采样时间应有3~5个消除半衰期,或采样持续到血药浓度为C_{max}的1/10~1/20。

如果同时收集尿样,采样点的确定可参考动物药代动力学试验中药物排泄过程的规律,应包括开始排泄时间,排泄高峰及排泄基本结束的全过程。

为保证最佳的采样点,建议在正式试验前进行预试验工作,根据预试验的结果审核并修正原设计的采样点。

（7）临床观察:观察受试者用药后发生的不良反应;出现异常情况或不良反应时应采取相应的措施,有关的观察应予以记录。

（8）药代动力学参数的估算:各受试者的血药浓度-时间的数据一般可用模型法或非房室模型分析,进行药代动力学参数的估算,求得药物的主要药代动力学参数。如用专用软件处理数据,应注明所用软件的名称、版本和来源,并对其可靠性进行确认。

2. 多次给药药代动力学研究 多数药物在临床上是连续多次应用的,考虑多次给药时可能引起药物在体内蓄积或改变药代动力学规律,故需进行多次给药药代动力学研究,考察多次给药后药物的稳态浓度(C_{ss}),达稳态浓度的速率和程度,药物谷、峰浓度之间的波动系数(DF)和药代动力学规律是否发生改变、是否存在药物蓄积作用和/或药酶的诱导作用。

多次给药药代动力学试验,一般参照单次给药试验的结果和Ⅱ期临床试验拟采用剂量范围,选择一个或者多个剂量。根据单次给药试验的消除半衰期确定给药间隔和给药天数,估算药物可能达到稳态浓度的时间。应连续测定3次(一般连续3天)的谷浓度(给药前)以确定已达到稳态浓度。一般选择单次给药试验一个或几个剂量组的受试者,在完成单次给药试验后进入多次给药试验。这样有利于比较每个受试者单次和多次给药药代动力学参数、计算蓄积因子。也可以选择新入选受试者连续进行单次和多次给药试验。常见的试验设计为在健康受试者中、随机、开放、单剂量组(或多剂量组平行)、多次给药的药代动力学试验。

根据试验中测定的谷浓度及稳态血药浓度-时间曲线数据,求得相应的药代动力学参数。将多次给药与单剂量给药的相应药代动力学参数进行统计学比较,观察是否存在明显的差异,特别在吸收和消除等方面有否显著的改变。

3. 进食对口服药物制剂药代动力学影响的研究 许多口服药物制剂的消化道吸收速

率和程度往往受食物的影响,研究时所进行的试验餐应该是高脂、高热量的配方。比较研究空腹和进高脂高热量餐后给药的药代动力学参数。常见的研究设计为:①随机、开放、单次给药、自身对照、两治疗(空腹和进高脂高热量餐)、两周期交叉试验设计。受试者随机分为两组,一组在第1周期空腹给药、第2周期餐后给药,另一组接受治疗的顺序相反。这种设计的优点是可以考察周期因素的影响。②随机、开放、单次给药、自身对照、两治疗、两周期、配对试验设计,这样的设计是自身配对设计,可以与单次给药试验结合进行。所有受试者在第1周期空腹给药、第2周期餐后给药。这两种设计,两组交叉试验应有足够的清洗期。受试者例数一般要求每个剂量组8~12例。通过试验,对进食是否影响该药吸收及其药代动力学规律进行分析。

4. 药物代谢产物的药代动力学研究 药物的代谢物可能具有药理活性,或具有毒性作用,或作为酶抑制剂而使药物的作用时间延长或作用增强,或通过竞争血浆和组织的结合部位来影响药物的处置过程。对于具有上述特性的药物,在进行原形药物单次给药、多次给药的药代动力学研究时,应考虑同时进行代谢物的药代动力学研究。

5. 药物相互作用药代动力学研究 两种或两种以上的药物同时或先后应用,可能在吸收、与血浆蛋白结合、诱导或抑制药酶、竞争排泄或重吸收等方面存在相互影响,影响各自在体内的过程和药效。因此需根据需要进行药物-药物相互作用药代动力学研究,明确引起相互作用的因素或机制。

(二)目标适应证患者药代动力学研究

在疾病状态(患者)时药物的代谢规律会发生改变,可能使药物的体内代谢过程不同于在健康人体内的过程。应进行目标适应证患者的药代动力学研究,以明确药物在拟应用的患者体内的吸收、分布、代谢、排泄4个过程的基本规律和特点。该研究一般在Ⅱ期和Ⅲ期临床试验中进行。包括单次给药和/或多次给药的药代动力学研究,也可采用群体药代动力学的研究方法。试验设计除受试者为相应患者外,其他试验条件和要求与健康受试者临床药代动力学研究相同。

(三)特殊人群的药代动力学研究

特殊人群的药代动力学研究是指肝功能损害患者、肾功能损害患者、老年人、儿科人群以及不同个体、种族的药代动力学研究。这些研究应酌情在Ⅱ、Ⅲ、Ⅳ期临床试验阶段进行。

(四)特殊药物的人体药代动力学研究

特殊药物的人体药代动力学研究目前国际上尚无明确的指导原则,应该本着科学的态度具体情况具体分析。例如以下药物的临床研究:

1. 特殊途径使用的药物 外用药物、透皮吸收制剂、滴眼液、滴鼻液、雾化吸入剂、栓剂等,是较难进行药代动力学研究的常见情况,由于给药途径特殊或剂量太小,因而血药浓度的测定目前还很困难。这类情况往往无法获得药物的人体药代动力学参数。但是,随着科学技术的进步,特别是高灵敏度分析方法的出现,对某些极低浓度药物的定量测定已有可能。

2. 体内原有物质 对于体内本来就存在的物质,特别是一些营养类药物,如多种维生素、氨基酸、糖、脂肪以及钙、锌、铁等元素,较难进行临床药代动力学研究。在这类药物的药代动力学研究中,通常可以通过比较给药前后的浓度变化,即在平衡(控制)饮食的基础上,扣除给药前(一段时间)的"本底"后,根据血中该物质浓度的变化来进行药代动力学研究。给药的方法要根据具体情况采用单剂量或多剂量的方式。

(五)临床药代动力学与药效动力学相关性研究

许多药物的血药浓度与其临床药效、毒性反应密切相关。通过临床药代动力学与药效动力学的相关性研究,可探讨药物的药效动力学和药代动力学相关性的规律、治疗血药浓度范围和中毒浓度,为临床用药的有效性、安全性提供依据和手段。

四、药代动力学研究设计注意事项

1. 排除影响因素

(1)选择受试者时应尽量排除那些可能引起结果不同的对象参加试验。如要求同批受试者年龄一般不宜相差 10 岁,体重指数在 $19\sim24kg/m^2$。如已知受试药物代谢的主要药物代谢酶具有遗传多态性,应查明受试者该酶的基因型或者表型,使试验设计更加合理、结果分析更加准确。

(2)研究过程中严格遵循方案要求,如定时定量饮水、饮食,试验期间不得服用茶、咖啡及果汁等饮料。受试者服药后避免剧烈运动,亦不得长时间卧床。

2. 预试验　在正式试验开始前应在 2~4 名受试者中进行预试验,对试验过程、服药剂量、试验观察时间、取样点的设置等做出选择,在此基础上修改后作为正式试验方案。

3. 研究设计　根据不同的试验目的采取随机、对照、重复和均衡的设计原则,避免试验的不科学。

4. 生物样品　样品采集过程严格按方案规定执行,包括采样时间、样品预处理、样品储存等环节。

5. 测定方法　在选择测定方法前,必须了解药物的理化性质,查阅文献资料选择合适的检测方法。方法的确证内容和结果需全面可靠,符合国际生物样品定量分析验证要求。建立和健全独立运行的生物样本分析实验室质保体系,确保检测结果的准确可靠。

6. 统计分析

(1)在药代动力学参数计算中,常使用 WinNonLin、3P87/97、DAS 等软件计算,注意软件使用的合法性、合理性、公正性。

(2)药代动力学房室模型的选择是否恰当直接影响结果的准确性。非房室模型计算不受房室的限制,客观性强,在药代动力学参数计算中普遍使用。

(3)研究数据的整理方式和统计分析方法应与研究目的和研究设计类型相一致。临床药代动力学试验中,两组或多组间的药代动力学参数进行比较时,由于每组的样本量少(8~12 例),通常进行差异性检验。

五、试验方案推荐模板

模板 5.02

新药临床研究批件: 国家药品监督管理局 ×××

×××× 药Ⅰ期临床药代动力学试验方案

申办单位:×××××××
临床试验机构:×××××××
方案设计:×××
版本号:××××
版本日期:×××××

1. 申办者

我将根据《药物临床试验质量管理规范》规定,认真履行申办者职责。

申办单位:×××××××

地址与邮编:×××××××,××××××

电话:×××××××

项目负责人签名:×××　　　　　　　　　　　年　　　月　　　日

2. 临床研究

我将根据《药物临床试验质量管理规范》规定,认真履行研究者职责,遵从本方案的规定开展临床试验。

研究机构:×××××××

地址与邮编:×××××××,××××××

电话:×××××××

主要研究者签名:×××　　　　　　　　　　年　　　月　　　日

3. 分析测试

我将根据《药物临床试验质量管理规范》规定,认真履行分析测试人员职责,遵从本方案的规定开展临床试验。

分析测试单位:×××××××

地址与邮编:×××××××,××××××

电话:×××××××

负责人签名:×××　　　　　　　　　　　　年　　　月　　　日

4. 统计分析

我将根据《药物临床试验质量管理规范》规定,认真履行生物统计人员职责,遵从本方案的规定开展临床试验。

统计单位：×××××××

地址与邮编：×××××××，××××××

电话：×××××××

负责人签名：×××　　　　　　　　　　　　　年　　月　　日

摘　要

题目	×××××药临床药代动力学试验
试验机构	×××××××
目的	对 ×××××× 药中的主要有效成分 ×××× 在健康人体内的药物代谢情况进行研究。建立 ×××××× 药主要有效成分 ×××× 在人体内测定方法，进行 ×××，××× 和 ××× 三个剂量组单次给药及 ××× 剂量组的多次给药药代动力学研究。计算 ×××× 药代动力学参数，对其在人体药代动力学参数进行分析并评价药代动力学特征，为临床合理用药提供参考依据。
试验设计	研究 ×××××× 药单剂量单次及多次给药中主要有效成分 ×××× 药代动力学特征。采用随机、平行、开放的试验设计。试验分为低、中、高 3 个剂量组。其中，低、高剂量组仅单次给药，中剂量组为单次给药和多次连续给药。
受试人群	18~45 岁健康受试者，男女各半。
样本量	×× 例。
试验药物	×××××× 药，规格：××××。
药物浓度测定	采用 ×××× 法测定血浆、尿液中的药物浓度，要求标准曲线的线性范围涵盖研究的药物浓度范围，测定方法应符合生物样品分析方法的要求。
药代动力学分析	血药浓度 - 时间数据，药物浓度 - 时间曲线；药代动力学参数（t_{max}、C_{max}、AUC_{0-t} 和 $AUC_{0-\infty}$、MRT、V_d、$t_{1/2}$、CL）及 $\bar{x} \pm s$；对于多剂量组，还需提供多次给药后的 C_{ss-max}、C_{ss-min}、AUC_{ss}、C_{ss-av} 和 DF。 不同剂量单次给药各剂量组的主要药代动力学参数 C_{max}、AUC_{0-t} 和 $AUC_{0-\infty}$ 是否存在线性药代动力学的过程；中剂量组各受试者单次给药和多次给药最后一次的主要药代动力学参数 C_{max}、$t_{1/2}$、AUC_{0-t} 和 $AUC_{0-\infty}$ 进行检验，评价多次给药后的药物蓄积情况；各剂量组内不同性别受试者的主要药代动力学参数 C_{max}、$t_{1/2}$、AUC_{0-t} 和 $AUC_{0-\infty}$ 进行检验，评价性别对药物体内药代动力学行为的影响。 从尿药浓度估算药物经肾排泄的速率和总量。
临床观察	不良反应发生情况
预期试验进度	×××× 年 ×× 月—×××× 年 ×× 月

目　录

××××药Ⅰ期临床药代动力学试验方案

一、研究背景

1. 简要介绍临床试验理论及政策依据,包括临床试验批文、法规文件等;申办单位;药物主要有效成分或主要有效部位、功用主治、规格、申办单位拟推荐的临床用法用量等。

2. 临床前资料内容　简要介绍试验药物制备工艺、质量标准及稳定性,药理药效研究内容包括一般药理、药效及毒理研究结果。

3. 以往国内外同类药物研究资料结果。

4. 文献资料关于试验药物药代动力学研究结果,包括临床前及临床研究。

5. Ⅰ期临床耐受性研究结果。

二、试验目的

对 ×××× 药中的主要有效成分 ×××× 在健康人体内的药物代谢情况进行研究。建立 ×××× 药主要有效成分 ×××× 在人体内测定方法,进行 ×××,××× 和 ×××3 个剂量组单次给药及 ××× 剂量组的多次给药药代动力学研究。计算 ×××× 药代动力学参数,对其在人体药代动力学参数进行分析并评价药代动力学特征,为临床合理用药提供参考依据。

三、生物样品分析方法的建立和验证

(一)特异性
目标化合物为 ××××,其结构式如下:××××

证明所测定的物质是 ××××,溶剂、内标、内源性物质和其他代谢物不干扰样品和内标的测定。

1. 空白溶剂的干扰 考察处理过程中所有外来添加剂的干扰(溶剂空白),至少重复分析 3 次。重复测定结果中最大干扰峰的响应应在标准曲线分析物定量下限(LLOQ)响应值的 20% 以内以及标准曲线定量上限(ULOQ)样品内标响应均值的 5% 以内。

2. 内源性物质的干扰 在不添加内标的情况下,至少考察 6 个不同来源的空白基质来证明内源性物质的干扰。当干扰组分的响应值低于 LLOQ 的 20% 以及 ULOQ 样品内标响应均值的 5% 时,即可接受。

3. 内标对分析物的干扰 考察内标在分析浓度水平(应配制在溶液中,避免血浆中内源性物质的干扰)对分析物 ×××× 测定产生的干扰,至少重复 3 次。重复测定结果中最大干扰峰的响应在标准曲线 LLOQ 响应均值的 20% 以内。

4. 分析物对内标的干扰 考察分析物 ×××× 在标准曲线 ULOQ 水平(分析物应配制在溶液中,避免血浆中内源性物质的干扰)对内标的干扰,至少重复 3 次。重复测定结果中最大干扰峰的响应应在标准曲线 ULOQ 样品内标响应均值的 5% 以内。

对于质谱法还应着重考察分析过程中的基质效应。分析至少 6 批来自不同供体的空白基质,通过分别加入高浓度和低浓度(定量下限浓度 3 倍以内及接近定量上限)基质,计算经内标归一化的基质因子。6 批基质计算的内标归一化的基质因子的变异系数不得 > 15%。

(二)标准曲线与定量范围

根据所测定物质的浓度与响应的相关性,用回归分析方法(如用加权最小二乘法)获得标准曲线。标准曲线高低浓度范围为定量范围,在定量范围内浓度测定结果应达到试验要求的精密度和准确度。

使用与待测样品相同的生物介质至少 6 个浓度建立标准曲线,定量范围要能覆盖全部待测生物样品的浓度,不得外推。建立标准曲线时应随行空白样品(不含分析物和内标的处理过的基质样品)和零值样品(含内标的处理过的基质样品)。提供标准曲线的线性方程、相关系数和权重系数(计算时不考虑空白样品和零值样品)。

校正后的标准曲线样品算得的浓度偏差应该在标示值的 ±15% 以内,LLOQ 除外,它应该在 ±20% 以内。

在日常分析中,每个批次试验必须有随行的标准曲线和质控样品分析。

对临床药代动力学研究,色谱法时至少要考察 6 个不同个体(受试者)的空白样品,并用混合的空白样品制备相应标准曲线。

(三)定量下限(LLOQ,又称灵敏度)

定量下限是标准曲线上的最低浓度点,要求至少能测出 3~5 个消除半衰期时样品中的药物浓度,或能检测出 C_{max} 的 1/10~1/20 时的药物浓度,其准确度应在真实浓度的 80%~120% 范围内,RSD 应小于 20%。应由至少 5 个标准样品测试结果证明。

(四)精密度与准确度

选择 4 个浓度水平:LLOQ,在 LLOQ 浓度 3 倍之内的低浓度质控样品(QC),标准曲线约 50% 处的中浓度 QC,以及标准曲线范围上限约 75% 处的高浓度 QC。批内测定每一浓度每批至少测定 5 个样品。为获得批间精密度,应至少连续 3 个分析批合格。

精密度用 LLOQ 及 QC 样品的批内(日内)和批间(日间)相对标准差 [RSD=(SD/X)×

100%]表示,一般 QC 样品的 RSD < 15%,LLOQ 附近则应 < 20%。

准确度用 LLOQ 及 QC 样品的实测浓度与真实浓度的比值(相对回收率)表示,一般 QC 样品应在 85%~115% 范围内,LLOQ 附近应在 80%~120% 范围内。

(五)样品稳定性

对含药生物样品在室温、冷冻和冻融条件下以及不同存放时间进行稳定性考察,以确定生物样品的存放条件和时间。稳定性试验的时间应不少于试验样品存放的时间。

注意储备液的稳定性以及样品处理后的溶液中分析物的稳定性。注意对进样过程的不同时间(第 1 个样品测定时间与最后 1 个样品测定时间)的稳定性考察。

(六)提取回收率(绝对回收率)

考察高、中、低 3 个浓度的提取回收率,其结果应当精密和可重现。

(七)分析系统残留

在进样标准曲线 ULOQ 样品后设置进样溶剂空白样品,考察分析物的系统残留,溶剂空白样品的响应应在标准曲线 LLOQ 样品响应均值的 20% 以内。

(八)稀释可行性评估

若样品测定过程中需要进行稀释,则需要进行稀释可行性评估,且样品稀释不应影响准确度和精密度。应该通过向基质中加入分析物至高于 ULOQ 浓度,并用空白基质稀释该样品(每个稀释因子至少 5 个测定值),来证明稀释的可靠性。准确度和精密度应在设定的标准之内,即分别在 85%~115% 和 ±15% 之内。稀释的可靠性应该覆盖试验样品所用的稀释倍数。

(九)质控样品

将已知量的待测药物加入生物介质中,配制高、中、低 3 个浓度的质控样品。

(十)质量控制

在生物样品分析方法确证完成之后开始测定试验样品。一个分析批包括空白样品(不含分析物和内标的基质样品,经过处理)和一个零值样品(含内标的基质样品,经过处理),包括至少 6 个浓度水平的标准曲线样品,至少 3 个水平的 QC 样品(低、中、高浓度,双重样品或至少试验样品总数的 5%,两者中取数量更多者),以及被分析的试验样品。所有样品(校正标样、QC 和试验样品)应在同一样品批中被处理。每个未知样品一般测定 1 次,必要时可进行复测。质控样品测定结果的偏差一般应 < 15%,低浓度点偏差一般应 < 20%。最多允许 33% 的质控样品结果超限,且不得均在同一浓度。如不合格,则该分析样品测试结果作废。

四、受试者选择

(一)纳入标准

1. 健康受试者。

2. 性别　男女各半。

3. 年龄　18~45 岁,同一批试验年龄不宜相差 10 岁以上。

4. 体重　按体重指数 = 体重 / 身高的平方(kg/m^2)计算,一般在 19~24 范围内,且不低于 50kg。

5. 个人嗜好　不吸烟,不嗜酒。

6. 体格检查正常;理化检查正常或异常无临床意义;妊娠试验阴性(育龄期女性);根据试验药物的药理特点相应增加某些特殊检查,符合要求。

7. 无 AIDS 和 HIV 病毒感染病史。

8. 试验前 2 周内、试验期间不服用其他任何药物。

9. 知情同意,自愿受试。获得知情同意书过程符合 GCP 规定。

(二)排除标准

1. 3 个月内参加过其他药物临床试验。

2. 3 个月内用过已知对人体脏器有损害的药物。

3. 有心、肝、肾、消化道、神经系统、精神异常及代谢异常等病史者。

4. 乙型肝炎、丙型肝炎抗体阳性,梅毒螺旋体阳性。

5. 怀疑或确有酒精、药物滥用史。

6. 过敏史,包括药物过敏史、食物过敏史、花粉过敏史及其他过敏性疾病史。

7. 妊娠期、哺乳期妇女。

8. 由于智力障碍不能给予充分知情同意者。

9. 3 个月内参加献血者。

10. 根据研究者判断,具有降低入组可能性(如体弱等),或使入组复杂化的其他病变

11. 研究者认为有不适合参加试验的其他因素者。

(三)中止试验标准

1. 试验过程中受试者出现严重不良反应。

2. 试验期间受试者服用影响试验结果的食物或药物。

3. 试验期间受试者生病,需要接受其他治疗。

4. 用药剂量与方法错误。

5. 受试者要求退出试验。

无论何种原因,对退出或中止的试验病例,不应有任何不利的行为,出于安全性的考虑,退出的受试者应进行全面的体格检查。对由于健康原因退出的受试者应进行跟踪治疗,使其异常的结果恢复正常或异常症状消失。保留上述受试者的病例记录表。

(四)终止试验标准

1. 在拟用的受试剂量下,半数以上受试者发生不能耐受的不良反应,应终止全部试验。

2. 申办者要求全面终止试验。

3. 行政主管部门要求全面终止试验。

(五)剔除标准

1. 病例选择违反了入组标准,本不应当进行随机化。

2. 未曾使用试验用药。

3. 在随机化之后没有任何数据。

4. 用药剂量与方法错误。

5. 采血时间错误。

6. 采血后处理、保藏、运输方法失误。

7. 使用了影响药代动力学结果的药物。

资料统计分析前,由统计人员及主要研究者讨论判断是否剔除。

五、试验药物

×××××药,规格:××××,批号:××××××,有效期:××××××,生产单位:×××××××。经检验符合临床研究用质量标准(草案)。试验用药批号须与检验批号一致。

六、试验设计

研究 ×××××药单剂量单次及多次给药中主要有效成分 ×××药代动力学特征。采用随机、平行、开放的试验设计。

按照国家药品监督管理局《化学药物临床药代动力学研究技术指导原则》规定及临床使用剂量,确定本次试验给药剂量。试验分为低、中、高 3 个剂量组。其中低、高剂量组仅单次给药,中剂量组为单次给药和多次连续给药。

1. 受试者的例数 ×× 例,男女各半。

2. 给药剂量与方式　根据药代动力学预试验研究结果和Ⅰ期临床耐受性安全剂量研究结果,确定试验低、中、高 3 个剂量组分别为 ×××,×××,×××。其中低、高剂量组仅单次给药;中剂量组为单次给药和多次连续给药,单次给药取血结束后开始多次给药试验,每日给药 × 次,连续 × 天。

3. 采样点的确定

3.1 单次给药:低、高剂量组给药前及给药后 ×h,×h,×h,×h,×h,×h,×h,×h,×h,×h,×h,×h,×h取血××ml。

3.2 多次给药:中剂量组完成单次给药(过程同上)取血结束后开始多次给药试验,每日给药 × 次,连续 × 天,最后一天早晨空腹给药一次后采集各时间点血样(过程同单次给药)。期间分别于第 ×、×、×、× 日早晨采集给药前血样。

需要做尿药浓度检测的试验,同时收集受试者尿样品。给药前排空膀胱,按照给药后 ×h,×h,×h,×h,×h,×h时段收集尿液。

七、研究过程

伦理委员会批准后进行受试者招募,试验前2周内完成筛选体检、筛选及安全性理化指标检查。

(一)给药时间与规定

受试者于试验前 1 天和试验期内均勿饮用酒类、咖啡类饮料或果汁和茶。试验前 1 天入住Ⅰ期病房,统一标准晚餐,禁食 10h。次日早晨空腹服用 ×××××药,用 250ml 温开水送服;服药 2h 后方可再饮水,4h 后统一进食低脂肪饮食。服药顺序为从受试者 ×、×…×,

每个受试者服药间隔依取血速度而定,一般间隔2min。

(二)标本采集、标识、预处理及保存

标本的采集在Ⅰ期病房进行。由护理人员用一次性注射器和/或留置针由肘静脉取血量×ml,置于已标识的采血管中。受试者按×、×⋯编号,试管按0,1,2⋯编号,如受试者×的试管编号按×0,×1,×2⋯。每次采血后立即进行预处理。血样标本在离心速度3 000r/min下离心10min,分离上层血浆,将血浆分成两等份,置1.5ml塑料离心管中,一份用于分析检测,另一份作备份,预存于 −20℃冰箱,并于24h内转移至 −70℃冰箱储藏,待测。给药前排空膀胱,收集空白尿并留取适量,按照给药开始后×h,×h,×h,×h,×h,×h时段收集尿液,混匀后记录总尿量并留取15ml,分成两等份,置××ml塑料离心管中,一份用于分析检测,另一份作备份,预存于 −20℃冰箱,并于24h内转移至 −70℃冰箱储藏,待测。每次采集生物样本需填写采集记录(时间、编号等),并签名。

(三)注意事项

受试者服药后避免剧烈运动,亦不得长时间卧床。在临床医生的监护下,观察不良反应发生情况以及一般情况。一旦出现严重的不良反应,应采取相应的急救措施和治疗。

(四)伴随用药和治疗

除非试验方案中有说明,否则在试验期间受试者不得服用任何其他药物;在筛选期和试验结束前的随访中将为受试者进行临床实验室检查、心电图检查和全面体格检查;整个临床试验期间,受试者将得到研究者和护理人员的监护及不良事件的监测,并可以随时进行临床试验相关问题的问询。

(五)禁忌与限制

受试者在试验前24h及试验中不得吸烟和饮用含咖啡因、酒精的饮料;受试者每次给药都必须留在研究场所即 ×××××医院Ⅰ期病房;受试者在整个研究过程中必须避免剧烈的体力活动和长时间卧床。

(六)安全性指标

血常规、尿常规、大便常规、肝肾功能(AST、ALT、ALP、GGT、T-P、A、TBIL、BUN、Scr),心电图及根据试验药物的药理特点相应增加的某些特殊检查。

筛选指标:乙肝五项、尿妊娠试验(育龄期女性)、HCV病毒抗体、TP抗体、HIV病毒抗体测定、全胸片。

试验前2周内完成筛选及安全性指标检查。

最后一个采血点检查安全性指标。

(七)随访

试验结束后对受试者进行1周的电话随访,对于试验结束时实验室结果异常者及时进行复查、追踪随访。

八、药物浓度测定

采用 ××××法测定血浆、尿液中的药物浓度,要求标准曲线的线性范围涵盖研究的药物浓度范围,测定方法应符合生物样品分析方法的要求。

九、药代动力学评价

（一）药代动力学参数的估算

用非房室模型法估算药代动力学参数，t_{max} 和 C_{max} 均为实测值，曲线下面积（AUC），平均驻留时间（MRT）、表观分布容积（V_d/F）、清除率（CL/F）和半衰期（$t_{1/2}$）分别按下列各式估算：

$$AUC_{0-t} = \sum (C_i + C_{i-1})(t - t_{i-1})/2$$

$$AUC_{0-\infty} = AUC_{0-\tau} + R_t/\lambda_Z$$

$$AUMC_{0-t} = \sum (t_i C_i + t_{i-1} C_{i-1})(t_i - t_{i-1})/2$$

$$AUMC_{0-\infty} = AUMC_{0-\tau} + R_\tau(t/\lambda_Z + 1/\lambda_Z^2)$$

$$MRT = AUMC_{0-\infty}/AUC_{0-\infty}$$

$$V_d/F = D/(\lambda_Z \times AUC_{0-\infty})$$

$$CL/F = D/AUC_{0-\infty}$$

$$t_{1/2} = 0.693/\lambda_Z$$

式中 R_t 为服药后 t h 的血药浓度，λ_Z 为末端相消除速率常数，D 为剂量。

对于多剂量组，还需提供多次给药后 ×××× 的 C_{ss-max}、C_{ss-min}、AUC_{ss}、C_{ss-av} 和 DF。其中 C_{ss-max}、C_{ss-min} 为给药间隔 τ 内的实测值，AUC_{ss} 利用梯形面积法求算，$C_{av} = AUC_{ss}/\tau$，波动度 $DF = (C_{ss-max} - C_{ss-min})/C_{av} \times 100\%$

（二）药代动力学参数的统计分析

采用 ×××× 对药代动力学参数进行统计分析。

1. 不同剂量单次给药药代动力学参数的线性分析　各剂量组的主要药代动力学参数 C_{max}、AUC_{0-t} 和 $AUC_{0-\infty}$ 进行自然对数转化后与给药剂量进行线性回归，得相关系数和线性回归方程，评价药物是否存在线性药代动力学的过程。将各剂量组间的 $t_{1/2}$ 进行组间独立样本 t 检验，评价其组间差异。

2. 中剂量多次给药后药物蓄积情况评价　对中剂量组各受试者单次给药和多次给药最后一次的主要药代动力学参数 C_{max}、$t_{1/2}$、AUC_{0-t} 和 $AUC_{0-\infty}$ 进行配对 t 检验；对多次给药后谷浓度 C_{ss-min} 进行日间独立样本 t 检验，评价多次给药后的药物蓄积情况。

3. 性别差异分析　对各剂量组内不同性别受试者的主要药代动力学参数 C_{max}、$t_{1/2}$、AUC_{0-t} 和 $AUC_{0-\infty}$ 进行独立样本 t 检验；对各组单次给药受试者整体的 $t_{1/2}$ 以性别进行分组后进行独立样本 t 检验，评价性别对药物体内药代动力学行为的影响。

（三）从尿药浓度估算药物经肾排泄的速率和总量

排泄量（μg）= 该时间段尿药浓度 × 该时间段尿液排泄体积

尿液中累积排泄量的计算方法如下：

累积排泄量（μg）= 所有时段尿液中排泄量的总和

尿液中累积排泄率的计算方法如下：

累积排泄率（%）= 累积排泄量 / 给药剂量 × 100%

各时间段尿液中的排泄速率的计算方法如下：

$$排泄速率（\mu g/h）=该时间段尿液排泄量/该时间段持续时间$$

十、安全性评价

（一）不良事件

1. 定义 不良事件（AE）是指在接受试验用药品后发生的不可预期的医疗事件，它不一定与临床试验有因果关系。因此，不良事件可能是试验药品引起的实验室检查异常或疾病症状，也可能与试验药品无关。

2. 不良事件的记录和报告 试验过程中发生的任何不良事件都应记录在受试者的原始病历表和 CRF 中。应尽可能对每一不良事件进行详细描述：

2.1 发作情况（表现、出现时间、距用药时间和缓解时间等）。

2.2 严重程度（轻、中、重）。

2.3 药物与不良反应的出现有无合理的时间关系。

2.4 不良事件是否造成（死亡、永久或器质性劳动力丧失、住院、以上均不是）。

2.5 停药后，反应是否消失或减轻（是、否、不明、未停药）。

2.6 不良反应结果（治愈、好转、有后遗症）。

2.7 与试验药品之间的关系（肯定有关、很可能有关、可能有关、可能无关、肯定无关）。

2.8 处理经过：停药观察或需用药或非药物治疗。

3. 不良事件的处理 对异常有临床意义的实验室结果，无论其是否与试验药物有关，都必须及时处理。

若出现严重不良事件，应组织相关人员及条件全力积极抢救，并及时通知申办者。研究者根据情况需停止试验的，应及时通知申办者，共同商定。

受试者因在试验中出现与试验相关的不良事件，需要药物或非药物治疗、延长留院时间和出院后休息而发生的治疗费、住院费、误工费及补偿费，由申办者负责提供。

4. 不良事件严重程度判定标准 在填写 CRF 的不良事件表时，研究者将使用轻度、中度、重度来描述不良事件的强度。为统一标准，事件强度的分级如下：

轻度：不影响受试者的正常功能。

中度：一定程度上影响到受试者的正常功能。

重度：明显影响受试者的正常功能。

注意区别不良事件的严重程度和强度。重度用来描述强度，不一定是 SAE。例如头痛可能在强度上表现为重度，但不能列入 SAE，除非它符合下述 SAE 的标准。

5. 不良事件与试验药物关系的判断标准 不良事件与试验药物的关系应分为五级，即：肯定有关，很可能有关，可能有关，可能无关，肯定无关。

（二）严重不良事件（SAE）

严重不良事件，指受试者接受试验用药品后出现死亡、危及生命、永久或者严重的残疾或者功能丧失、受试者需要住院治疗或者延长住院时间，以及先天性异常或者出生缺陷等不良医学事件。

参考 2020 年《药物临床试验管理规范》中有关 SAE 上报的规定进行上报,在临床试验过程中发生严重不良事件,研究者应立即对受试者采取适当的保护措施,无论 SAE 与研究药物关系如何,均应及时填写严重不良事件报告表,并通知申办者。

SUSAR 的报告:①研究者应当立即向申办者书面报告所有严重不良事件(包括 SUSAR),随后应当及时提供详尽、书面的随访报告。涉及死亡事件的报告,研究者应当向申办者和伦理委员会提供其他所需要的资料,如尸检报告和最终医学报告。②申办者应当立即分析安全性信息,以个例安全性报告方式将 SUSAR 快速报告给所有参加临床试验的研究者及临床试验机构、伦理委员会。申办者对 SUSAR 判断与研究者不一致,也要快速报告。③研究者及时向伦理委员会报告由申办方提供的 SUSAR。④所报告的 SUSAR 涉及死亡事件,研究者应当向申办者和伦理委员会提供其他所需资料,如尸检报告和最终医学报告。⑤SUSAR 报告的时限:对于致死或危及生命的 SUSAR 不得超过 7 天,并在随后的 8 天内报告、完善随访信息(申请人首次获知当天为第 0 天)。非致死或危及生命的非预期严重不良反应,申请人应在首次获知后尽快报告,但不得超过 15 天。⑥随访报告:申请人在首次报告后,应继续跟踪严重不良反应,以随访报告的形式及时报送有关新信息或对前次报告的更改信息等,报告时限为获得新信息起 15 天内。

十一、伦理原则

(一)伦理审查

临床试验方案由主要研究者与申办者共同商定,报伦理委员会审批后实施。若本方案在临床试验实施过程中进行了修订,需再次报请伦理委员会批准后实施。如发现涉及试验用药的重要新资料,则必须将知情同意书做书面修改送伦理委员会批准后,再次取得受试者同意。

(二)招募受试者

发布招募健康受试者有关信息→有意向者报名→阅读"知情告知页"→签署知情同意书→受试者体检→筛选→入选受试者随机分组,进行药物人体试验。

(三)受试者的医疗和保护

由Ⅰ期病房医师和护士负责受试者的医疗护理。受试者入住Ⅰ期病房是免费的,包括免费提供全部住院医疗护理费用和标准饮食;还将依据试验药物、采血量和次数,得到数额不等的酬劳费。如果发生与试验有关的不良事件,还将得到免费的医疗。

(四)受试者隐私的保护

只有参与临床试验的研究人员和监查员才可能接触到受试者的个人医疗记录,他们都将签署"保密承诺"。药品监督管理部门有权查阅临床试验记录。数据处理时将采用"数据匿名"的方式,省略可识别受试者个体身份的信息。受试者的医疗记录将保存在临床试验机构的资料档案室。

（五）知情同意的过程

研究者必须说明有关临床试验的详细情况，包括试验目的、试验程序、可能的受益和风险、受试者的权利和义务等，使受试者充分理解并有充分的时间考虑后表示同意，并签署"知情同意书"后方能开始临床试验。

十二、试验的管理

（一）质量控制

1. 遵循健康受试者招募筛选，给药、饮食与活动管理，生物标本采集、标识、处理、保存与分析等研究过程的标准操作规程。

2. 建立完整的试验组织机构。临床试验开始前对研究人员进行试验方案的培训，明确各级人员职责，签署研究者声明。

3. 由主要研究者负责全面质量控制，执行各级人员职责。

4. 参加试验的研究人员要严格遵守方案的规定，按程序进行，不得随意更改。

5. 实验室的质控措施　遵循实验检测指标分析（试剂配制、仪器使用、质量控制、结果确认等）的标准操作规程。

6. Ⅰ期临床病房必须符合规范化要求，保证抢救设备齐全。试验前检查仪器功能良好无故障，并进行仪器试运行。

7. 制定《受试者须知》，试验期间吃标准餐，不服用含碳酸及乙醇等任何添加剂的饮料。

8. 试验用药专柜上锁，按储存条件保存，保持干燥。试验结束后剩余药品和使用药品应与记录相符。

（二）试验监查与数据的管理

1. 监查制度　由申办者委派监查员按照 GCP 的要求对本试验进行监督，确保试验遵循方案规定进行，确保病历所记录数据与原始数据相同，并撰写监查报告，内容包括：试验的实际进展情况，试验是否按计划进行，试验药品的保存和发放，数据来源的可靠性。监查员访视的次数要能满足临床试验质量控制的需要。

2. 数据的记录与传递　健康受试者体检筛选表、生物标本预处理记录表的记录必须及时、准确、完整、规范、真实。对观察记录做任何有证据的更正时只能划线，旁注改后的数据，说明理由，由研究者签名并注明日期，不得擦涂、覆盖原始记录。

在试验期间或临床试验结束后，研究人员、监查员需经常对 CRF 的填写情况、数据的可靠性进行检查，当需要时，将要求研究人员提供有关材料。

3. 数据的使用和说明　质量控制员对研究源数据进行检查、确认后，录入数据库供统计分析。监查员出于监查目的可查看数据，如需要对数据进行稽查或药品监督管理部门对数据进行检查时，研究单位应及时提供数据。

4. 稽查和检查　稽查和检查由 ×××× 单位和当地有关的药品监督管理部门进行。研究机构内部有独立的质量保证部门按照 GCP 要求和内部的 SOP 对整个试验进行检查。当有关人员进行稽查和检查时，试验单位必须及时提供待查材料。

（三）方案的修改

临床试验方案经伦理委员会批准后,如需修改,应先递交附有主要研究者签字的"方案修改说明书",经申办者同意方可修改方案。

方案修改后,需报伦理委员会批准后方可执行。

任何参加试验的人员不得违背方案。若发生违背方案事件,需写出说明。严重违背方案的需报伦理委员会讨论。

（四）资料保存

1. 试验记录保存　原始记录在药物临床试验机构保存。

2. 研究病历　临床试验中,每个受试者的临床试验数据将如实记录在研究病历中,临床研究人员负责填写研究病历。研究病历将在试验单位保存。

3. 标准操作规程（SOP）　试验过程中应建立专门的标准操作规程（SOP）,以指导试验的实施。SOP以书面文档形式存在,并与试验的原始数据一起保存。

4. 临床试验保存文件　试验的全部资料和数据都应在试验单位归档管理。试验单位和申办方保存各自的资料,资料保存期限为药品批准上市后5年。

十三、总结报告

××××××药药代动力学临床试验总结内容包括但不限于:

1. 试验设计。

2. 分析方法建立与确证资料。

3. 入选受试者详细情况。

4. 生物样本测定结果。

5. 统计结果。

6. 临床观察结果,安全性评价。

7. 报告附件　临床试验方案;受试者知情同意书样本;伦理委员会批件复印件;受试样品的分析图谱和数据、分析批的标准曲线和质控样品分析图谱和数据。

十四、参考文献

略。

第三节　人体生物利用度和生物等效性研究设计技术要点

一、概述

生物利用度（bioavailability, BA）:是指药物活性成分从制剂释放吸收进入全身循环的程度和速度。根据参比标准的不同,可分为绝对生物利用度（以同一药物的静脉注射剂型作为参比）和相对生物利用度（以同一药物公认合格的相同剂型作为参比）。

生物等效性(bioequivalence, BE):是指药学等效制剂或可替换药物在相同试验条件下,服用相同剂量,其活性成分吸收程度和速度的差异无统计学意义。

国家食品药品监督管理总局 2015 年第 230 号公告《关于药品注册审评审批若干政策的公告》及 2016 年第 51 号公告《化学药品注册分类改革工作方案》中规定以下类别的新药,应进行 BA 和 BE 研究:

(1)属注册分类 3 的新药,即境内申请人仿制境外上市但境内未上市原研药品的药品,应与原研药进行生物等效性研究并按国际通行技术要求开展临床试验。

(2)属注册分类 4 的新药,即境内申请人仿制已在境内上市原研药品的药品。

对这些类型新药所作的临床生物等效性评价结论,将构成批准新药生产上市的重要依据。

二、BA 和 BE 研究的主要技术要求

(一)生物等效性评价的试验方法

1. 药代动力学法 测定生物样本(包括全血、血浆、血清、尿样或其他生物样本)中药物的活性成分,取得药代动力学参数作为终点指标,以此反映药物释放并被吸收进入循环系统的速度和程度。通常采用药代动力学终点指标 C_{max} 和 AUC 进行评价。

2. 药效法 测量药物的活性成分,或其代谢产物的即时药效与时间的关系。

3. 临床试验法 通过设计良好的临床比较试验,以综合的疗效终点指标来确立生物等效性。

4. 体外方法(通常为体外溶出度测定法) 能够确保体内生物利用度。

其中,药代动力学法是目前公认的最佳方法,以下以此方法进行介绍。

(二)生物样品分析方法的建立和确证

具体要求同临床药代动力学研究设计技术规范。

(三)普通制剂 BA 和 BE 的具体要求

1. 受试者入选条件 一般选择 18 周岁以上(含 18 周岁)健康受试者,涵盖一般人群的特征,包括年龄、性别等。如果药物对健康受试者的安全产生危害,则选择需要该类药物治疗的患者。通过临床实验室检查、病史和体检,筛查受试者的适当性。女性受试者应该考虑可能怀孕的风险。受试者最好为非吸烟者,无酗酒和药物滥用史。出于安全性和药代动力学理由,可以考虑受试者的酶表型或基因型。

2. 受试例数 入选受试者的例数应使生物等效性评价具有足够的统计学效力。在一项生物等效性试验中,可评价的受试者数不应少于 18 名。对某些吸收变异度大的药物,应按统计学原则来估算受试者例数。主要估算依据:显著性水平,α 值,0.05 或 5%;试验的把握度(1-β),通常为 80%(β,Ⅱ类错误概率);两药等效性检验中检测指标的差别(θ)、检测指标的变异系数(CV);CV 大,θ 大,要求例数多。

3. 受试制剂与参比制剂 参比制剂的质量直接影响 BA 和 BE 试验结果的可靠性。应按以下原则选定:

（1）绝对生物利用度试验：选用经批准上市的相同药物的静脉注射剂为参比制剂。

（2）相对生物利用度试验：参比制剂首选国内上市的原研药品，或国际公认的即在欧盟、美国、日本获准上市并被列为参比制剂的同种药物。

受试制剂制备过程应严格执行GMP要求。受试制剂与参比制剂的含量差异不应超过5%。

4. 试验设计

（1）设计方法：试验设计取决于试验药物的理化特性、药代动力学性质。一个受试制剂与一个参比制剂比较时，一般采用两制剂双周期交叉试验设计。受试者按随机原则分成两组，设定一组受试者先服用受试制剂，后服用参比制剂；另一组受试者先服用参比制剂，后服用受试制剂。交叉前设有清洗期（washout period），一般不应短于7个消除半衰期。

试验包括3个制剂（受试制剂2个和参比制剂1个）时，可采用3制剂3周期3×3拉丁方试验设计。各周期间亦应有足够长度的清洗期。

对于半衰期非常长的药物采用平行试验；对药代动力学性质个体内变异系数＞30%的药物可选择重复交叉试验设计，同一受试者至少服用参比制剂2次，获得确切的参比制剂个体内变异系数；当由于耐受性原因不能在健康受试者进行单剂量试验，并且对患者不适于进行单剂量试验时，可以接受对患者进行多剂量试验。

（2）生物样品采集时间点的确定：根据药物和制剂特性确定样品采集的具体时间。采样点的设计应能准确估计药物峰浓度（C_{max}）和消除速率常数（λ_z）。通常应有预试验，为合理设计采样点提供依据。应用血药浓度测定法时，一般建议每个试验周期采集12~18个样品，包括服药前取空白血样，吸收相至少取2~3个点，平衡相（t_{max}）前后至少3个点，末端消除相应至少采集3~4个以上的采样点，避免C_{max}成为浓度时间曲线上的第一个点。

采样持续到受试药原形或其活性代谢物3~5个半衰期时，或持续采样至血药浓度为C_{max}的1/10~1/20以后，或$AUC_{0-t}/AUC_{0-\infty}$应＞80%。对于具有长半衰期特征的药物，取样持续时间足以比较受试药整个吸收过程即可。普通剂型的生物等效性试验，无论药物的半衰期多长，采样周期都不必长于72h。

尿样的收集频度、间隔时间应满足估算受试药原形或活性代谢物经尿排泄的程度。正常的采尿时间应覆盖不少于3倍的消除半衰期。与血浆采样的情况相似，尿样采集不必超过72h。

5. 服药剂量　进行药物制剂生物利用度研究时，给药剂量一般应与临床单次用药剂量一致。一般受试制剂和参比制剂应用相同剂量，特殊情况需要使用不相同剂量时，应说明理由。在受试药品符合线性药代动力学特征时，可以剂量校正方式计算生物利用度。如受试药品有多种规格，一般选用最高规格进行生物等效性评价的研究；如果选用最高剂量有安全性方面风险，则可采用非最高规格，但必须符合在治疗剂量范围内具有线性药代动力学特征，最高规格与其较低规格的制剂处方比例相似，两制剂最高规格的溶出曲线具有相似性。

6. 研究过程　对于常释片剂和胶囊，除非参比药品规定仅在禁食或仅在餐后服用，一般需进行单次给药的空腹及餐后生物等效性研究。空腹试验一般禁食过夜至少10h，受试者在空腹状态下服用试验药物；餐后试验一般禁食过夜至少10h，受试者进食高脂（提供食物中约50%的热量)、高热(3 348.68~4 185.85kJ/800~1 000kcal)标准餐后再服用试验药物。

研究在Ⅰ期临床试验观察室进行。按临床试验方案实施试验,受试期间发生的任何不良事件,均应及时处理和记录。

7. 药代动力学分析　测定各受试者用药后不同时间点生物样品药物浓度,用非房室数学模型分析方法来估算药代动力学参数。提供 AUC_{0-t}、$AUC_{0-\infty}$、C_{max}、t_{max}、$t_{1/2}$、CL、V_d、F 等参数值。

8. 生物利用度计算

(1)单次给药:受试制剂和参比制剂剂量相同时,其生物利用度为受试制剂和参比制剂的 AUC_{0-t} 或 $AUC_{0-\infty}$ 值的比值;剂量不同时,若受试药物具备线性药代动力学特征,可对剂量予以校正。生物利用度评价以 AUC_{0-t} 为主,并参考 $AUC_{0-\infty}$。

评价生物等效性一般为母体化合物的浓度。如果从原形药物直接代谢产生的主要代谢产物产生于进入体循环以前,即显著影响药物的安全性和有效性,需同时测定原形药物和主要代谢产物。以原形药物评价生物等效性,代谢产物的相关数据用于进一步支持临床疗效的可比性;如果原形药物浓度过低,不足以获得生物样品中足够长时间的药物浓度信息,则可用代谢产物的相关数据评价生物等效性。

(2)多次给药:当受试制剂和参比制剂经等间隔时间多次给药,血药浓度达稳态后,可在某一间隔时间内多次采集样本,用稳态条件下的 AUC 计算 F 值。

(四)缓释或控释制剂的 BA 和 BE 试验

缓释或控释制剂的生物利用度应在单次给药和多次给药达稳态两种条件下进行。选择已经上市的相同活性成分的普通制剂作为参比制剂。

单次给药试验比较受试者于空腹状态下服用缓释或控释受试制剂与参比制剂的吸收速度和吸收程度。多次给药试验比较缓释或控释受试制剂与参比制剂在多次连续用药达稳态时,药物的吸收程度、稳态血药浓度和血药浓度的波动情况以证实药物的释放特性。当缓释制剂与普通制剂比较时,对于波动系数的评价,结合缓释制剂本身的特点具体分析。

缓释或控释制剂的生物等效性试验一般采用申报的最高规格进行单次给药的空腹及餐后研究,选择已经上市的相同活性成分的相同制剂作为参比制剂。

(五)特殊活性成分制剂

如活性成分为蛋白质多肽、激素、维生素、电解质等,因为存在内源性物质干扰问题以及体内降解问题,所以生物样本分析方法的确定是其重点。同样建议参照国内外相关文献并针对自身品种考虑。

(六)复方制剂

对复方化学药品制剂生物等效性研究,一般情况下某一成分的体内行为不能说明其他成分的体内行为,原则上应证实每一个有效成分的生物等效性。试验设计时应尽量兼顾各成分的特点。

三、用于评价生物等效性的药代动力学参数

1. 吸收速度 C_{max}:药物峰浓度实测值,t_{max}:药物浓度达峰时间。

2. 吸收程度

（1）单次给药研究

1）AUC_{0-t}：从 0 时到最后一个浓度可准确测定的样品采集时间 t 的药物浓度 - 时间曲线下面积。

2）$AUC_{0-\infty}$：从 0 时到无限时间（∞）的药物浓度 - 时间曲线下面积，$AUC_{0-\infty}=AUC_{0-t}+C_t/\lambda_z$。

其中，C_t：最后一个可准确测定的药物浓度；λ_z：用适当方法计算所得的末端消除速率常数。

（2）多次给药研究：通常采用达稳态后给药间隔期（τ）内的药时曲线下面积 $AUC_{0-\tau}$ 评价吸收程度。

四、生物等效性评价

在没有特殊情况下，所有用药的受试者都应被纳入统计分析，除非在试验方案中规定排除理由，并且在生物分析之前做出的排除决定。

当前普遍采用 AUC_{0-t}，$AUC_{0-\infty}$ 和 C_{max}，经对数转换后以多因素方差分析（ANOVA）进行显著性检验，然后用双单侧 t 检验和计算 90% 置信区间的统计分析方法来评价与判断受试制剂和参比制剂之间的生物等效性。其零假设是在 5% 显著性水平的生物不等效。如果药物的释放快慢、吸收速度与临床疗效及安全性有密切相关时，则有必要对 t_{max} 经非参数法检验。等效性判定标准依据国家相关法规和指导原则执行。

五、生物等效性研究注意事项

1. 受试者选择　女性专用药物试验，选择的健康女性受试者应避免怀孕的可能性；对代谢存在基因多态性的试验药物需要考虑受试者的表型，尽量不招募弱代谢者参与多剂量研究。平行试验设计中，受试者的年龄、性别、体重、种族、遗传变异、病理状态等可能影响活性物质药代动力学的因素应该具有可比性。

2. 试验设计

（1）受试者例数：对于长消除半衰期药物，平行设计增大了个体间变异。因此，受试者例数不应仅满足指导原则的一般要求，应结合药物的具体特性，计算出满足统计学要求的例数。通常个体内变异 > 30% 者为高变异药物，对于高变异药物，生物等效性研究设计方法上可以考虑多剂量研究、重复测量设计或根据变异度大小，按统计学原则估算受试者例数。为了避免研究过程中因受试者的脱落导致样本量不足，在进行样本量估计时可适当增加样本量；试验开始后不应再追加受试者例数；已分配随机号的受试者通常不可以被替代。

（2）残留效应：使用交叉设计，各周期间亦应有足够长度的清洗期，以避免发生残留效应，影响最终等效性评价结论。

（3）采样周期短于 72h 时，$AUC_{0-t}/AUC_{0-\infty}$ 通常应当大于 80%，如果小于 80% 的受试者超

过总数的 20%,需要关注试验的有效性。

3. 参比制剂的选择 改剂型申报注册的药品,参比制剂应当选择原研发企业上市的原剂型产品。原研发企业、产品处方工艺等的改变需要进行 BE 试验时,参比制剂应选择变更前的产品。获准上市的仿制药以及简单改剂型产品,发生处方工艺变更,需要进行 BE 试验时,参比制剂仍应选择原研发企业产品。

4. 局部用制剂 局部吸收产生全身疗效的药物和口服制剂类似,以上市药品为参比制剂,以药代动力学参数为指标进行人体生物等效性试验。仅在局部发挥作用的药物一般采用疗效指标为临床终点进行生物等效性研究。

5. 等效性判定标准 某些特殊情况的药物(如治疗窗窄的药物、高变异药物),可以根据情况适当更改等效性判定标准的范围,但必须在 BE 试验开始前设定,并提供相应的证据。

6. 试验药品管理 试验药品由试验机构在申办人提供的试验制剂及参比制剂全部样品中分别随机抽取,BE 试验剩余样品不退还申办人,由试验机构负责保存。剩余样品量应满足全检需要量的 5 倍,以备监管机构在必要时进行核查和检验。

六、试验方案推荐模板

模板 5.03

××××药生物等效性临床试验方案

临床研究批件号(备案号):××××××××

研究类型:化学药品 × 类注册临床试验

试验药物通用名:××××××××

方案编号:××××

版本号:××××

版本日期:×××× 年 ×× 月 ×× 日

临床研究负责单位(盖章):×××××× 医院国家药物临床试验机构

主要研究者(签名):×××

研究单位地址:××××××××

联系人:×××   联系电话:××××××××

生物样本检测单位(盖章):××××××××

主要研究者(签名):×××

研究单位地址:××××××××

联系人:×××   联系电话:××××××××

药品注册申请人（盖章）：××××××××

地址：××××××××

联系人：×××　　　　　　　　　　　联系电话：××××

原始资料保存地点：×××× 医院

　　　　　　　　　×××× 公司（分析测试）

1. 申办者

我已经阅读并批准本试验方案，将根据《药物临床试验质量管理规范》规定，认真履行申办者职责。

申办单位：××××××××

地址与邮编：××××××××，××××××

电话：××××××××

项目负责人签名：×××　　　　　　　　　　　　年　　月　　日

2. 研究者

我将根据《药物临床试验质量管理规范》规定，认真履行研究者职责，遵从本方案的规定开展临床试验。

临床研究机构：××××××××

地址与邮编：××××××××，××××××

电话：××××××××

主要研究者签名：×××　　　　　　　　　　　　年　　月　　日

生物样品分析测试单位：××××××××

地址与邮编：××××××××，××××××

电话：××××××××

负责人签名：×××　　　　　　　　　　　　　年　　月　　日

统计单位：××××××××

地址与邮编：××××××××，××××××

电话：××××××××

负责人签名：×××　　　　　　　　　　　　　年　　月　　日

3. 监查员

我将根据《药物临床试验质量管理规范》规定，认真履行监查员职责。

申办单位：××××××××

地址与邮编：××××××××，××××××

电话：××××××××

监查员签名：×××　　　　　　　　　　　　　年　　月　　日

摘　要

题目	××××药生物等效性临床试验
试验机构	××××××
目的	评价××××药的药代动力学特征,并分别比较空腹和餐后单次口服申办方研制××××药(T)与××××××生产的××××药(R)在中国健康成年受试者中的生物等效性,其研究结果将用于申请新药生产注册。
试验设计	本次研究包括3项试验:①预试验;②空腹给药正式试验;③餐后给药正式试验。均为随机、开放、双周期交叉、单中心试验设计。
受试人群	18周岁以上健康成年受试者。
样本量	××例,其中××例预试验,××例正式试验。
试验药物	受试制剂:××××药,规格:××××。 参比制剂:××××药,规格:××××。
血药浓度测定	采用××方法测定血药浓度,要求工作曲线的线性范围包括研究的血药浓度范围,测定方法应符合生物样品分析方法的要求。
药代动力学分析	所有受试者血药浓度-时间数据,药物浓度-时间曲线;所有受试者药代动力学参数及$\bar{x}\pm s$,即AUC、t_{max}、C_{max}、$t_{1/2}$等;生物等效性;生物等效性评价:方差分析、双单侧t检验结果及结论。
临床观察	不良反应发生情况。
预期试验进度	××××年××月—××××年××月

目　录

××××药生物等效性临床试验方案

一、研究背景

1. 立题依据　简要介绍试验理论及政策依据、遵循法规文件等;简要介绍制备工艺、质量标准及稳定性,药理药效研究内容包括一般药理、药效及毒理研究结果;文献资料关于试验药物的药代动力学研究结果的介绍。

2. 药物临床应用情况 参照药物使用说明书及文献资料介绍药物的名称、活性成分、作用机制、适应证、规格、用法用量、临床常见不良反应、禁忌证及注意事项等。

3. 参比制剂的选择 根据《普通口服固体制剂参比制剂选择和确定指导原则》中有关要求,×××××××。本试验采用 ×××××× 生产的 ×××× 药作为参比制剂。

4. 申报规格 ××××××。若同时申报多种规格,应明确是否对每一规格进行了生物等效性试验。若未对每一规格进行生物等效性试验,应提供剂量比例组成、药代动力学参数(C_{max} 和 AUC)与剂量的线性关系,以及所用溶出度试验的敏感性(体现生物利用度的差异)等数据加以论证。

5. 本项研究内容 采用开放、随机、两周期、两序列自身交叉试验设计,分别比较中国健康成年受试者空腹和餐后单次口服申办方研制的 ×××× 药(T)与 ×××××× 生产的 ×××× 药(R)的药代动力学特征及不良反应发生情况,评价两种制剂的生物等效性和安全性。

二、试验设计的理由

1. 总体设计 根据试验药物的国内外相关研究报道,×××× 药的生物等效性研究将在健康人群中空腹和餐后条件下进行。

空腹和餐后临床试验均采用开放、随机、两周期、两序列自身交叉试验设计(如采用其他试验设计,说明理由)。

正式试验开始前,在少数受试者中进行预试验,用于验证分析方法、评估个体内变异程度、优化采样时间,以及获得其他相关信息。

2. 药代动力学特征 介绍研究制剂的药代动力学特点,包括吸收、分布、消除半衰期、血浆蛋白结合率、药物代谢酶种类及对研究药物体内代谢的贡献大小、药物体内代谢转化途径、活性代谢产物及其在体循环中与原药的比例、组织分布、排泄途径、特殊人群药代动力学特征(婴幼儿、老年人、肝肾功能不全患者等)等。

3. 既往研究 简单介绍国内外相关文献对研究药物的给药情况、药代动力学参数及其变异情况、安全性结果总结等的既往研究。

4. 详细的方案设计

4.1 受试者筛选

4.1.1 试验前 1~2 周内完成受试者招募、登记、体检,进行理化指标检查:

• 一般情况、病史及药物过敏史。

• 生命体征评估、体格检查。

• 实验室检查。

4.1.2 筛选指标:血常规、尿常规、粪常规,肝功能(ALT、AST、TBIL、GGT、ALP),肾功能(BUN、Cr)、乙肝、丙肝、HIV、梅毒、血妊娠(女性受试者)、心电图。

4.1.3 安全性指标:血、尿、粪常规,肝肾功能,心电图。

4.1.4 根据试验药物的药理特点相应增加某些特殊检查。

4.2 受试者入选/排除/剔除：见三、受试者选择。

4.3 样本量的确定：试验药物既往的临床研究结果显示，××××药的药代动力学参数 C_{max} 和 AUC 个体内变异系数（CV）为××%。根据××××方法，在显著性水平 $\alpha=0.05$，把握度（$1-\beta$）为90%时，以 C_{max} 和 AUC 个体内变异系数（CV）估算的最低所需样本量为××例。考虑到受试者有一定的脱落率，本试验计划入组××名受试者，空腹组××名，餐后组××名。正式试验根据预试验结果合理调整受试者例数（受试者应有适当的性别比例）。

4.4 试验期间管理：合格的健康志愿受试者进入试验，随机分为2组，交叉给予受试制剂或参比制剂。

空腹试验一般禁食过夜至少10h，受试者在空腹状态下服用试验药物。餐后试验一般禁食过夜至少10h，受试者进食高脂（提供食物中约50%的热量）、高热（3 348.68~4 185.85kJ/800~1 000kcal）标准餐（高脂餐组成及热量计算表见附件×）后再服用试验药物。

研究在Ⅰ期临床试验观察室进行。按临床试验方案实施试验，受试期间发生的任何不良事件，均应及时处理和记录。

4.5 随机分组方法：受试者签署知情同意书后即可参加筛选体检，并按照签署知情同意书的先后顺序给予筛选号。用××××软件产生随机表，该随机数据具有重现性，所设定的随机数初值种子参数需要保存。每名筛选合格的受试者将按照筛选号从小到大的顺序获得随机号。受试者根据预先制定的随机表随机分配进入TR或RT序列组，并按照相应的给药序列接受相应的研究药物。交叉给药前清洗××天，随机方案和结果见附件×。

不论是否服用了试验用药品，受试者在分配随机号后因特殊原因不能继续参加试验而脱落，将保留其随机编号，该受试者将不被允许再次进入该试验，且不再替补。

4.6 给药剂量和给药方法

受试制剂：××××，××××。

参比制剂：××××，××××。

4.7 检测物质：受试者血浆中××××。

4.8 安全性评价：服药前及服药后测试受试者生命体征，第一、二周期出组前进行生命体征、安全性指标实验室检查。整个试验过程中必须有医护人员监护，观察不良事件发生情况以及一般情况。

4.9 试验记录表（表1）

表1 试验记录表

过程和评价	D-14 筛选	第一周期				D1~7 清洗期	第二周期				提前出院 *
		D-1 入住	D1	D2	D3		D7	D8	D9	D10 出院	
知情同意	×										
人口学资料	×										
既往史问询	×										
体格检查	×	×			×	×	×			×	×

续表

过程和评价	D-14 筛选	第一周期				D1~7 清洗期	第二周期				提前出院 *
		D-1 入住	D1	D2	D3		D7	D8	D9	D10 出院	
病毒学检查	×										
妊娠检查	×	×					×			×	×
尿药筛查	×										
实验室检查	×	×			×					×	×
生命体征	×	×	×	×	×		×	×	×	×	×
12-导联心电图	×				×					×	×
酒精呼气测试		×					×				
烟碱测试	×	×					×				
核实入排标准		×									
入住		×									
随机		×									
给药			×					×			
采集血样			×	×	×			×	×	×	
出院										×	×
不良事件监测						×					
合并用药记录						×					

三、受试者选择

1. 受试者入选标准

1.1 年龄 18~65 周岁（包括边界值），男女兼有。

1.2 男性受试者体重 ≥ 50.0kg，女性受试者体重 ≥ 45.0kg，且体重指数 [BMI= 体重（kg）/身高 ^{2}（m^2）]19.0~26.0kg/m^2，包含临界值。

1.3 受试者能够和研究者进行良好的沟通，理解和遵守本项研究的各项要求，理解并自愿签署知情同意书。

2. 受试者排除标准

2.1 对试验药物及同类品种、辅料有过敏史，或对 2 种或 2 种以上其他药物有过敏史及对食物、环境物质高度敏感者。

2.2 遗传性半乳糖不耐症、Lapp 乳糖酶缺乏或葡萄糖 / 半乳糖吸收不良的患者。

2.3 有消化系统、心血管系统、呼吸系统、泌尿系统、肌肉骨骼系统、内分泌系统、神经精神系统、血液系统、免疫系统疾病及代谢异常等慢性病史者，或其他任何可能影响研究结果的疾病者。

2.4 根据既往病史、全面的体格检查、生命体征、心电图、胸部 X 线片等辅助检查及规定的实验室检查（包括血常规、尿常规、血生化、传染免疫筛查），经研究者判定为异常且有临床意义者。

2.5　妊娠期或哺乳期女性。

2.6　筛选前 1 年内有明显的吸烟嗜好（每天吸烟大于 5 支，或试验期间不能停止使用任何烟草类产品）、酒精滥用史者或每周饮酒超过 14 单位酒精（1 单位 =12 盎司或 360ml 啤酒，1.5 盎司或 45ml 酒精量为 40% 的烈酒，5 盎司或 150ml 葡萄酒）。

2.7　对饮食有特殊要求，不能遵守统一饮食者（尤其是不能耐受高脂餐者）。

2.8　药物滥用尿液筛查、烟碱（尼古丁）筛查或乙醇呼气测试阳性者。

2.9　筛选前 3 个月内参加过其他药物临床试验者。

2.10　筛选前 3 个月内有献血或病理性失血者（≥ 400ml）或试验结束后 1 个月内打算献血者。

2.11　服用研究药物前 14 天内服用了任何药物（包括中草药、保健品等）者。

2.12　在服用研究药物前 72h 内摄取了巧克力或任何含咖啡因、茶碱、可可碱、黄嘌呤类化合物、酒精的食物或饮料，食用过葡萄柚（西柚）水果、含有葡萄柚（西柚）成分的产品者。

2.13　筛选前 30 天使用过任何抑制或诱导肝脏药物代谢酶的药物，诱导剂如利福平、巴比妥类、卡马西平、苯妥英、糖皮质激素、奥美拉唑类；抑制剂如酮康唑、利托那韦、奈非那韦、伊曲康唑、SSRI 类抗抑郁药、西咪替丁、镇静催眠药、维拉帕米、氟喹诺酮类、抗组胺类者。

2.14　受试者（包括男性受试者）在给药前 2 周至试验用药结束 3 个月内有生育计划且未采取有效避孕措施，或有捐精、捐卵计划。

2.15　研究者认为不适合参加试验者（包括不能耐受静脉穿刺采血者）。

2.16　根据试验药物的药理药效特征增加或减少、排除标准项目。

3. 受试者剔除标准

3.1　病例选择违反了入组标准，本不应当进行随机化。

3.2　未曾使用试验用药。

3.3　在随机化之后没有任何数据。

3.4　用药剂量与方法错误。

3.5　采血后处理、保藏、运输方法失误。

3.6　使用了影响药代动力学结果的药物。

3.7　试验期间发生呕吐和腹泻，可能使血药浓度不可靠者。

3.8　给药后，在 t_{max} 中位数的 2 倍时间内发生呕吐，则该受试者的数据不纳入生物等效性评价。

3.9　给药前血药浓度大于 C_{max} 的 5% 者。

资料统计分析前，由统计人员及主要研究者讨论判断是否剔除。

4. 受试者脱落处理原则

4.1　研究者决定的退出：受试者退出试验是指已经入选的受试者在试验过程中出现了不宜继续进行试验的情况下，研究者决定该例受试者退出其试验。

4.1.1　研究者从医学伦理学角度考虑，有必要停止试验。

4.1.2　发生严重不良事件，不宜继续接受试验者。

4.1.3　研究者判断退出研究对受试者最有利。

4.1.4　受试者依从性差，不按规定用药及接受检查；受试者使用其他影响安全性评价及药代动力学试验结果的药物或食物；受试者有吸烟、饮酒等及其他影响试验结果的行为。

4.2　受试者自行退出研究：无论何种原因，受试者有权中途退出试验，研究者应尽可能了解其退出原因，并加以记录。

4.3　处理：退出的主要原因按下列原因之一进行记录：不良事件、失访、方案违背、死亡或其他。研究者必须做出适当的努力联系失访的受试者。所有服用过试验药物后退出试验的受试者必须进行安全性指标检查。

5. 试验中止标准　可能中止试验的情况包括但不限于：

5.1　研究过程中发生严重安全性问题。

5.2　试验过程中半数或以上受试者发生轻度不良事件。

5.3　研究中发现研究方案有重大失误。

5.4　申办者要求中止（如经费原因，管理原因等）。

5.5　国家政府有关部门因某种原因勒令中止研究。

四、试验过程

1. 试验药物信息

受试制剂/参比制剂：名称、规格、生产厂家、批号、含量、生产日期、有效期、给药方法等。

2. 试验药物的接收、发放和保管　申办方提供包装完整的试验用药交至临床试验机构，试验机构有专门人员负责药物的验收。机构药物管理员在提供的全部试验用药中随机抽取足够的试验用药品用于临床研究，然后将剩余的试验用药品作为留存样品进行保存。留存样品的数量应足够进行 5 次按质量标准全检的要求。试验机构不得将留存样品返还给申办方。Ⅰ期临床研究药物管理员向试验机构药物管理员领取试验用药，在试验开始后按方案要求分发给每位受试者。

3. 研究给药剂量的确定　试验药物说明书规定 ×××× 临床用药剂量为 ××××，根据相关文献报道，血浆中 ×××× 的检测浓度范围为 ××××，参考 FDA 关于 ×××× 的人体生物等效性试验指导原则，选择 ×××× 作为本研究的给药剂量。

4. 受试者给药方法　受试者按随机原则分成 2 组，一组受试者先服用受试制剂，后服用参比制剂；另一组受试者先服用参比制剂，后服用受试制剂。交叉前清洗 ×× 天。

受试者于试验前 1 天和试验期内勿吸烟，勿饮用酒类、咖啡类饮料、果汁或茶；试验前 1 天入住Ⅰ期病房，统一标准餐，禁食不少于 10h。次日早晨空腹服用受试制剂或参比制剂，用 240ml 温开水送服；服药前 1h 至服药后 1h 内禁水，服药后 4h 后统一进食标准餐，在相同的预定时间点用标准餐。餐后试验的受试者于试验当日给药前 30min 时开始进食标准餐（高脂高热餐），并在 30min 内用餐完毕，在开始进餐后 30min 时准时服用试验药，用 240ml

温开水送服,其余同空腹试验。服药顺序预试验为 ×、×⋯,空腹正式试验为 ×、×⋯,餐后正式试验为 ×、×⋯,每个受试者服药间隔依采血速度而定,一般间隔为 2min。给药后 ××h 办理出院。

与第 1 周期服药时间间隔 ×× 天后,上述受试者分别交叉给药。

受试者服药后避免剧烈运动,亦不得长时间卧床。在临床医生的监护下,观察不良事件发生情况以及一般情况。一旦出现严重的不良事件,应采取相应的急救措施和治疗。

5. 设盲　本临床研究为开放性研究,除生物样本分析检测人员外,其他人员如临床研究人员、项目管理员、监查员、数据管理员及统计人员等均不设盲。

6. 试验前和试验过程中的其他治疗药物　试验前 2 周内及试验期间除用于治疗不良事件,禁用任何药品。一旦受试者在试验期间(包括清洗期)需要使用非试验药物,应该在原始记录及 CRF 中予以详细记录。Ⅰ期病房的研究者将根据试验方案规定决定该受试者是否继续试验。

7. 服药依从性　在招募筛选阶段,详细介绍本试验的目的,试验用药品的基本情况,研究方案,试验流程,给药方案(如剂量,给药方式,周期等),临床观察,生物样本采集的频次和量,参加试验潜在的风险,补偿和赔偿等,使受试者充分知情,自愿参加。按试验方案及给药随机表分发药物,研究人员亲视受试者服药,与受试者进行简单交流,检查受试者的双手和口腔(口服药物)。服药 1h 内受试者如有去卫生间,需研究者陪同,防止药品藏匿或吐出。给药后药物管理员仔细清点研究用药的剩余数量和空包装及给药器具。

五、样品采集、运输与储存

1. 生物样品的种类　参考 ×××× 对于 ×××× 的人体生物等效性试验生物指导原则,本试验采集的生物样品为血浆。采用 ×××× 为抗凝剂。

2. 全血样品的采集和编号　血标本的采集在Ⅰ期病房进行。由护理人员用一次性注射器和/或留置针由肘静脉取血 ×ml,置抗凝试管中。使用留置针采血,每次采血前弃血 ×ml,每次采血后用适量肝素钠溶液留置针管。预试验受试者按 ×、×⋯× 编号,正式试验按 ×、×⋯× 编号,取血时点按 0、1、2⋯× 编号,周期按照 1、2 标示(位置在受试者编号前面),如受试者 × 的第 1 周期给药前及给药后第 1、2、3 个采样点的试管编号为 1×0,1×1,1×2,1×3⋯,受试者 × 的第 2 周期给药前及给药后第 1、2、3 个采样点的试管编号为 2×0,2×1,2×2,2×3⋯。

给药后 ×h 及以内采血应在上述指定时间 ±1min 内完成,给药后 ×h 以后采血应在上述指定时间 ±3min 内完成,所有采血均应记录实际采血时间(以采血结束时间记录)。如未在规定时间内采集血样,在记录实际采血时间的同时应记录未按时采血的原因。每次采血后需填写采血记录(时间、编号等),并签名。

3. 全血样品的预处理和血浆样品编号　每次采血后立即对标本进行预处理。血样标本在 ××× 离心速度下离心 ××min(必要时予以低温),取血浆置冻存管中,及时转入 ××℃冰箱临时保存。血浆样本标记由试验项目编号、项目缩写、试验类别(空腹或餐后)、试验周期、受试者编号、采血点的时间顺序构成。每个取血点标记 2 个冻存管(1 份为检测用,另1份为留样备用)。

4. 血浆样品的运输和保存　按照分析测试方法学中有关血浆样品稳定性要求,在采血××时间内,将血浆样品用××方法转运至分析测试方,注意检测用和备份用血浆分批转运。转运过程中必须有温度监控,测试方接收血浆样品时,应检查样品的标识、状态、数量、转运温度等,并及时予以记录,保存于××℃冰箱。

六、药物浓度检测

1. 样品采集时间点设置及拟采集样本量　试验药物相关文献显示血浆中××××的达峰时间为××h,消除半衰期为××h。采样点的设计应能准确估计药物峰浓度和消除速率常数,因此预试验的采血点设计为给药前及给药后×h,×h,×h,×h,×h,×h,×h,×h,×h,×h,×h,×h,分别采集静脉血×ml至×××抗凝管中,离心分离血浆,测定血浆中×××的浓度。受试者取血顺序同服药顺序。正式试验采血时点可根据预试验结果适当调整。提前退出或脱落的受试者也将进行所有PK样本的药物浓度测定。

除非有其他说明,任何样品采集时间早于或晚于计划时间点均被认为属于时间偏离并进行记录,即使该偏离不具有药代动力学相关性。被认为与PK分析无相关性的采样时间允许的最大偏离范围定义为采样点×前,时间窗为××;采样点×前,时间窗为××;……。

2. 方法学验证　检测的目标化合物为血浆中××××的浓度,在未知样品检测前,按照2020年版《中国药典》四部通则9012部分生物样品定量分析方法验证指导原则要求,进行检测方法学确证。

3. 样品检测　采用经过确证的××××方法测定健康受试者血浆中××××的浓度,拟定的分析线性范围为××~××。

一个分析批包括空白样品(不含分析物和内标的基质样品,经过处理)和一个零值样品(含内标的基质样品,经过处理),包括至少6个浓度水平的标准曲线样品,至少3个浓度水平质控样品(低、中、高浓度,双重样品或至少试验样品总数的5%,两者中取数目更多者),以及被分析的试验样品。

所有样品(校正标样、质控样品和试验样品)应在同一样品批中被处理。质控样品应该分散到整个批中,测定结果的偏差一般应< 15%。至少67%质控样品,且每一浓度水平至少50%样品应符合这一标准。所有接受的分析批,每个浓度质控样品的平均准确度和精密度应< 15%。如不合格,则该分析样品测试结果作废。若浓度高于定量上限,则进行稀释后测定再乘以稀释倍数;若浓度低于定量下限,则峰浓度前以0表示,峰浓度后用N.D.表示。

每个未知样品一般测定1次,必要时可进行复测。在试验计划或标准操作规程中应预先确定重新分析试验样品的理由以及选择报告值的标准。

七、药代动力学参数和安全性评价指标

1. 用于评价的药代动力学参数　通过经过方法学验证的××××法检测血浆中××××的浓度,评价以下药代动力学参数:

C_{max}　　峰浓度。根据血药浓度 - 时间实测数据直接获得。

AUC_{0-t}　从给药到可检测最低血药浓度的时间 - 曲线下面积。通过线性梯形法则计算。

$AUC_{0-\infty}$　从给药到外推至无穷远时间的曲线下面积。$AUC_{0-\infty}=AUC_{0-t}+C_t/\lambda_Z$，$C_t$ 是最后可测量浓度，λ_Z 是消除速率常数。

t_{max}　　达峰浓度的时间。根据血药浓度 - 时间实测数据直接获得。

$t_{1/2}$　　消除终末端半衰期。按照 $\ln2/\lambda_Z$ 计算。

λ_Z　　消除速率常数。由消除相浓度点取半对数线性回归而得。

F　　　相对生物利用度。计算方式为：$F=AUC_T/AUC_R \times 100\%[AUC_T$，受试制剂（T）的 AUC_{0-t}；AUC_R，参比制剂（R）的 $AUC_{0-t}]$

2. 安全性评价　研究中将根据下列指标对试验用药品的安全性进行评估：

2.1 不良事件。

2.2 生命体征（坐位血压、脉搏、体温、呼吸）和体格检查。

2.3 实验室检查（血常规、凝血功能、尿常规、血生化）和心电图检查。

对于试验结束时异常有临床意义的实验室结果，应追踪随访至正常或与基线一致或无临床意义。

八、数据统计分析

1. 数据管理　数据采集 / 管理系统为 ×××××× 公司 ×××× 系统。

数据管理单位撰写数据管理计划（DMP）和数据核查计划（DVP），作为整个数据管理过程的指导性文件，数据管理所有过程均应按照其中定义的时间、内容及方法进行操作。由研究者或其授权的 CRC 通过独立的账号进入数据管理系统，进行数据采集。临床监查员负责对源数据与数据库录入的信息进行 100% 核查。数据管理人员、医学人员、统计人员等根据 DVP 共同进行数据核查，对于核查中发现的问题，发布质疑，研究者或研究者授权的人员解答质疑，经质疑发布者确认无误后，质疑关闭。如有问题，重新发布质疑，直至质疑解决。外部数据则根据外部数据传输协议进行管理。试验结束后，数据管理员根据项目实际执行的情况撰写数据管理报告。

2. 统计分析

2.1 统计分析人群

2.1.1 安全数据集（SS）：所有随机化，且接受了研究药物，有安全性指标记录的受试者。

2.1.2 全分析集（FAS）：所有随机化，且接受了研究药物的受试者。

2.1.3 药代动力学浓度集（PKCS）：所有随机化，且接受了研究药物，试验期间至少有 1 个血药浓度数据的受试者。

2.1.4 药代动力学参数集（PKPS）：包括接受过至少 1 次研究药物的受试者中获得的药代动力学参数数据集。

发生以下情况，相应周期的 PK 参数不纳入 PKPS：

1）因严重违背方案入选者，影响 PK 参数结果，或无法估测参数者；

2）受试者给药前浓度 $> C_{max}$ 的 5% 者；

3）试验过程中出现合并用药，且对 PK 参数有影响者；

4）在服用研究药物 2 倍中位 t_{max} 时间内发生呕吐的受试者；

5）首个样品为 C_{max}，且未采集早期（给药后 5~15min）样品的受试者数据；

6）采血后处理、完成生物样品检测前的保存、运输方式失误。

2.1.5 BE 集（BES）：包括至少 1 个周期且具有至少 1 个可评价药代动力学参数的统计分析集。

2.2 药代动力学分析：血药浓度数据采用 ×××× 软件（×××× 版本）进行非房室模型药代动力学参数的估算分析，计算主要药代动力学参数：药物浓度 - 时间曲线下面积（AUC_{0-t}、$AUC_{0-\infty}$）；达峰浓度 C_{max}（用实测值）；达峰时间 t_{max}（用实测值）；末端消除速率常数 λ_Z；消除半衰期（$t_{1/2}$）；表观分布容积（V_d）；清除率（CL/F），并计算上述参数的算数均值和几何均值。

t_{max} 和 C_{max} 均为实测值，曲线下面积（AUC），平均驻留时间（MRT）、清除率（CL/F）和半衰期（$t_{1/2}$）分别按下列各式估算：

$$AUC_{0-t} = \sum (C_i + C_{i-1})(t_i - t_{i-1})/2$$
$$AUC_{0-\infty} = AUC_{0-t} + R_t/\lambda_Z$$
$$V_d/F = D/(\lambda_Z \times AUC_{0-\infty})$$
$$CL/F = D/AUC_{0-\infty}$$
$$t_{1/2} = 0.693/\lambda_Z$$

式中 R_t 为服药后 t h 的血药浓度，λ_Z 为末端相消除速率常数，D 为剂量。

实际采样时间与临床试验方案发生偏离时，计算药代动力学参数时，以实际采样时间为准。

PK 参数分析：采用 PKPS，由非房室模型计算各受试者的药代动力学参数。同时计算各参数的算术均数、标准差、变异系数、中位数、最大值、最小值和几何均数。若受试者的 AUC（%Extrap）$> 20\%$，$AUC_{0-\infty}$、λ_Z、$t_{1/2Z}$、AUC（%Extrap）不进行描述性统计分析

2.3 生物等效性分析：将 C_{max}、AUC_{0-t} 和 $AUC_{0-\infty}$ 经自然对数转换后，采用混合效应模型进行方差分析。方差分析模型中给药序列、制剂因素、给药周期作为固定效应，受试者（序列）作为随机效应。计算主要指标的几何均值比率（受试制剂 / 参比制剂）的 90% 置信区间，如在等效区间（80.00%~125.00%）范围内，判断为生物等效。同时列出双单侧 t 检验结果。同时计算参数的个体内变异系数。若受试者的 AUC（%Extrap）$> 20\%$，$AUC_{0-\infty}$ 不纳入分析。

2.4 安全性分析：安全性评价主要采用描述性统计分析方法。

计量资料列出均数、标准差、中位数、四分位数、最小值、最大值；计数资料和等级资料列出频数、构成比。

对各组实际入组例数、剔除例数、脱落例数进行统计描述；脱落、剔除例逐一描述其用药情况、提前退出试验的原因等。

描述入选受试者的人口学资料；报告研究期间的联合用药情况；总结受试者试验前、每

周期试验结束时的临床实验室检查及心电图结果；总结每位受试者服药前和服药后的规定时间点监测的受试者生命体征数据。

不良事件数据，根据开始编码时现行版本的 MedDRA 进行编码后，在统计分析中进行处理。计算试验期间发生的临床不良事件，按照试验药物的组别，对身体各系统发生的不良事件进行汇总分析；按受试者编号列出各受试者试验过程中观察到的不良事件 / 反应情况、程度，并分析与试验药物的关系。

九、质量保证

依照相关的法律法规及指导原则，如《药物临床试验质量管理规范》、《药物 I 期临床试验管理指导原则（试行）》、《药物临床试验生物样本分析实验室管理指南（试行）》、2020 年版《中国药典》四部通则 9012 部分生物样品定量分析方法验证指导原则、《药物临床试验的生物统计学指导原则》等进行质量控制。

1. 临床试验过程中的质量保证　研究机构应采用标准操作程序执行临床试验的质量控制和质量保证；试验前由申办方、主要研究者组织研究者学习 GCP 和临床试验方案；参加试验的所有人员要严格遵守方案的规定，试验按程序进行，不得随意更改；研究者对观察结果和发现问题应加以核实，以保证数据的可靠性；研究资料由专人负责保管，试验结束后统一上交机构办公室归档。

申办方派监查员将该项研究的所有方面进行监查，监查是否符合现行 GCP 和 SOP 要求。相关人员应能够看到所有的必要的记录，以保证数据的真实性，并且将阶段性地与主要研究者审核研究进展。监查员应按 GCP 的要求进行监查，并写出监查报告，内容包括：研究负责单位是否具有适当的条件；试验方案的执行情况；确认所有数据的记录和报告正确完整；确认所有不良事件均记录在案，严重不良事件在规定时间内做出报告并记录在案；核实试验用药物按照有关法规进行供应、储藏、分发、收回，并做相应记录；监查日期、时间、监查员姓名、监查发现的问题等。

在试验期间或临床试验结束后，研究者、监查员应经常对 CRF 的填写情况、数据的可靠性进行检查，当需要时将要求研究者提供有关材料。

稽查由不直接涉及试验的有关人员进行，当有关人员进行稽查时，试验单位应及时提供待查材料。

2. 检测分析中的质量保证

方法学验证：检测分析项目负责人制订分析方法、方法学验证试验方案，交予质控人员审核，审核通过后，对分析方法进行方法学验证。

样品分析：完整方法学验证后，未知样品分析开始前，检测分析项目负责人制订样品分析试验方案，交予质控人员审核，审核通过后，开始样品分析。

质控人员对项目的原始记录、数据进行审核，对项目的检测分析进行全程质量保证。

申办方对整个检测分析过程进行稽查，保证检测分析的真实、完整、合规。

3. 数据转移、计算和报告过程的质量保证

3.1 研究中心数据录入（e）CRF 后，质控人员应核对（e）CRF 数据与原始记录的一致性，

确保数据准确无误录入（e）CRF 中。监查员 100% 核查（e）CRF 系统中试验数据录入是否完整、准确并与原始病历资料相一致。对于有疑问或与原始病历资料不一致的数据项，及时提出质疑，并督促数据录入员和研究者答复质疑，核查并纠正不一致的数据。

3.2 数据管理部门人员采用逻辑核查方式，核查数据录入质量，对疑问的结果以质疑形式发送给研究者，由研究者核实后并进行修改。质控人员对数据管理文件、数据库数据进行核查。

3.3 研究中心质量保证人员对数据转移文件、统计报告数据进行抽查，保证数据准确无误。

3.4 血药浓度数据由 ×××× 软件直接生成定量结果文件，导出后进行数据处理。由质控人员对每个数据与图谱进行核对确认，最后锁定浓度数据结果。移交数据统计人员，进行数据的统计，出具报告，交予质控人员审核，审核通过后定稿报告。

3.5 申办方根据需要，结合试验进展情况及质量控制人员 / 监查员的核查结果，对上述临床试验过程、样本检测过程、数据、报告和计算过程进行不同范畴的稽查，说明如何进行试验过程及试验后的质量保证相关工作。

十、试验过程中的异常情况处理

试验场所必须配备必要的医疗抢救设备、急救药品以及应急措施。发生紧急医疗事件及意外灾害时按照相关标准操作规程处理。

研究者负责发现并记录符合本试验方案提出的不良事件和严重不良事件定义的事件。在每一试验期间主要记录受试者用药后的主观症状及实验室检查，准确记录受试者不良事件出现的时间、程度、持续时间及处理、转归，并做安全性评估。研究者或试验中心的全体人员有发现不良事件和严重不良事件的责任。

1. 不良事件

1.1 不良事件的定义：不良事件（AE）是指患者或临床试验受试者接受一种药品后出现的不良医学事件，但并不一定与治疗有因果关系。因此，不良事件可能是试验药品引起的实验室检查异常或疾病症状，也可能与试验药品无关。

1.2 获取不良事件信息：研究者应用简洁的语言报告直接观察到的或者受试者自发报告的所有不良事件。另外，试验开始后需定期向受试者询问不良事件情况。

1.3 不良事件的记录和报告：试验过程中发生的任何不良事件都应记录在受试者的原始病历表和 CRF 中。应尽可能对每一不良事件进行详细描述：

1.3.1 发作情况（表现、出现时间、距用药时间和缓解时间等）。

1.3.2 严重程度（轻、中、重）。

1.3.3 药物与不良反应的出现有无合理的时间关系。

1.3.4 不良事件是否造成（死亡、永久或器质性劳动力丧失、住院、以上均不是）。

1.3.5 停药后，反应是否消失或减轻（是、否、不明、未停药）。

1.3.6 不良反应结果（治愈、好转、有后遗症）。

1.3.7 与试验药品之间的关系（肯定有关、很可能有关、可能有关、可能无关、肯定无关）。

1.3.8　处理经过：停药观察或需用药或非药物治疗。

1.4　不良事件严重程度判定标准：依据 ×××× 标准判断不良事件严重程度。如果出现标准中未列出的不良事件，可参照下列标准：

Ⅰ级	轻度，无临床症状或有轻微临床症状；仅有临床或实验室检查异常；不需治疗
Ⅱ级	中度，需要微量的、局部的或非侵害性的治疗；与年龄相符的使用工具的日常生活活动（activities of daily living, ADL）受限，使用工具的日常生活指做饭、购物、打电话等
Ⅲ级	病情重或有医学上严重的症状但是暂时不会危及生命；导致住院或住院时间延长；导致残疾；日常生活自理（self-care ADL）受限。日常生活自理指洗澡、穿衣、脱衣、吃饭、如厕、吃药等，非卧床不起
Ⅳ级	危及生命，需要紧急治疗
Ⅴ级	因不良事件致死

1.5　不良事件与试验药物关系的判断标准：根据药物与不良事件因果关系判断标准，将不良事件与受试药物应用的相关性分为五级：肯定有关、很可能有关、可能有关、可能无关、肯定无关。将肯定有关、很可能有关、可能有关均列为药物不良反应。将药物不良反应病例数总和作为分子，全部可供不良反应评价的入选病例作为分母，计算不良反应发生率。

肯定有关：符合所疑药物已知的反应类型，符合用药后合理的时间顺序，减量或停药后不良事件减轻或消失，再次给药后又出现该不良事件。

很可能有关：符合所疑药物已知的反应类型，符合用药后合理的时间顺序，减量或停药后不良事件减轻或消失，但受试者的临床状态或其他原因也有可能产生该事件。

可能有关：符合所疑药物已知的反应类型，符合用药后合理的时间顺序，减量或停药后不良事件减轻或不明显，但受试者的临床状态或其他原因可解释该事件。

可能无关：不太符合所疑药物已知的反应类型，不太符合用药后合理的时间顺序，受试者的临床状态或其他原因也有可能产生该事件。

肯定无关：不符合所疑药物已知的反应类型，不符合用药后合理的时间顺序，受试者的临床状态或其他原因也可解释该反应，排除临床症状或其他原因后，事件减轻或消失。

1.6　不良事件的处理：所有临床事件和临床显著异常的实验室结果，无论其是否与所选择的试验药物有关，研究者应进行记录，并提醒申办方监查员注意。研究者应采取适当的措施，无论是否被视为与治疗相关，均必须定期监测发生 AE 的所有受试者（如果可行），直至症状消退、任何异常实验室值恢复正常、恢复至基线水平、稳定或受试者失访。

若出现严重不良事件，应组织相关人员及条件全力积极抢救，并于 24h 内报告申办者。研究者根据情况需停止试验的，应及时通知申办者，共同商定。

受试者因在试验中出现与试验相关的不良事件，需要药物或非药物治疗、延长留院时间和出院后休息而发生的治疗费、住院费、误工费及补偿费，由申办者负责提供。

2. 严重不良事件

2.1 严重不良事件定义：指受试者接受试验用药品后出现死亡、危及生命、永久或者严重的残疾或者功能丧失、受试者需要住院治疗或者延长住院时间，以及先天性异常或者出生缺陷等不良医学事件。

2.2 可疑非预期严重不良反应（suspected unexpected serious adverse reaction，SUSAR）定义：指临床表现的性质和严重程度超出了试验药物研究者手册、已上市药品的说明书或者产品特性摘要等已有资料信息的可疑并且非预期的严重不良反应。

2.3 SAE 的处理：在临床试验过程中发生严重不良事件，研究者应要求受试者退出试验，并对受试者进行积极治疗。

参考 2020 年《药物临床试验管理规范》的有关 SAE 上报的规定进行上报，在临床试验过程中发生严重不良事件，研究者应立即对受试者采取适当的保护措施，无论 SAE 与研究药物关系如何，均应及时填写严重不良事件报告表，并通知申办者。

SUSAR 的报告：①研究者应当立即向申办者书面报告所有严重不良事件（包括 SUSAR），随后应当及时提供详尽、书面的随访报告。涉及死亡事件的报告，研究者应当向申办者和伦理委员会提供其他所需要的资料，如尸检报告和最终医学报告。②申办者应当立即分析安全性信息，以个例安全性报告方式将 SUSAR 快速报告给所有参加临床试验的研究者及临床试验机构、伦理委员会。申办者对 SUSAR 判断与研究者不一致，也要快速报告。③研究者及时向伦理委员会报告由申办方提供的 SUSAR。④所报告的 SUSAR 涉及死亡事件，研究者应当向申办者和伦理委员会提供其他所需资料，如尸检报告和最终医学报告。⑤SUSAR 报告的时限：对于致死或危及生命的 SUSAR 不得超过 7 天，并在随后的 8 天内报告、完善随访信息（申请人首次获知当天为第 0 天）。非致死或危及生命的非预期严重不良反应，申请人应在首次获知后尽快报告，但不得超过 15 天。⑥随访报告：申请人在首次报告后，应继续跟踪严重不良反应，以随访报告的形式及时报送有关新信息或对前次报告的更改信息等，报告时限为获得新信息起 15 天内。

3. 妊娠事件　任何参加试验的受试者或受试者的伴侣，如果在受试者接受研究药物期间怀孕或被发现怀孕，研究者必须将此信息填入妊娠事件表并提交给申办者。

如果妊娠的结果符合严重不良事件的标准 [如自然流产、死产、新生儿死亡或先天性畸形（包括流产胎儿、死产或新生儿死亡）]，研究者应按严重不良事件的报告程序进行报告。

其他作为严重不良事件的妊娠结果："自然流产"包括难免流产和稽留流产。

所有在出生 1 个月内发生的新生儿死亡，无论死因如何，都应作为严重不良事件报告。另外，对于任何出生 1 个月后的婴儿死亡，只要研究者认为该死亡可能与研究药物有关，也应报告。

4. 方案的偏离　研究方案中规定的所有要求，必须严格执行。任何有意或无意偏离或违反试验方案和 GCP 原则的行为，均可归类为偏离方案或违反方案。监查员在监查过程中，如果发现偏离方案时应由研究者或监查员填写偏离方案记录，详细记录发现的时间、事件发生的时间及过程、原因及相应的处理措施，由研究者签字，并通报伦理委员会及申办者。在数据统计和总结报告中,研究者对发生的方案偏离或违背对最终数据和结论的影响进行分析和报告。

当发生严重方案违背时,应进行评估。必要时,申办方可以提前中止本研究。

十一、方案修订情况

若试验开始前试验方案有重大修改,必须将修改后的试验方案重新报伦理委员会审核,再次取得伦理委员会的批准后方可实施。若试验过程中试验方案需要重大修改,或发现涉及试验用药物的重要新资料,则必须将修改后的试验方案和知情同意书送伦理委员会审核批准后,再次取得受试者同意。

十二、参考文献

略。

（张　军）

第四节　Ⅰ期临床试验知情同意书设计

一、概述

知情同意书,是以书面的、签名和注明日期的文件形式,证明向受试者告知一项临床试验的各方面情况后,受试者自愿确认其同意参加该项临床试验的过程。

(一)设计依据

根据《赫尔辛基宣言》、国际医学科学组织委员会(CIOMS)的《人体生物医学研究国际道德指南》,国家药品监督管理局《药物临床试验质量管理规范》《药物临床试验伦理审查工作指导原则》,以及临床试验方案。

(二)设计原则

符合"完全告知""充分理解""自主选择"的原则,采用受试者能够理解的文字和语言。知情同意书不应包含要求或暗示受试者放弃他们获得赔偿权利的文字,或必须举证研究者的疏忽或技术缺陷才能索取免费医疗或赔偿。

(三)知情同意书格式

页眉和页脚:页眉左侧为试验项目名称,右侧为知情同意书版本号和版本日期。页脚为当前页码和总页码。

知情同意书分"知情"与"同意"两部分,前者为"知情告知"(必要时还应设计帮助受试者理解研究目的、程序、风险与受益的视听、图文资料),后者为"同意签字"。

如临床试验需做筛选检查,收集生物标本,可以采用两种知情同意,一种用于生物标本的收集和分析,另一种用于符合纳入、排除标准后参加试验。筛选时发现不合格(医学方面的原因)的研究对象,应给予有帮助的参考意见、任何必要的和有用的治疗,或推荐到其他部门就诊。

知情同意书一式两份,受试者保存知情同意书副本。

(四)"知情告知"的内容

研究背景与研究目的;哪些人可以参加研究;哪些人不宜参加研究;如果参加研究将需要做什么(包括研究具体步骤,相关检查操作,给药方法,持续的时间,告知受试者可能被分配到试验的不同组别,需要受试者配合的事项);根据已有文献和试验结果提示的预期不良反应、可能发生的风险与不便,以及出现与研究相关损伤的医疗与补偿;试验费用;个人信息保密问题;怎样获得更多的信息;自愿参与研究的原则,在试验的任何阶段有随时退出研究并且不会遭到歧视或报复,其医疗待遇与权益不受影响的权利。

(五)"同意签字"的内容

声明项:受试者声明已经阅读了有关研究资料,所有的疑问都得到满意的答复,完全理解了有关医学研究的资料以及该研究可能产生的风险和受益;确认已有充足的时间进行考虑;知晓参加研究是自愿的,有权在任何时间退出本研究,而不会受到歧视或报复,医疗待遇与权益不会受到影响;同意药品监督管理部门、伦理委员会或申办者查阅研究资料。表示自愿参加研究。研究者声明已经认真履行了知情告知义务,向受试者解释了试验的详细情况,包括其权利以及可能的受益和风险。

签字项:执行知情同意的研究者,受试者必须亲自签署知情同意书并注明日期。

执行知情同意过程的研究者须将手机号留给受试者,以保证随时回答受试者提出的疑问或响应受试者的要求。

(六)设计注意事项

1. ICF注明版本号、版本日期,如对ICF进行修改,应做相关修改。

2. 对受试者称呼,一般采用第二人称,如"您",尽量不要直呼"受试者"或"患者"。

3. 告知的研究信息、试验步骤和相关要求等,均应来源于临床试验方案,并与其表达一致。

4. 告知内容中应注意事项　①告知伦理委员会的联系方式,以便受试者有抱怨时可以进行诉求;②受试者的义务,如按医嘱用药、随访等;③对于有外资背景的申办方,应说明按照《人类遗传资源管理暂行办法》的要求,获得了相关许可;④充分告知试验用药物(包括对照药)的相关信息,特别是已知的不良反应及其处理措施;⑤应当让受试者明确Ⅰ期临床试验一般不存在预期的临床受益,并告知预期按比例的经济补偿方式及金额;⑥在临床试验筛选过程中,可能存在合格受试者人数多于实际入组人数,应告知不带歧视的可能选择。

5. 生物等效性试验　空腹或餐后试验可以分别设计知情同意书,也可使用一份知情同意书,但要特别告知受试者可以自由选择以及只能参加其中一项试验,餐后给药试验的应说明高脂餐食谱与进食要求等。

二、知情同意书推荐模板

模板 5.04

知情同意书：知情告知页

尊敬的女士/先生

我们将邀请您参加一项 ×××××× 公司生产的 ×××× 药物的Ⅰ期耐受性（Ⅰ期药代动力学、或生物等效性）临床试验。

在您决定是否参加这项研究之前，请尽可能仔细阅读以下内容，它可以帮助您了解该项研究以及为何要进行这项研究，研究的程序和期限，参加研究后可能给您带来的益处、风险和不适。如果您愿意，您也可以和您的亲属、朋友一起讨论，或者请您的医生给予解释，帮助您做出决定。

研究介绍

一、研究背景和研究目的

试验药物（包括对照药或参比制剂）前期药学、药理、毒理试验结果、临床试验结果、相关文献资料介绍（简明扼要，尽量以通俗易懂的文字列出与研究相关的阳性结果）。

临床常规应用剂量，中药制剂应说明处方中的生药含量。

本项研究目的是为了评价 ×××× 试验药物与参比制剂 ×××× 药的生物等效性，其研究结果将用于申请新药生产注册。耐受性试验及药代动力学试验根据方案撰写。

本研究将在 ×××××× 医院Ⅰ期病房进行，预计有 ×× 名受试者自愿参加，您仅能参加空腹或餐后试验的其中一项。

本项研究已经得到国家药品监督管理局批准（如有）。×××××× 伦理委员会已经审议此项研究遵从《赫尔辛基宣言》原则，符合医疗道德。

二、哪些人适宜或不宜参加研究

如果您满足以下所有条件才有资格参加此项试验（纳入标准）。

如果您有以下任何一项将不能参加此项试验（排除标准）。

三、如果参加研究将需要做什么（重点介绍试验流程，以及需要受试者配合的事项）

1. 在您入选研究前，您将接受以下检查以确定您是否可以参加研究：

医生将询问、记录您的病史，对您进行全面的体格检查。

您需要进行 ×××× 等检查。

2. 若您以上检查合格，将按以下步骤进行研究：

筛选条件、入组要求，随机分配，试验用药、进水、进食（注：餐后生物等效性试验的进餐要求）要求，采集血标本，理化检查具体要求，随访安排等。

3. 需要您配合的其他事项：

在研究期间（包括清洗期）您不能使用其他治疗 ×× 的药物。如您需要进行其他治疗，请事先与您的医生取得联系。

您在服药后应避免剧烈运动,亦不得长时间卧床。请您遵守Ⅰ期病房的规章制度,按时作息,按规定饮食进餐,按时服药,配合医护人员做好各时点检查观测。

关于饮食、生活起居的具体规定(如有)。

四、参加研究可能的受益

一般认为Ⅰ期临床试验受试者不能从研究获得直接的受益。社会将可能从本项研究中受益,本项研究可能帮助开发出一种同类药物。

五、参加研究可能的不良反应、风险和不适、不方便

尽管本项临床研究服用的是临床常规剂量,但所有治疗药物都有可能产生副作用。

试验药物预期的不良反应范围(详细描述试验药物可能的副作用。描述参加研究合理预期的不适)。

如果在研究中您出现任何不适,或任何意外情况,不管是否与药物有关,均应及时通知您的医生,他/她将对此做出判断和医疗处理。

医生和申办者 ×××××× 申办方将尽全力预防和治疗由于本研究可能带来的伤害。如果在临床试验中出现不良事件,医学专家委员会将会鉴定其是否与试验药物有关。申办者将对与试验相关的损害提供治疗的费用及相应的经济补偿,这一点已经在我国《药物临床试验质量管理规范》中做出了规定。

六、有关费用

×××××× 申办方将支付您参加本项试验期间所做的与研究有关的检查费用,并免费提供研究用药、标准餐及医疗保护措施。

您在临床试验期间将免费住在Ⅰ期病房,免费提供全部住院医疗护理费用和餐费,完成试验后还将按每次采血平均 ×× 元支付酬劳费,×× 元/天的误工费,以及 ×× 元交通补偿费。

如果筛选合格,因受试者例数的限制不能参加试验,研究者将及时与您联系,并给予你适当的抽血补偿费用。

国际医学科学组织委员会2002年8月修订《人体生物医学研究国际指南》第7条规定:"研究者因受试者故意不依从而必须从研究中淘汰,有权扣除其部分或全部报酬"。除经研究者确认的健康等原因外,若您中途退出试验,或不按规定进行有关试验项目,将会被扣减相应的报酬。

如果发生与试验相关的损害,申办者将支付您的医疗费用。如果因严重不良反应住院医疗,申办者还将提供适当的营养费、误工的工资和奖金的补偿费。

七、个人信息是保密的吗?

您的医疗记录(研究病历/CRF、化验单等)将完整地保存在医院。研究者、申办者代表、伦理委员会和药品监督管理部门将被允许查阅您的医疗记录。任何有关本项研究结果的公开报告将不会披露您的个人身份。我们将在法律允许的范围内,尽一切努力保护您个人医疗资料的隐私。

除本研究以外,有可能在今后的其他研究中会再次利用您的医疗记录。您现在也可以

声明拒绝除本研究外的其他研究利用您的医疗记录和血标本。

八、怎样获得更多的信息?

您可以在任何时间提出有关本项研究的任何问题。您的医生将给您留下他/她的电话号码以便能回答您的问题。

如果您对参加研究有任何抱怨,请联系伦理委员会办公室,联系电话:××××××。

如果在研究过程中有任何重要的新信息,可能影响您继续参加研究的意愿时,您的医生将会及时通知您。

九、可以自愿选择参加研究和中途退出研究

是否参加研究完全取决于您的自愿。您可以拒绝参加此项研究,或在研究过程中的任何时间退出本研究。

您的医生或研究者出于对您的最大利益考虑,可能会随时中止您参加本项研究。

如果您因为任何原因从研究中退出,您可能被询问有关您使用试验药物的情况。如果医生认为需要,您也可能被要求进行实验室检查和体格检查。

十、现在该做什么?

是否参加本项研究由您自己决定。您可以和您的家人或者朋友讨论后再做出决定。

在您做出参加研究的决定前,请尽可能向你的医生询问有关问题,直至您对本项研究完全理解。

感谢您阅读以上材料。如果您决定参加本项研究,请告诉您的医生或研究助理,他/她会为您安排一切有关研究的事务。

请您保留这份资料。

知情同意书:同意签字页

临床研究项目名称:××××××

申办者:××××××

同意声明

我已经阅读了上述有关本研究的介绍,而且有机会就此项研究与医生讨论并提出问题。我提出的所有问题都得到了满意的答复。

我知道参加本研究可能产生的风险和受益。我知晓参加研究是自愿的,我确认已有充足时间对此进行考虑,而且明白:

• 我可以随时向医生咨询更多信息。

• 我可以随时退出本研究,而不会受到歧视或报复,医疗待遇与权益不会受到影响。

我同样清楚,如果我中途退出研究,特别是由于药物的原因使我退出研究时,我若将病情变化告诉医生,完成相应的体格检查和理化检查,这将对我本人和整个研究十分有利。

如果在试验期间因患病我需要采取任何其他的药物治疗,我会在事先征求医生的意见,或在事后如实告诉医生。

我同意药品监督管理部门、伦理委员会或申办者代表查阅我的研究资料。

我同意□　拒绝□　除本研究以外的其他研究利用我的医疗记录及血、尿等生物样本。
我将获得一份经过签名并注明日期的知情同意书副本。

最后,我决定同意参加本项研究(空腹试验□,餐后试验□)并保证尽量遵从医嘱。

受试者签名:＿＿＿＿＿＿　　＿＿＿＿＿年＿＿月＿＿日＿＿时＿＿分

受试者联系电话:＿＿＿＿＿＿

我确认已向患者解释了本项研究的详细情况,包括其权利以及可能的受益和风险、需
要其配合和注意的事项,并给其一份签署过的知情同意书副本。

医生签名:＿＿＿＿＿＿　　＿＿＿＿＿年＿＿月＿＿日＿＿时＿＿分

医生联系电话:

××伦理委员会办公室联系电话:×××

(殷俊刚　刘　芳)

第五节　Ⅰ期临床试验CRF设计

一、概述

CRF(case report form),是向申办者报告的、按照试验方案要求设计的一种纸质或电子
的文件,用于记录每一名受试者在试验过程中的全部信息。

病历等试验源文件的记录应及时、准确、完整、规范、真实。数据从源文件转录至CRF
中应正确。为保证临床试验数据报告的质量与完整性,采用CRF将数据从源文件中进行转
录,用于数据管理及统计分析,使之符合《药物临床试验质量管理规范》《药物临床试验数据
管理工作技术指南》《药物临床试验数据管理与统计分析的计划和报告指导原则》等要求。
因此,CRF的设计不仅关系到数据采集过程的数据质量,还影响着原始资料核查(source
data verification, SDV)、数据审查、数据录入等环节的数据质量。

(一)设计基本原则

1. 与方案设计同步　临床试验方案确定后进行CRF的设计,如方案的修改涉及数据的
报告,CRF也应作相应的修改。

2. 受试者信息　CRF中不应出现受试者身份信息,如姓名、地址、联系方式、身份证号
码等,可通过受试者拼音缩写、受试者编码等信息,溯源到该受试者。

3. 内容完整,逻辑性强　CRF一般由封面页、填写说明、流程图、筛选期、试验观察期、
随访期、完成审核等顺序组成,内容包含知情同意、人口学资料、病史及诊断、体格检查、理
化检查、纳入/排除标准确认、药物使用、血/尿样本采集、合并用药、不良事件/严重不良事
件、研究者/抄录者、时间和日期、版本号/版本日期、脱落信息等要素。根据临床试验数据

核查要求,还应报告筛选未入组的原因。

设计 CRF,应保证收集临床试验方案所规定并满足统计分析需要的所有数据,同时,也要避免收集冗余数据,避免诱导性或矛盾性的问题;有效地使用数据编码,便于数据的清理;便于统计分析的数据库和数据操作,保证数据格式的一致性,如日期、小数点、测量单位、不知道/不适用/尚未得到/未做等;有数据记录指南或说明。

要明确采集数据的时间点,相同检测方法的数据不应重复收集,以免造成不必要的工作负担,而且需要检查两个数据点的一致性。最好收集原始数据,避免收集原始数据的同时又收集基于原始数据的计算结果。例如,应避免既收集每隔 2min 测量的 3 次血压,又收集这 3 次血压的均值。有些数据可能跨越指定的间隔期,如一个连续的不良事件或合并用药,必须有机制保证延续数据的时间顺序及相关逻辑性、准确性,如计划外访视的理化检查与用药等。应避免整段的文字描述。

4. 版面清晰美观,填写便捷　从研究者完成数据采集与报告文件的角度,按试验流程和访视受试者医疗文件记录数据的方式进行设计,布局排版美观,便于阅读理解和准确的数据录入,尽量减少错误、模棱两可、冗余的数据,以缩短完成时间。

纸质 CRF 通常为一式三份,使用无碳复写纸。单页或分册装订的部分必须含有唯一标识符,使其能正确归因至所属的受试者。

5. 问题和提示　问题和提示应专一和明确,以保证可得到完整的和可比较的数据。对难以理解和容易引起歧义的项目给出定义和记录指导。例如,对“受试者是否患有高血压?”,应说明高血压值的范围和持续时间。问题使用肯定句,多重否定容易使回答错误。例如,用“受试者是否遵循指导?”而不用“受试者是否没有遵循指导?”。应避免对答案有诱导性的提问。对问题的类似回答选项的顺序保持一致,如“Y/N”,Y/N 等系列选项次序不应改变。应提示回答选项是否相互排斥;如果不排斥,应提示是单选还是多选(可接受 1 个以上的选择,还是只能选择 1 个答案)。

当一个或多个问题的答案依赖于其他问题的答案时称为关联问题。如“受试者是否做过开胸手术?”如果否定,则转入下一项。这类问题建立了一种从属关系,要求正确回答 2 个问题,否则将导致一系列错误。尽可能不要把一个问题与其后面较远部分的另一个问题相关联。如必须关联问题,则应清楚地归类集中,并与其他问题或提示分开以减少干扰。

6. 数据记录指南　数据记录指南或说明是保证数据记录与解释一致性的指导性工具。指南可以是数据采集文件的一个特定提示,如仅针对一个记录空格的提示“请记录最近 7 天服用的所有药物”;或是详细指导的独立文件,如 CRF 记录说明,或临床试验数据监查指南。

指南总则应至少包括以下内容:有研究者签名的规定,以体现研究者采集数据的时间证明。要求记录清晰可辨,使用蓝色或黑色墨水以使病历字迹永久保留。强调填写表格不留空白项的重要性,若数据缺失或未知,则填入“M/NA 或 UN”。具体说明可被接受的数据更正及数据更正的规定。提供允许使用的缩略语表。提供数据记录出现疑问时的咨询联系方法。

分页指南要简洁,重点放在关键的和可能引起不同解释的字段。如受试者失访,漏做实验室检查或体检,受试者中途退出等如何处理;试验中止的标准与程序;判断不良事件和严重不良事件的标准。

要定期审查数据质量,必要时修订指南。指南应随试验方案或数据采集与报告文件的更新而修改。

(二)设计注意事项

1. CRF 的设计、制作、批准和版本控制过程须有完整的记录,设计可由申办者委托研究者设计,经申办者、申办者委托的 CRO、数据管理和统计人员共同确认,最终定稿必须由申办者或 CRO 完成。

2. 要设计 CRF 填写指南,以减少差错。

3. CRF 中应隐藏能确认受试者身份的相关信息。

4. 试验开始前,应对研究者进行试验方案、数据采集和报告文件与数据递交程序的培训,并做小样本的验证,如发现问题应及时修改完善。

二、CRF 推荐模板

模板 5.05

××××药Ⅰ期临床试验
CRF
(Case Report Form)

版本号: 版本日期:

筛选号 |__|__|__|__|
受试者编码 |__|__|__|
受试者姓名拼音缩写 |__|__|__|__|
研究单位:
研究者:
申办单位:
在正式填表前,请认真阅读下列填表说明

CRF 填写说明

1. 筛选合格者填写研究病历和 CRF,筛选失败者必须填写原始病历筛选期部分。

2. CRF 应用签字笔用力填写。

3. CRF 的填写务必准确、清晰,不得随意涂改,错误之处纠正时需用横线居中划出,并签署修改者姓名拼音缩写及修改日期。举例: **58.6** $\overline{56.8}^{LGW\ 2018\ 0212}$。

4. 受试者姓名拼音缩写四格需填满,两字姓名填写两字拼音前两个字母;三字姓名填写三字首字母及第三字第二字母；四字姓名填写每一个字的首字母。

举例：张红 $\boxed{Z}\boxed{H}\boxed{H}\boxed{O}$ ；李淑明 $\boxed{L}\boxed{S}\boxed{M}\boxed{I}$ ；欧阳小惠 $\boxed{O}\boxed{Y}\boxed{X}\boxed{H}$

5. 所有选择项目的□内用"×"标注。表格中所有栏目均应填写相应的文字或数字，不得留空。

6. 合并用药剂量和时间不明，请填写 UK；所有检验项目因故未查或漏查，请填写 ND。临床试验应严格按照临床试验方案要求进行。

7. 试验不同时期需完成的检查和需记录的项目，请对照临床研究流程图执行。

8. 试验期间应如实填写不良事件记录表。记录不良事件的发生时间、严重程度、持续时间、采取的措施和转归。如有严重不良事件发生（包括临床试验过程中发生需住院治疗、延长住院时间、伤残、影响工作能力、危及生命或死亡、导致先天畸形等事件），必须在知晓后的 24 小时内通过传真或电话报告 ×××× 医院药物临床研究机构、申办者，并按相关流程报告国家药品监督管理局及伦理委员会。

报告对象	联系人	联系电话	传真/邮箱
×××× 医院伦理委员会			
×××× 药物临床试验机构			
×××× 申办者			
国家药品监督管理局			
国家卫生健康委员会			

试验流程图

事件	筛选期	研究阶段											
	D-14~D-1	D1（给药）										D2	
	-1 天	0	0.5h	1h	1.5h	2h	3h	4h	6h	8h	10h	12h	24h
知情同意	√												
人口统计学[1]													
入选/排除标准	√												
病史采集	√												
体格检查[2]	√												√
身高和体重[3]	√												√
生命体征[4]	√	√			√	√	√		√		√			√
12 导联心电图	√												√
实验室安全性检查[5]	√												√
胸片	√												
B 超	√												

续表

事件	筛选期	研究阶段											
	D-14~D-1	D1（给药）											D2
	-1天	0	0.5h	1h	1.5h	2h	3h	4h	6h	8h	10h	12h	24h
血清病毒学检查[6]	√												
血妊娠（仅女性）	√												
尿妊娠（仅女性）		√											
PK血样样本采集		√	√	√	√	√	√	√	√	√	√	√	√
PK尿样样本采集							√						
不良事件监测							√						
合并用药记录							√						

[1] 人口统计学资料包括受试者的性别、年龄、出生日期、民族。

[2] 体格检查包括一般情况、皮肤、颈部（包括甲状腺）、眼、耳、鼻、咽喉、胸部、腹部、背部、淋巴结、四肢和神经系统检查。

[3] 仅在筛选时测量。

[4] 生命体征包括测量体温、脉搏、呼吸和血压。

[5] 实验室安全性检查包括：血常规、尿常规、血清生化、凝血功能检查、微量白蛋白尿（UACR），尿 N-乙酰-β-D-氨基葡萄糖苷酶（尿NAG酶）、便常规等。

[6] 血清病毒学检查包括：乙肝5项、丙型肝炎抗体、梅毒螺旋体抗体、人类免疫缺陷病毒抗体。

筛选号 □□□	受试者编码 □□□□	受试者姓名缩写 □□□□	D-14~D-1 筛选期

知情同意书签署日期：20|_|_|年|_|_|月|_|_|日

人口学资料	记录时间20|_|_|年|_|_|月|_|_|日
出生日期：|_|_|_|_|年|_|_|月|_|_|日；性别：男□　女□； □汉族　□其他，请描述：_____　　职业：_____	
身高/体重　　　　检查时间20|_|_|年|_|_|月|_|_|日	
身高：|_|_|_|cm；体重：|_|_|_|.|_|kg；BMI：|_|_|.|_|kg/m²	
生命体征　　　　检查时间20|_|_|年|_|_|月|_|_|日	

体温	|_|_|.|_|℃	呼吸	|_|_|次/min
心率	|_|_|_|次/min	血压	|_|_|_|/|_|_|_|mmHg

问诊　　　　　　时间20|_|_|年|_|_|月|_|_|日
受试者是否有既往病史？　　　　□否　□是→请记录如下

283

续表

疾病名称	近30天内是否治疗（包括服用药物）	
	否	是
	$\square_2$	$\square_1$
	$\square_2$	$\square_1$
	$\square_2$	$\square_1$
受试者近14天内是否使用过任何药物？	□否　□是,具体为:＿＿＿＿＿＿＿	
受试者是否对药物/食物/其他物质过敏？	□否　□是,具体为:＿＿＿＿＿＿＿	
受试者近1个月是否参加过任何药物临床试验？　□否　□是		
受试者近3个月是否献血或失血大于400ml？　□否　□是		
有无烟酒嗜好？　□无　□有		
有无吸毒史？　□无　□有		
有无药物滥用史？　□无　□有		
受试者3个月内是否有生育计划？　□否　□是		
女性受试者确认:是否处于妊娠期或哺乳期　□否　□是		

筛选号	受试者编码	受试者姓名缩写	D-14~D-1
□□□	□□□□	□□□□	筛选期

全身各系统体格检查　　检查时间 20|__|__|年|__|__|月|__|__|日				
	1正常	2异常	3未查	异常情况描述（如有异常,尽可能写出诊断）
皮肤	□	□	□	
眼	□	□	□	
耳、鼻、喉	□	□	□	
头、颈	□	□	□	
心脏	□	□	□	
肺	□	□	□	
胸部	□	□	□	
腹部	□	□	□	
淋巴结	□	□	□	
脊柱和四肢	□	□	□	
神经系统	□	□	□	
其他	□	□	□	

筛选号	受试者编码	受试者姓名缩写	D-14~D-1
□□□	□□□□	□□□□	筛选期

<table>
<tr><td colspan="4" align="center">实验室检查</td></tr>
<tr><td>项目</td><td>检查结果</td><td>单位</td><td>临床意义判定</td></tr>
<tr><td>血常规</td><td colspan="2">检查日期　20|_|_|年|_|_|月|_|_|日</td><td>1　2　3　4</td></tr>
<tr><td>　白细胞计数（WBC）</td><td>|_____|</td><td>$\times 10^9$/L</td><td>|_||_||_||_|</td></tr>
<tr><td>　红细胞计数（RBC）</td><td>|_____|</td><td>$\times 10^{12}$/L</td><td>|_||_||_||_|</td></tr>
<tr><td>　血红蛋白（Hb）</td><td>|_____|</td><td>g/L</td><td>|_||_||_||_|</td></tr>
<tr><td>　血小板计数（PLT）</td><td>|_____|</td><td>$\times 10^9$/L</td><td>|_||_||_||_|</td></tr>
<tr><td>　中性粒细胞百分比（NEUT%）</td><td>|_____|</td><td>%</td><td>|_||_||_||_|</td></tr>
<tr><td>尿常规</td><td colspan="2">检查日期　20|_|_|年|_|_|月|_|_|日</td><td></td></tr>
<tr><td>　酸碱度（pH）</td><td>|_____|</td><td>—</td><td>|_||_||_||_|</td></tr>
<tr><td>　葡萄糖（GLU）</td><td>|_____|</td><td>—</td><td>|_||_||_||_|</td></tr>
<tr><td>　隐血（BLD）</td><td>|_____|</td><td>—</td><td>|_||_||_||_|</td></tr>
<tr><td>　红细胞（RBC）</td><td>|_____|</td><td>μl</td><td>|_||_||_||_|</td></tr>
<tr><td>　白细胞（WBC）</td><td>|_____|</td><td>μl</td><td>|_||_||_||_|</td></tr>
<tr><td>　蛋白质（PRO）</td><td>|_____|</td><td>—</td><td>|_||_||_||_|</td></tr>
<tr><td>　酮体（KET）</td><td>|_____|</td><td>—</td><td>|_||_||_||_|</td></tr>
<tr><td>血生化</td><td colspan="2">检查日期　20|_|_|年|_|_|月|_|_|日</td><td></td></tr>
<tr><td>　丙氨酸氨基转移酶（ALT）</td><td>|_____|</td><td>U/L</td><td>|_||_||_||_|</td></tr>
<tr><td>　天冬氨酸氨基转移酶（AST）</td><td>|_____|</td><td>U/L</td><td>|_||_||_||_|</td></tr>
<tr><td>　γ-谷氨酰转移酶（GGT）</td><td>|_____|</td><td>U/L</td><td>|_||_||_||_|</td></tr>
<tr><td>　碱性磷酸酶（ALP）</td><td>|_____|</td><td>U/L</td><td>|_||_||_||_|</td></tr>
<tr><td>　总胆红素（TBIL）</td><td>|_____|</td><td>μmol/L</td><td>|_||_||_||_|</td></tr>
<tr><td>　尿素氮（BUN）</td><td>|_____|</td><td>mmol/L</td><td>|_||_||_||_|</td></tr>
<tr><td>　肌酐（Scr）</td><td>|_____|</td><td>μmol/L</td><td>|_||_||_||_|</td></tr>
<tr><td>　钾离子（K$^+$）</td><td>|_____|</td><td>mmol/L</td><td>|_||_||_||_|</td></tr>
<tr><td>　钠离子（Na$^+$）</td><td>|_____|</td><td>mmol/L</td><td>|_||_||_||_|</td></tr>
<tr><td>　氯离子（Cl$^-$）</td><td>|_____|</td><td>mmol/L</td><td>|_||_||_||_|</td></tr>
<tr><td>　钙离子（Ca^{2+}）</td><td>|_____|</td><td>mmol/L</td><td>|_||_||_||_|</td></tr>
<tr><td></td><td></td><td></td><td></td></tr>
<tr><td></td><td></td><td></td><td></td></tr>
</table>

凝血酶原时间（PT）	|_____|	s	|_||_||_||_||_|
部分活化凝血活酶时间（APTT）	|_____|	s	|_||_||_||_||_|
凝血酶时间（TT）	|_____|	s	|_||_||_||_||_|
纤维蛋白原（FIB）	|_____|	g/L	|_||_||_||_||_|

注：1. 正常；2. 异常但无临床意义；3. 异常且有临床意义；4. 未查。

筛选号	受试者编码	受试者姓名缩写	D-14~D-1 筛选期
□□□	□□□□	□□□□	

血清学检查	检查日期 20|_|_|年|_|_|月|_|_|日
乙肝表面抗原（HBsAg）	□1 阴性　□2 阳性
丙肝病毒抗体（HCV）	□1 阴性　□2 阳性
艾滋病病毒抗体（HIV）	□1 阴性　□2 阳性
梅毒螺旋体抗体（TP）	□1 阴性　□2 阳性

尿妊娠检查　　　　检查日期　20|_|_|年|_|_|月|_|_|日

□1 阴性　□2 阳性　□3 不适用

心电图检查　　　　检查时间　20|_|_|年|_|_|月|_|_|日|_|_|时|_|_|分

检查前受试者是否至少坐位休息5分钟？□1是　□2否

HR/（次/min）	PR/ms	QRS/ms	QT/ms	QTc/ms
___	___	___	___	___

□1 正常
□2 异常，无临床意义，请描述：
□3 异常，有临床意义，请描述：
□4 未做，未做原因：

筛选号	受试者编码	受试者姓名缩写	D-14~D-1 筛选期
□□□	□□□□	□□□□	

入选标准	是	否
1. 年龄：在18周岁以上（含18周岁）	□	□
2. 性别：男女兼有　　如果以上任何一个答案为"否"，此受试者不能参加试验	□	□

续表

排除标准	是	否
1. HIV 抗原 / 抗体阳性, HBsAg 阳性或丙肝抗体阳性, 梅毒螺旋体阳性	☐	☐
2. 有吸毒史	☐	☐
如以上任何一个答案为 "是", 此受试者不能参加试验		
<div align="center">入选 / 排除标准核对</div>		

◇ 是否符合入组条件（即符合入选标准且不符合排除标准）
　　□是（入组）　□否（筛选失败）

如不符合请说明原因:

筛选号	受试者编码	受试者姓名缩写	D0 入院
☐☐☐	☐☐☐☐	☐☐☐☐	

入住前排除标准核查

排除标准（以下任何一项答"是"即不能入组）	是	否
自上次体检后, 是否感觉不适	☐	☐
今天, 是否进行过剧烈的活动	☐	☐
48 小时内, 是否饮过酒、抽过烟	☐	☐
48 小时内, 是否进食过茶、咖啡及含咖啡因的饮料、酒及果汁	☐	☐
自上次体检后, 是否服用过任何其他药物	☐	☐

尿妊娠试验
受试者是否进行妊娠检查? □否, 如为女性受试者, 请说明原因: ＿＿＿＿＿＿＿＿＿＿ □是; 如是, 请填写采样日期20|__|__|年|__|__|月|__|__|日
妊娠试验结果:□阴性　□阳性（阳性受试者不能进入试验）

本次Ⅰ期临床病房住院日期:20|__|__|年|__|__|月|__|__|日|__|__|时|__|__|分

生命体征: 入住病房		时间:＿＿＿时＿＿＿分	
体温	|__|_.|__|℃	脉搏	|__|__|__|次 /min
呼吸	|__|__|次 /min	血压	|__|__|__|/|__|__|__|mmHg（收缩压 / 舒张压）
禁食开始		时间:＿＿＿时＿＿＿分	

筛选号 □□□	受试者编码 □□□□	受试者姓名缩写 □□□□	D1 给药/采血

生命体征：给药前	时间：20|_|_|年|_|_|月|_|_|　时___分	
体温	|_|_.|_|℃	脉搏	|_|_|_|次/min
呼吸	|_|_|次/min	血压	|_|_|_|/|_|_|_|mmHg（收缩压/舒张压）

受试者是否禁水（服药前后各1h）?　□否　□是→请记录如下

禁水开始时间	|_|_|时|_|_|分

受试者是否进食标准试验早餐?　　□否　□是→请记录如下

进食开始时间	|_|_|时|_|_|分
进食结束时间	|_|_|时|_|_|分

给药　　　　20\|_\|_\|年\|_\|_\|月\|_\|_\|

给药途径：口服	给药时间：|_|_|时|_|_|分	给药量：××mg
制剂：□1参比制剂　□2受试制剂	饮水量：240ml	

血样采集　否□　是□　若是，请填写下表

序号	预期采血时间点	实际采血日期及时间（24小时制）
1.	给药前（0h）	|_____|年|__|月|__|日|__|:|__|
2.	给药后 30min	|_____|年|__|月|__|日|__|:|__|

尿样采集　否□　是□　若是，请填写下表

序号	预期采尿时间	实际采尿日期及最后一次采样时间（24小时制）	总尿量/ml
1.	给药前（0h）	|_____|年|__|月|__|日|__|:|__|	
2.	给药后 0~4h	|_____|年|__|月|__|日|__|:|__|	
3.			

筛选号 □□□	受试者编码 □□□□	受试者姓名缩写 □□□□	D2 出院

理化检查（根据方案要求，格式同入住一致）

筛选号 □□□	受试者编码 □□□□	受试者姓名缩写 □□□□	D3~7 随访期

随访方式：□门诊随访　□电话随访

计划处访视检查：□无　□有　若有，请填写下表

访视/检查日期	访视/检查原因	访视内容或检查项目	结果	临床意义判定 1　2　3　4
20|_|_|年|_|_|月|_|_|日				|_||_||_||_|
20|_|_|年|_|_|月|_|_|日				|_||_||_||_|
20|_|_|年|_|_|月|_|_|日				|_||_||_||_|
20|_|_|年|_|_|月|_|_|日				|_||_||_||_|
20|_|_|年|_|_|月|_|_|日				|_||_||_||_|

注：1. 正常；2. 异常但无临床意义；3. 异常且有临床意义；4. 未查。

筛选号 □□□	受试者编码 □□□□	受试者姓名缩写 □□□□	不良事件

不良事件报告表

不良事件名称（含理化检查）	
发生时间	_____年___月___日___:___（24小时制）
转归时间	_____年___月___日___:___（24小时制）
AE转归	□消失　□持续　□缓解　□后遗症 □稳定　□加重　□死亡
不良事件严重程度	□Ⅰ级：轻度，无临床症状或有轻微临床症状；仅有临床或实验室检查异常；不需治疗 □Ⅱ级：中度，需要微量的、局部的或非侵害性的治疗；与年龄相符的使用工具的日常生活活动受限，使用工具的日常生活指做饭、购物、打电话等 □Ⅲ级：病情重或有医学上严重的症状但是暂时不会危及生命；导致住院或住院时间延长；导致残疾；日常生活自理受限。日常生活自理指：洗澡、穿衣、脱衣、吃饭、去卫生间、吃药等，非卧床不起

续表

不良事件严重程度	□Ⅳ级:危及生命,需要紧急治疗 □Ⅴ级:因不良事件致死
与试验药物的关系	□肯定有关　□很可能有关 □可能有关　□可能无关 □肯定无关
对试验药物采取的措施	□继续用药　□停止用药　□试验用药结束
是否采取措施	□否　□是→重要 AE,填写合并用药表
是否因 AE 退出试验?	□是　□否
破盲情况	□未破盲　□已破盲(20|_|_|年|_|_|月|_|_|日)
是否是SAE	□否　□是→填写 SAE 报告表
AE 详细描述	

筛选号 □□□	受试者编码 □□□□	受试者姓名缩写 □□□□	合并用药

是否有合并用药:□否　□是　若是,请填写下表

药品 通用名	每日 总剂量	使用 原因	开始日期(年/月/日)	停药日期(年/月/日) (如仍在使用则在□内划 ×)	是否不良 事件用药
			|_||_||_||_||_||_||_||_|□	|_||_||_||_||_||_||_||_|□	□是　□否
			|_||_||_||_||_||_||_||_|□	|_||_||_||_||_||_||_||_|□	□是　□否
			|_||_||_||_||_||_||_||_|□	|_||_||_||_||_||_||_||_|□	□是　□否
			|_||_||_||_||_||_||_||_|□	|_||_||_||_||_||_||_||_|□	□是　□否
			|_||_||_||_||_||_||_||_|□	|_||_||_||_||_||_||_||_|□	□是　□否
			|_||_||_||_||_||_||_||_|□	|_||_||_||_||_||_||_||_|□	□是　□否
			|_||_||_||_||_||_||_||_|□	|_||_||_||_||_||_||_||_|□	□是　□否
			|_||_||_||_||_||_||_||_|□	|_||_||_||_||_||_||_||_|□	□是　□否
			|_||_||_||_||_||_||_||_|□	|_||_||_||_||_||_||_||_|□	□是　□否
			|_||_||_||_||_||_||_||_|□	|_||_||_||_||_||_||_||_|□	□是　□否
			|_||_||_||_||_||_||_||_|□	|_||_||_||_||_||_||_||_|□	□是　□否
			|_||_||_||_||_||_||_||_|□	|_||_||_||_||_||_||_||_|□	□是　□否

续表

药品通用名	每日总剂量	使用原因	开始日期(年/月/日)	停药日期(年/月/日)(如仍在使用则在□内划×)	是否不良事件用药
			I_II_II_II_II_II_II_I□	I_II_II_II_II_II_II_I□	□是　□否
			I_II_II_II_II_II_II_I□	I_II_II_II_II_II_II_I□	□是　□否
			I_II_II_II_II_II_II_I□	I_II_II_II_II_II_II_I□	□是　□否
			I_II_II_II_II_II_II_I□	I_II_II_II_II_II_II_I□	□是　□否
			I_II_II_II_II_II_II_I□	I_II_II_II_II_II_II_I□	□是　□否
			I_II_II_II_II_II_II_I□	I_II_II_II_II_II_II_I□	□是　□否
			I_II_II_II_II_II_II_I□	I_II_II_II_II_II_II_I□	□是　□否

筛选号 □□□	受试者编码 □□□□	受试者姓名缩写 □□□□	D7 试验总结

受试者是否按计划完成研究?

□是,完成日期:I_I_I_I_I年I_I_I月I_I_I日

□否,请选择主要退出原因,并填写退出日期:I_I_I_I_II年I_I_I月I_I_I日

如果患者退出试验,请选择下面一项主要原因:

□不良事件

□违背方案,请详述:_____

□依从性差

□失访

□其他,请详述:_____

筛选号 □□□	受试者编码 □□□□	受试者姓名缩写 □□□□	审核签字

PI 审核声明

　　我证实由我签名的这份 CRF 中的所有内容已由我审核,并确保其是完整和真实的,符合研究方案的要求。

　　主要研究者签字:_____　　　　　　　_____年____月____日

监查员声明

我证实由我监查的这份 CRF 中的所有内容已由我审核,并确保其是完整和真实的,符合研究方案的要求。

临床监查员签字:_____　　　　　　　　　　　　_____年___月___日

（邹　冲）

第六节　药物Ⅰ期临床试验总结报告撰写

一、概述

药物临床试验的结果是药物注册上市决策的证据,是全面地概括临床试验工作的过程,应充分反映临床试验的实施过程、成果及价值。只有充分、真实、准确、客观地报告临床试验的设计、实施过程,严谨地分析结果,才能在伦理合理性和结果科学性两方面都保证其所传达信息的精确性。

二、药物Ⅰ期临床试验总结报告撰写技术要求

(一)首篇

首篇是每份临床试验报告的第一部分内容,所有单个的临床试验报告均应包含该部分内容。首篇中各标题下的内容均应分页单列。

1. 封面标题　包括研究题目、试验药物、所研究的适应证、研究类型、研究编号、研究开始日期、研究完成日期、主要研究者(签名)、研究单位(盖章)、统计学负责人签名及单位盖章、药品注册申请人(盖章)、注册申请人的联系方式、报告日期、原始资料保存地点。

2. 目录　列出整个临床试验报告的内容目录和对应页码。附录、列表或任何能够提供的病例报告形式的汇总和定位。

3. 伦理学相关资料　严格遵守《赫尔辛基宣言》《药物临床试验伦理审查工作指导原则》等人体医学研究的伦理准则,提供伦理委员会批准件,提供向受试者介绍的研究信息及受试者的知情同意书样本。

4. 研究报告摘要　对所完成研究的摘要介绍、表明结果的统计学资料、总结分析等的叙述。内容包括药品注册申请人、研究药物、试验名称、研究人员、研究时间、研究目的、研究方法、受试者例数、入选与排除标准、试验药物信息、评价标准、统计方法、结果和讨论、报告日期等。一般不超过 1 500 字。

5. 试验研究人员与研究机构　列出临床试验主要研究人员的姓名、单位、在研究中的职责及其简历。主要研究人员包括主要研究者及各中心主要参加人员、统计学分析的负责人、临床试验报告的撰写人。

6. 缩略语　临床试验报告中所用的一系列缩写符、特殊的或不常用的术语或测量单位定义。拼写出缩略语，并在文中首次出现时表明其全称。

（二）正文

1. 引言　简要介绍研究的背景、科学意义和立项依据，说明研究药物开发的来龙去脉，与该研究相关的关键性指标。

2. 试验目的　对特定试验目的的陈述（包括主要、次要目的）。

3. 试验管理　对试验的管理结构和实施GCP的情况进行描述。管理结构包括主要研究者、主要参加人员、指导委员会、管理/监查/评价人员、临床试验机构、统计分析人员、中心实验室设施、合同研究组织（CRO）及配送管理等。

实施GCP的情况指试验参加人员的培训、监查/稽查情况、发生严重不良事件的报告制度、实验室质量控制情况、统计/数据管理情况、研究中发生的问题及其处理措施等。

4. 试验设计　按照执行的试验方案内容进行阐述。

（1）总体试验设计：总体设计应简洁清晰，必要时采用图表式表示，主要包括设计类型、对照类型、设盲方法（如有）和程度等。

（2）样本量：说明样本量估算的依据。

（3）剂量选择：说明剂量选择的依据。

（4）设盲：需明确说明盲法的选择依据和具体实施步骤。说明受试对象、治疗实施者、结局评估者是否对其设盲。

（5）随机：具体说明用什么方法进行随机，随机号码的生产方法。

（6）安慰剂对照：应描述安慰剂对照的方法，并说明合理性。

5. 病例选择　Ⅰ期临床试验多纳入健康受试者，一些特殊情况如肿瘤等也可能会选择患者。病例选择应贯穿临床试验全过程，应阐述患者群体及选择标准，需要确定合理可行的入选标准、排除标准和中止标准。

6. 给药方案

（1）试验药物的介绍：提供试验药物来源、主要处方组成（包括赋形剂）、规格、浓度、批号、储藏方法等。

（2）分组方法：描述受试者剂量分组的方法。

（3）给药方案：说明确定使用剂量的依据（如以往用于人的依据或动物实验结果等），给药途径和方式、给药次数及间隔，给药疗程，给药与用餐的关系。

7. 生物样本采集　采样时点、采集的过程等。

8. 观察项目　阐明安全性指标测量的方法、检测次数及频率，描述一切用于对各种实验室检查或其他临床测量指标进行标准化或比较的技术，尤其在多中心临床试验中更加重要。如果监测指标无标准化的技术，则应选择广泛应用、认可的、可信的指标，对生物样本的测量、处理及其方法均应描述,如为药代动力学试验,应阐述进食、体位、饮料、食物的影响。制定采集信息的流程图或表,能够清晰地展示观察指标的次数和频次。

(1)一般观察记录:包括人口学资料、生命体征或体格检查治疗等。

(2)安全性观察指标:按照国家新药临床试验相关指导原则,选定安全性指标,同时设定试验药物特殊的安全性指标,如皮肤用药,观察皮疹发生情况等。

(3)不良事件的判定:参考国家相关不良事件判断的依据,描述不良事件是如何获取、如何判断以及如何处理。

9. 试验质量的保证　详细描述试验用药在临床试验中的应用过程质量控制体系,如何保证临床试验源数据采集及时、准确、完整、规范、真实。

(1)对试验的管理体系进行描述。

(2)对指标测量的数据达到准确、可靠的质量控制过程进行阐述。

(3)说明书在试验中有无样本量的变动。

(4)描述盲法的具体操作方式(如何标注瓶签、编盲过程、设置应急信件、双模拟技术等),紧急破盲的条件,数据稽查或期中分析时如何确保盲法的继续,无法设盲或可以不设盲的合理理由,并说明如何控制偏倚。

(5)对试验用药的用法用量(包括剂量及其确定依据、给药途径、方式和给药时间安排)应详细描述。

(6)对数据录入的一致性、数值范围和逻辑检查、盲态审核、揭盲过程等的质量控制进行简要阐述。

10. 试验进行中方案的修改　试验方案一般不宜更改。但如果临床中存在实际困难,如修改纳入标准、排除标准、药品剂量或样本量大小等均应说明,并应有伦理委员会批件。对更改的时间、理由、更改过程及有无备案进行详细阐述,并在破盲前论证其对整个研究结果评价的影响。

11. 统计学分析　阐述和方案设计时统计计划书执行的一致性。

(1)描述统计分析计划和获得最终结果的统计方法。

(2)应列出统计分析集的明确定义、各种指标的统计分析方法(为国内外所公认的方法和软件)等。

(3)重点阐述如何分析、比较和统计检验以及离群值和缺失值的处理,药代动力学、生物等效性参数分析方法等。

(4)说明要检验的假设和待估计的处理效应、统计分析方法以及所涉及的统计模型。处理效应的估计应同时给出置信区间,并说明计算方法。假设检验应明确说明所采用的是单侧还是双侧,如果采用单侧检验,应说明理由。

(5)分析时对剔除的病例应解释原因并加以详细说明。对研究中任何统计方案的修订须进行说明。

12. 结果

(1)受试对象流程图:以总结性表和图表示的方式进行描述,包括筛选情况、完成试验人员情况、受试者退出情况等。说明从纳入第 1 例到最后 1 例的时间段及随访情况。

说明筛选而未入选、或入组后脱落患者的名单及原因分类,如失访、不良事件、依从性差等,对退出后是否继续随访、退出时是否破盲等进行分析说明。

试验方案的严重偏离情况描述及分析:包括不符合入选标准但进入研究、符合排除标准没有退出、受试者接受错误的治疗或不正确的剂量、受试者使用了方案禁止的合并用药情况。报告中应按中心列出以下分类并进行总结分析:不符合入选标准但进入试验研究的受试者,符合剔除标准但未剔除的受试者,接受错误的治疗方案或治疗剂量的受试者,同时服用禁用的其他药物的受试者。

(2)基线分析:基线分析包括各组纳入病例的人口学资料、疾病因素、可能影响药物反应的其他因素等。通常采用列表或图表的方式比较,多采用全分析集(FAS)和符合方案集(PPS)进行分析,说明各组纳入分析的例数和退出/失访例数,意向性治疗分析。

人口统计学变量:包括年龄、性别和种族等。

除了提供实验室数据的图表外,单个受试者的人口统计学基本数据和症状、体征等数据,以及被剔除多中心研究的所有受试者所同服的药物都应该在受试者列表中列出,作为附件资料。

依从性分析:对每个受试者治疗的依从性进行总结和分析。

(3)安全性指标及不良事件分析:应明确描述用于评价安全性的指标,包括症状、体征、实验室检查项目及其时间表(测定日,测定时间,时间窗及其与用药、用餐的关系)、测定方法、评价标准;明确预期的不良反应;描述临床试验对不良反应观察、记录、处理、报告的规定;说明对试验用药与不良事件因果关系、不良事件严重程度的判定方法和标准。不良事件应通过报告主体中的表格和图形方式表达,列出受试者个体数据表格,以及对特定事件进行详细叙述,总结性表和图包括不良事件名称、不良事件与严重不良事件列表、不良事件与严重不良事件的描述、异常的实验室结果。

1)不良事件分析:对受试药和对照药的所有不良事件均应进行归类,并有详细的列表及分析,列表字段可包括受试者编号、年龄、性别、体重、不良事件名称、发生时间、结束时间、严重程度(轻、中、重)、试验用药时间、伴随治疗情况、处理措施(没有,减量,停止治疗,其他特殊治疗)、转归、因果关系等。按照不良事件的发生频度、严重程度以及与用药的因果关系进行汇总分析,以合适的统计比较各组间的差异,要做此分析最好将事件严重性分类法与逻辑关系分类法结合,得到一更简单的治疗组之间的"肩并肩"比较法。只要使用过至少一次受试药物的受试者均应列入安全性分析集。包括 3 个层次:

a. 用药/暴露(exposure)的程度:用药/暴露剂量以中位数或平均数表示,可以表示成每日平均剂量下有多少受试者数。可以将用药/暴露剂量和用药/暴露时间结合起来表示,如用药/暴露 1 天、1 周或 1 个月,某剂量组有多少名受试者,按年龄、性别、疾病等列出各亚组的数目,可能时提供发生不良事件或实验室检查异常时的药物浓度。

b. 分析比较受试组和对照组的不良事件发生率:最好结合事件的严重度及因果判断分

类进行。需要时,分析影响不良反应/事件发生频率的可能因素(如时间依赖性、剂量或浓度、人口学特征等)。

c. 与安全性有关的实验室检查:根据专业判断,在排除无临床意义的与安全性无关的异常外,对有意义的实验室检查异常应加以列表分析,包括每项实验室检查治疗前后正常/异常改变频数表、个例具有临床意义的异常改变的治疗前后测定值列表,对其改变的临床意义及与受试药物的关系进行讨论。

2)严重的不良事件分析:严重不良事件和主要研究者认为需要报告的重要不良事件应单列进行总结和分析并附病例报告。附件中提供每个发生严重不良事件和重要不良事件的受试者的病例报告,内容包括病例编号、人口学特征、发生的不良事件情况(发生时间、持续时间、严重度、处理措施、结局)和因果关系判断等。

3)临床实验室评估:所有安全性相关的实验室数据异常均以列表方式陈述,并附上所有受试者的异常理化检查结果情况,对于有特殊意义的异常结果(有潜在临床重要性的异常结果),还应提供附加数据,如在其值的前后加上正常值数据。对于研究过程中每一个时间的参数均应描述以下内容:组的平均值或中值,值的范围,异常值的受试者数,或有特定异常值的受试者数(如上限的2倍,上限的5倍等,具体选择应有解释说明)。可使用图形方式。应讨论临床上重要的变化(由研究人员定义)。

4)安全性总结:回归药品的总体安全性,并特别注意造成试验用药剂量改变、需要干预处理、危重、停药等事件。应分析是否存在高危因素的受试者个体或群体,如儿童,老年人或有药物代谢和排泄障碍的人群。

13. 药代动力学、生物等效性、耐受性试验分析结果。

14. 质量控制与保证　试验必须有全过程的质量控制,实施 GCP 的各项规定是实现质量控制的基本保证,应就质量控制体系和方法做出简要描述。在不同的试验中,易发生偏倚、误差的环节与因素可能各不相同,应重点陈述针对上述环节与因素所采取的质控措施。在附录中提供主要观测指标标准操作规程、临床试验前培训资料、临床监查员的监查总结报告等相关资料。

15. 数据管理　数据的质量控制系统,包括试验源文件研究病历的设计,数据记录,数据报告,数据检查与盲态审核。

临床试验报告必须明确说明为保证数据质量所采取的措施,或数据的质量控制系统,包括采集、核查、录入、盲态审核、数据锁定过程和具体措施。在附件中提交监查/稽查报告。

16. 试验小结

(1)药代动力学、生物等效性分析结果。

(2)安全性小结:对受试药的总体安全性进行小结,重点关注导致给药剂量调整,或需给予其他治疗,或导致停药,或导致死亡的不良事件。阐述安全性问题对受试药临床广泛应用的可能意义。

17. 讨论　在参考各种表、图的基础上,结合研究目的,对试验方法、试验质量控制、统计分析方法进行评价,分析综合试验结果的统计学意义和临床意义。

充分分析试验药物的安全性结果,对风险和受益之间的关系做出简要分析与讨论。

明确说明个别受试者或风险受试者群的受益或特殊预防措施,以及其对进行更深一步研究的指导意义。围绕药品的治疗特点,提出可能的结论、开发价值,讨论试验过程中存在的问题及对试验结果的影响。中药研究可探讨中医药理论对临床疗效和安全用药的指导作用,提倡进行证的疗效和疾病疗效的相关性分析。

18. 参考文献　列出有关的参考文献目录

19. 附件　包括药物临床试验批件、临床试验方案及修正案,知情同意书样张、研究单位资质证明、研究人员签名样张、CRF、随机编码、伦理委员会批件、数据管理计划与报告、统计分析计划与报告,临床试验流程图等。

三、药物Ⅰ期临床试验总结报告撰写注意事项

(一)遵循临床试验相关法规

按照临床试验相关法规开展临床试验,如遵循《药物临床试验管理规范》(GCP)、《中华人民共和国药品管理法》、《中药、天然药物临床试验总结报告的撰写原则》,参照《ICH三方协调指导原则》,符合《药品注册管理办法》的要求及2010年新版CONSORT声明。

(二)反映遵循临床试验方案的实施过程

按照方案规定的研究所需要采集的信息以及整个实施过程,尤其在总结报告中描述试验实施的过程管理,如何建立质量控制体系,保证临床研究质量。

(三)总结报告内容应详细、全面

临床试验总结报告不能人为地有所选择,报告应包括临床研究的全过程、结果、研究者对临床研究安全性结果的评价、对项目完成情况的总结和继续深化研究的展望。

(四)统计图表设计简单清晰

数据用图、表有机结合,客观反映研究内容和结果。统计表简明、清晰、易懂,一般一个表只设计一个(或一类)内容,尽量避免把多项内容罗列在一个表格。统计图与表格互补,两者各有所长。统计表可显示确切数据,而图可反映变化趋势、内部结构、分布状态等意义,对比强烈、直观。文字叙述和图表要合理配合,清楚表述。

(五)解释结果要有充分的理论依据,不可主观推测

应讨论各种不良反应的结果。不仅应解释出现的异常临床症状、体征,还应解释有临床意义的理化检查异常值。

四、总结报告推荐模板

模板 5.06

××××药物人体耐受性临床试验总结报告

注册分类：××××　　　　　　　　　　　资料编号 ××××

资料项目名称：××××药物人体耐受性临床试验总结报告

研究单位：××××医院

主要研究者：　　　　　　　　（签字）　　日期：＿＿＿＿＿＿＿＿

申办者：　　　　　　　　　　（签字）　　日期：＿＿＿＿＿＿＿＿

申办单位：××××××

缩略语

NMPA	国家药品监督管理局	LDH	乳酸脱氢酶
GCP	药物临床试验质量管理规范	TP	总蛋白
WBC	白细胞	ALT	丙氨酸氨基转移酶
GRA	中性粒细胞	TC	总胆固醇
LYM	淋巴细胞	TG	甘油三酯
RBC	红细胞	CK	肌酸激酶
Hb	血红蛋白	CK-MB	肌酸激酶同工酶
PLT	血小板	ECG	心电图
AST	天冬氨酸氨基转移酶	MED	最小有效量
ALP	碱性磷酸酶	MTD	最大耐受量
GGT	γ-谷氨酰转移酶	NOAEL	无明显不良反应的最高剂量
TBIL	总胆红素	HED	人体等效剂量
Scr	肌酐	IC_{50}	半数抑制量

正常值范围

检测项目		参考范围	单位
血常规	白细胞计数	××	10^9/L
	红细胞计数	××	10^{12}/L
	血红蛋白	××	g/L
	血小板	××	10^9/L

续表

	检测项目	参考范围	单位
血常规	中性粒细胞百分比	××	%
	淋巴细胞百分比	××	%
	单核细胞百分比	××	%
	嗜酸性粒细胞百分比	××	%
	嗜碱性粒细胞百分比	××	%
	中性粒细胞绝对值	××	10^9/L
	淋巴细胞绝对值	××	10^9/L
	单核细胞绝对值	××	10^9/L
	嗜酸性粒细胞绝对值	××	10^9/L
	RBC 体积分布宽度	××	−
	嗜碱性粒细胞绝对值	××	10^9/L
	血细胞比容	××	
	平均红细胞体积	××	fL
	平均血红蛋白含量	××	pg
	平均血红蛋白浓度	××	g/L
	血小板平均体积	××	fL
血生化	天冬氨酸氨基转移酶	××	U/L
	丙氨酸氨基转移酶	××	U/L
	碱性磷酸酶	××	U/L
	γ-谷氨酰转移酶	××	U/L
	总胆红素	××	μmol/L
	直接胆红素	××	μmol/L
	间接胆红素	××	μmol/L
	乳酸脱氢酶	××	U/L
	尿素	××	mmol/L
	肌酐	××	μmol/L
	总蛋白	××	g/L
	白蛋白	××	g/L
	肌酸激酶	××	U/L
	肌酸激酶同工酶	××	U/L
	总胆固醇	××	mmol/L
	甘油三酯	××	mmol/L
	高密度脂蛋白胆固醇	××	mmol/L
	低密度脂蛋白胆固醇	××	mmol/L
……	……	……	……

伦理学声明

本临床试验严格遵循《赫尔辛基宣言》和中国有关临床试验规范、法规进行。在试验开始之前,试验方案、受试者须知及知情同意书均获得 ×××× 伦理委员会审阅并批准。每一位受试者在筛选前均得到研究医师全面地介绍本研究的性质、目的、程序、权利、义务、可能的受益和风险等,并在所有疑问均得到解答后签署知情同意书。受试者保存一份复印件,原件保留在研究档案中,以备 NMPA 的检查。

摘　　要

药品注册申请人	×××××× 有限公司
试验药物名称	×××× 药物
项目名称	×××× Ⅰ 期耐受性临床试验
试验机构	国家药物临床试验机构 ×××× 医院
研究者	×××
试验参考文献 　×××	
试验时间 　开始时间:×××× 年 ×× 月 ×× 日 　结束时间:×××× 年 ×× 月 ×× 日	
试验目的 　通过对健康受试者进行不同 ×××× 药物给药剂量的探索,考察人体的初步耐受性和安全性,为Ⅱ期临床试验提供安全的剂量范围。	
试验方法 　• 单次给药耐受性试验:×××× 药物的初始剂量 ××g/(日·人),最大剂量 ××g/(日·人),每日 1 次。按剂量递增方案分为 ×× 组,共 ×× 例,男女各半,其中试验组 ×× 例,安慰剂组 ×× 例,各剂量组及组别男女各半。 　• 多次(累积)给药耐受性试验:根据单次给药耐受性试验中的可耐受剂量选定 2 个剂量,每组 ×× 例,每日 ×× 次,连续 ×× 天。试验组与安慰剂组的比例为 ××,共 ×× 例,男女各半。末次给药后第 ×× 日随访,观察受试者的安全性和耐受性。	
受试者人数 　单次给药组:×× 人,男女各半;多次给药组:×× 人,男女各半。	
入选标准 　1. 健康志愿者。 　2. 性别　男女各半。 　3. 年龄　18~45 岁。 　4. 体重　按体重指数 = 体重 / 身高平方(kg/m²),一般在 19~24kg/m²。 　5. 个人嗜好　不吸烟,不嗜酒。 　6. 体格检查　血白细胞计数,AST、ALT、BUN、Cr、CK、CK-MB、心电图,乙肝表面抗原,胸片等项检查均在正常范围。 　7. 无 AIDS 或 HIV 病毒感染病史。	

8. 试验前2周内、试验期间未服用其他任何药物。

9. 知情同意,志愿受试。获得知情同意书过程符合GCP规定。

排除标准

1. 4周内参加过其他药物临床试验。

2. 3个月内用过已知对人体脏器有损害的药物。

3. 正在应用其他预防和治疗药物者。

4. 有重要的原发疾病。试验前1年内有过重病。

5. 怀疑或确有酒精、药物滥用史。

6. 过敏体质,如对一种药物或食物过敏史者;或已知对本药组分有过敏者。

7. 妊娠期、哺乳期妇女以及近期有生育需求者。

8. 由于智力或行为障碍不能给予充分知情同意者。

9. 根据研究者判断,具有降低入组可能性(如体弱等),或使入组复杂化的其他病变。

试验药物

　　×××× 药物,由申办者 ×××××× 公司生产,规格:×× g/ 粒。生产日期:×××× 年 ×× 月 ×× 日;有效期至 ×××× 年 ×× 月 ×× 日。

评价标准

　　所有给予 ×××× 药物的受试者均进行安全性评价。不良事件记录在 CRF 中并在研究结束后进行总结。安全性评价指标包括受试者生命体征的变化,实验室检查值的变化,不良反应发生率。

统计方法

- 统计受试者入选数量、脱落和剔除病例情况、人口统计学和其他基础特征及安全性。
- 描述性统计分析,定性指标以频数表、百分率或构成比描述;定量指标以均数、标准差或最大值、最小值、中位数描述。完成统计后提交统计报告书。

试验结果

- 一般情况:试验共入组 ×× 名受试者,其中单次给药耐受性试验 ×× 个剂量组,入组 ×× 人;多次给药耐受性试验 ×× 个,剂量组,入组 ×× 人。试验期间无脱落和剔除病例。
- 单次给药耐受性试验:共入组 ×× 名受试者,发生 ×× 例不良事件,未发生严重不良事件。不良事件表现为:××,详见表1。
- 多次给药耐受性试验:共入组 ×× 名受试者,其中发生 ×× 例不良事件,未发生严重不良事件。不良事件表现为:××,详见表1。

除上述不良反应外,受试者的生命体征以及心电图均未见有临床意义的异常变化。

表1　各剂量组不良事件受试者情况

剂量组	随机号	不良事件	出现时间	消失时间	程度	转归	处理措施	是否退出	与试验药物关系

结论

　　中国健康志愿者给予 ×××× 药物耐受性较好,单次给药最大耐受量为 ×× g,多次给药最大耐受剂量为 ×× g。

　　建议Ⅱ期临床试验时继续加强对 ×× 指标的监测。

报告日期	×××× 年 ×× 月 ×× 日

××××药物Ⅰ期临床试验总结报告

一、研究背景

根据国家药品监督管理局 ×× 号批文要求,按照《药物临床试验质量管理规范》(GCP)、《药品注册管理办法》《中药新药临床研究的技术要求》,以及《中药新药临床研究指导原则》和 ×××× 药物的化学组成、功能主治、药效学、毒理学研究资料,对 ×××××× 公司研制的中药第 ×× 类新药 ×××× 药物进行Ⅰ期人体耐受性临床试验。

×××× 药物的概述:××××。

1. 药学研究 ××××

2. 药理药效学研究

2.1 一般药理研究

2.2 主要药效学试验

3. 毒理学研究

3.1 急性毒性试验

3.2 长期毒性试验

3.2.1 大鼠的长期毒性试验结果显示:××××。

3.2.2 Beagle 犬长期毒性试验结果显示:××××。

综上所述,在本实验条件下,出现的毒性反应有:××,无毒副反应的安全剂量< ××g/(kg·d)(相当于拟用临床剂量的长期毒性试验结果显示:××)。

二、试验目的

选择健康人为受试者,从安全的初始剂量开始,考察人体对试验药物的初步耐受性和安全性,为制订 ×××× 药物Ⅱ期临床试验给药方案提供安全的剂量范围。

三、试验总体设计

1. 试验设计类型 随机、盲法、安慰剂对照设计。

2. 试验方法

2.1 单次给药耐受性和药代动力学试验

2.2 累积性(多次给药)耐受性和药代动力学试验

3. 试验步骤(表1、表2)。

表1 ×××× 药物单次给药人体耐受性临床试验总体流程图

阶段	筛选	入住	住院观察		门诊随访
日期	给药前14天	给药前1天	给药	给药后24h	给药后3天
签署知情同意书	√				
采集人口学信息	√				

续表

阶段	筛选	入住	住院观察		门诊随访
确定入选和排除标准	√				
填写一般资料	√				
体格检查	√	√		√	
测体重			√	√	
观察记录		√	√	√	√
血常规	√			√	√
尿常规	√			√	√
大便常规＋潜血	√			√	√
肝、肾功能	√			√	√
血脂	√			√	√
电解质	√			√	√
CK、CK-MB	√			√	√
乙肝两对半（定性）	√				
尿妊娠试验（育龄期）	√				
……	√				
全胸片	√				
心电图	√			√	√
给药记录			√		
记录不良事件		√	√	√	√
记录合并用药	√	√	√	√	√

表2 ××××药物多次给药人体耐受性临床试验总体流程图

项目	筛选	入住	住院观察							出院	门诊随访
	给药前14天	D0	D1	D2	D3	D4	D5	D6	D7	D8	D8~14
签署知情同意书	√										
采集人口学信息	√										
确定入选和排除标准	√										
填写一般资料	√										
体格检查	√	√								√	
体重		√				√				√	
观察记录		√	√	√	√	√	√	√	√	√	√
血常规	√					√				√	√
尿常规	√					√				√	√

项目	筛选	入住	住院观察								出院	门诊随访
	给药前14天	D0	D1	D2	D3	D4	D5	D6	D7		D8	D8~14
大便常规+潜血	√										√	√
肝、肾功能	√					√					√	√
血脂	√										√	√
电解质	√					√					√	√
CK、CK-MB	√					√					√	√
乙肝两对半（定性）	√											
尿妊娠试验（育龄期）	√											
……	√											
心电图	√					√	√	√	√		√	√
全胸片	√											
给药记录			√	√	√	√	√	√				
记录不良事件		√	√	√	√	√	√	√				
记录合并用药	√	√	√	√	√	√	√	√	√		√	√

四、受试者选择

1. 纳入标准

1.1 健康志愿者。

1.2 性别　男女各半。

1.3 年龄　18~45岁。

1.4 体重　体重指数=体重/身高平方（kg/m^2），一般在19~24kg/m^2。

1.5 个人嗜好　不吸烟，不嗜酒。

1.6 体格检查　血白细胞计数，AST、ALT、BUN、Cr、CK、CK-MB、心电图，乙肝表面抗原，胸片等项检查均在正常范围。

1.7 无AIDS或HIV病毒感染病史。

1.8 试验前2周内、试验期间未服用其他任何药物。

1.9 知情同意，志愿受试。获得知情同意书过程符合GCP规定。

2. 排除标准

2.1 4周内参加过其他药物临床试验。

2.2 三个月内用过已知对人体脏器有损害的药物。

2.3 正在应用其他预防和治疗药物者。

2.4 有重要的原发疾病。试验前1年内有过重病。

2.5 怀疑或确有酒精、药物滥用史。

2.6 过敏体质,如对一种药物或食物过敏史者,或已知对本药组分有过敏者。

2.7 妊娠期、哺乳期妇女以及近期有生育需求者。

2.8 由于智力或行为障碍不能给予充分知情同意者。

2.9 根据研究者判断,具有降低入组可能性(如体弱等),或使入组复杂化的其他病变。

3. 中止试验标准

3.1 在剂量递增过程中出现了严重不良反应,或出现严重过敏反应者。

3.2 半数及以上受试者(如4/8)出现不良反应者。

3.3 达到试验设计的最大剂量时,虽未出现不良反应,亦应中止试验。

4. 受试者退出标准

4.1 受试者依从性差,不能按时按量用药。

4.2 使用其他影响耐受性判断的药物或食物。

4.3 受试者不愿意继续进行临床试验,向研究医生提出退出者。

5. 受试者的剔除标准

5.1 受试者选择不符合纳入标准,符合排除标准。

5.2 未曾使用试验用药。

5.3 在入组之后没有任何数据。

资料统计分析前,由统计人员及主要研究者讨论判断是否剔除。

五、试验方法

1. 单次给药耐受性和药代动力学试验

1.1 起始剂量的制定(表3)

小鼠急性 LD_{50}=××mg/kg

大鼠长毒的最低有毒量=××mg/kg

Beagle 犬长毒试验中的最低有毒量=××mg/kg

小鼠 MED=××mg/kg

大鼠 MED=××mg/kg

人体治疗推荐量为 ××~××mg/d

表3 起始剂量估算表

实验动物	改良 Blach well 法		Dollry 法 MED	FDA NOAEL 法
	LD_{50}	长毒最低有毒量		
小鼠				
大鼠				
Beagle 犬				
取值范围		××~××		

起始剂量:取值范围 ××~××g/kg,按照人60kg体重计算,换算人用剂量为每人 ××~××g/d。该药临床推荐剂量为 ××g/d,初始剂量设定为 ××g/d。

1.2 最大剂量的确定(表4)

表4 最大剂量估算表

实验动物	最低中毒量 /(mg/kg)
大鼠	
Beagle 犬	
取值范围	

1.3 剂量递增(表5)

表5 参照改良 Fibonacci 法递增

组别	1	2	3	4	5	6
递增比例 /%	起始量	+100	+100	+50	+33	+33
大叶蒟提取物 /mg						
用药量 / 粒						
试验组 / 例						
安慰剂组 / 例						
合计 / 例						

1.4 试验例数与分组:按剂量递增方案分为 ×× 组,共 ×× 例,男女各半,其中试验组 ×× 例,安慰剂组 ×× 例,各剂量组及组别男女各半。

试验从第 1 剂量组顺次进行,不能同时进行 2 个剂量组的试验。如上一剂量组半数或以上受试者出现不良反应,则中止试验。试验达到最大剂量仍无不良反应时,试验即可结束。每个受试者只接受一个相应的剂量,不得再次使用其他剂量。

2. 累积性(多次给药)耐受性试验设计

剂量:×× 个剂量组。每组 ×× 例,试验组与安慰剂组的比例为 ×× : ××,共 ×× 例,男女各半。根据单次给药耐受性试验,确定次最大耐受量进行累积性耐受性试验,如试验中半数或以上受试者出现不良反应,则再下降一个剂量进行另一组试验;如试验中未见明显的不良反应,则上升一个剂量(即用最大耐受量)进行试验。

3. 试验药物与给药

3.1 试验用药名称、规格及包装:×××× 药物 ××g/ 粒,由 ×××××× 有限公司生产。经检验符合临床研究用质量标准(草案)。试验用药批号须与检验批号一致。

安慰剂:由申办者按照双盲要求提供。申办者对试验用药进行包装,并有专人核对,包装过程有记录。

3.2 试验用药分配、清点、保存与回收:试验用药由Ⅰ期病房专业人员负责保管,专柜上锁。护士按医嘱发药。剩余试验用药单独存放,并在《临床试验药物使用记录表》上登记剩余数量,试验用药的使用记录和实际试验用药的数量保持一致。所有不一致的情况均应核实或做出说明,并于临床试验结束时,集中退还申办者或销毁,并记录返回数量、试验用药的使用情况,签字并签署日期。

3.3　试验用药保存条件:遮光,在阴凉处保存。

3.4　给药方法

单次给药:空腹口服,一日1次。温开水200ml送服,护士亲视服下。

累积性给药:空腹口服,鉴于申办者推荐该药临床用法为每日1次,制订累积性给药为每日××次,连续给药××天,温开水200ml送服,护士亲视服下。

4.　观察指标

4.1　人口学特征:性别,年龄,身高,体重,职业,民族。

4.2　筛选指标(仅给药前做):乙肝两对半定性,全胸片,尿妊娠试验(女性育龄期)。

4.3　安全性观察指标

4.3.1　预期不良反应(动物毒性试验)。

4.3.2　理化检查:血常规、尿常规、大便常规及隐血试验、肝肾功能(AST、ALT、ALP、GGT、BIL、BUN、Scr)、血脂(TC、HDL-C、LDL-C、TG)、肌酸激酶(CK)、肌酸激酶同工酶(CK-MB)。心电图,体温、心率、心律、呼吸、血压、体重,不良事件。

5.　试验流程与观察时点

5.1　受试者招募体检、试验前2周完成受试病例的理化筛选检查。合格者试验前一日入住Ⅰ期临床试验病房。

5.2　试验期及随访

5.2.1　单次给药组:在Ⅰ期病房内连续观察24h,门诊随访3天。

体温、心率、心律、呼吸、血压:给药前30min,给药后30min、1h、2h、3h、4h、8h、12h、24h观察记录。

体重:给药前及给药后24h,空腹测量。

理化检查指标:试验前、给药后24h、72h各检查一次。

5.2.2　多次给药组:在Ⅰ期病房内连续观察7天,门诊随访7天。

体温、心率、心律、呼吸、血压:每次给药前30min,给药后30min、1h、2h、3h、4h、8h、12h记录。

理化检查指标:试验前、首次给药后第8、10天各检查1次,首次给药后第4天复查血常规、尿常规、肝肾功能(AST、ALT、ALP、GGT、T-P、A、TBIL、BUN、Scr)、肌酸激酶(CK)、肌酸激酶同工酶(CK-MB)。

心电图:首次给药后第5、6、7天给药前增加心电图检查。

体重:给药前及首次给药后第4、8天,空腹测量。

六、试验的质量控制与保证

1.　所有研究过程均应建立标准操作规程。

2.　实验室的质控措施:建立实验观测指标的标准操作规程和质量控制程序。

3.　Ⅰ期临床试验质控措施

3.1 试验前检查Ⅰ期临床病房必须符合规范化要求,保证抢救设备齐全。

3.2 临床试验开始前对研究者(包括护理人员)进行试验方案的培训;签署研究者声明。

3.3 操作人员检查仪器功能良好无故障,并进行仪器试运行。

3.4 试验期间定时统一用餐,宜清淡饮食。

3.5 血压测量方法:用汞柱式血压计。做到定时间,定部位,定体位,定血压计,定测压者。测量前受试者保持安静,情绪紧张者,应休息20min后再测。取坐位,袖带置于右上臂,以Korotkoff第一相的汞柱数值为收缩压,以Korotkoff第五相的汞柱数值为舒张压,取舒张压差值小于5mmHg的两次血压数值的平均值。

4. 监查员的职责　申办者任命监查员,保证临床试验中受试者的权益得到保障,试验记录与报告的数据真实、准确、完整无误,保证试验遵循已批准的方案、《药物临床试验质量管理规范》和有关法规。监查员访视的次数要能满足临床试验质量控制的需要。

七、伦理原则

1. 伦理审查　临床试验方案由主要研究者与申办者共同商定,报伦理委员会审批后实施。若本方案在临床试验实施过程中进行了修订,需再次报请伦理委员会批准后实施。如发现涉及试验用药的重要新资料,则必须将知情同意书做书面修改送伦理委员会批准后,再次取得受试者同意。

2. 招募受试者　采用张贴"招募健康受试者布告"的方式发布有关信息→有意向者报名→阅读"知情告知页"→志愿者体检→筛选→合格者签署知情同意书→入选受试者随机分组,进行人体耐受性临床试验。"招募健康受试者布告""知情同意书"见附件,并提交伦理委员会审查。

3. 受试者的医疗和保护　由Ⅰ期病房医师和护士负责受试者的医疗护理。受试者在临床试验期间将免费住在Ⅰ期病房,包括免费提供全部住院医疗护理费用和标准饮食;还将依据用药剂量的大小,得到数额不等的酬劳费。如果发生与试验药物有关的不良事件,还将得到免费的医疗。

4. 受试者隐私的保护　只有参与临床试验的研究人员和监查员才可能接触到受试者的个人医疗记录,他们都将签署"保密承诺"。药品监督管理部门有权检查临床试验记录。数据处理时将采用"数据匿名"的方式,省略可识别受试者个体身份的信息。受试者的医疗记录将保存在国家药品临床研究基地的资料档案室。

5. 知情同意的过程　筛选合格的志愿者,研究者必须说明有关临床试验的详细情况,包括试验目的、试验程序、可能的受益和风险、受试者的权利和义务等,使受试者充分理解并有充分的时间考虑后表示同意,并签署"知情同意书"后方能开始临床试验。试验期间受试者必须住在Ⅰ期病房。

八、数据管理和统计分析

1. 数据的采集　①研究者必须密切观察,保证数据采集记录及时、准确、完整、规范、真实。②对观察记录做任何有证据的更正时只能划线,旁注改后的数据,说明理由,由研究者签名并注明日期,不得擦涂、覆盖原始记录。③实验室检查项目齐全。试验病例完成观察后××天内将研究病历等资料交项目负责人审核。

2. 数据的监查　监查员审核每份研究病历,确认数据记录准确、规范、完整、真实,电子CRF数据与病历记录一致。监查员每次访视后书写"临床试验监查报告"。

3. 数据的检查和录入　数据管理员根据临床试验方案对研究病历进行检查,如有疑问,填写疑问表,由研究者对疑问表中的问题进行书面解答并签名,交回数据管理员,双份录入。疑问表应妥善保管。

4. 统计分析　由统计人员完成。其内容包括:①由于受试人数较少,单例的结果应结合专业分析。②统计受试者入选数量,脱落和剔除病例情况,人口统计学和其他基线特征及安全性分析。③描述性统计分析,定性指标以频数表、百分率或构成比描述;定量指标以均数、标准差或最大值、最小值、中位数描述。完成统计后提交统计报告书。④所有不良事件的相关信息将被列出,并对不良事件发生的频数和百分比进行汇总。

5. 资料存档　总结结束后将原始研究资料存档。

九、方案修订

试验进行过程中未对试验方案进行修订。

十、试验结果

1. 单次给药耐受性试验

1.1 各组入组例数、给药剂量及完成情况:本试验共入组受试者××例,单次给药组中分为××g、××g、××g组,分别为××例、××例、××例;共5组,均无脱落剔除病例。受试者的人口统计学及其他基线特征的情况详见表6。

表6　各剂量组受试者分布情况

剂量组	入组例数	完成例数	脱落例数	脱落率/%	剔除例数	剔除率/%
安慰剂组						

1.2 各组受试者一般资料:各组受试者男女各半,年龄、体重、体重指数等一般资料符合试验方案规定的入选标准见表7。所有受试者无重要的既往病史和药物过敏史。

1.3 观察指标:单次给药耐受性试验用药前各组受试者的体温、心率、呼吸、收缩压、舒张压均在正常值范围内,血常规、便常规、血生化、凝血四项均符合入选标准。心电图、胸部透视均未发现有临床意义的异常。

表7 单次给药 ××g 剂量组受试者的人口统计学特征情况

随机号	剂量	性别	年龄	体重 /kg	身高 /cm	BMI
MEAN						
STD			1.26	7.60	5.51	1.80

1.3.1 生命体征：给药前、给药后各观察时点体温、脉搏、呼吸、血压、体重均正常，实测值历时性变化见统计报告中。

1.3.2 实验室检查：给药前、后检测血常规、尿常规、大便常规及隐血试验、肝肾功能（AST、ALT、ALP、GGT、TBIL、DBIL、BUN、Scr），血脂（TC、HDL-C、LDL-C、TG），肌酸激酶（CK）、肌酸激酶同工酶（CK-MB）。各剂量组检查结果分析见统计报告表，心电图给药前后检查均正常。各剂量组受试者用药前后正常 / 异常变化情况详见表8~ 表10。

表8 单次给药招募与出院 ×× 指标检查正常异常情况

指标	剂量组	招募正常 /出院正常	招募正常 /出院异常	招募异常 /出院正常	招募异常 /出院异常

表9 单次给药招募与随访 ×× 指标检查正常异常情况

指标	剂量组	招募正常 /随访正常	招募正常 /随访异常	招募异常 /随访正常	招募异常 /随访异常

表10 单次给药实验室血液检查招募正常出院异常的受试者情况

剂量组	随机号	变量	招募	出院	是否有临床意义

1.4 安全性分析：单次给药试验共入组 ×× 名受试者，发生 ×× 例不良事件，未发生严重不良事件。不良事件表现为：××。受试者未采取任何治疗措施均自行转归至正常。研究者判断发生的不良事件与试验药物关系见表11、表12。

表11 单次给药组不良事件例数与发生率情况

剂量	不良事件			不良反应		
	例数	例次	发生率 /%	例数	例次	发生率 /%

表12　各剂量组不良事件受试者情况

剂量组	随机号	不良事件	出现时间	消失时间	程度	转归	处理措施	是否退出	与试验 药物关系

2. 多次给药耐受性试验

2.1 病例完成情况：多次给药 ×× 个剂量组共入组受试者 ×× 人，每组 ×× 人，男女各半。所有受试者全部完成试验，各组受试者分布情况详见表13。

表13　多次给药各剂量组受试者分布情况

剂量组	入组例数	完成例数	脱落例数	脱落率/%	剔除例数	剔除率/%

2.2 各组受试者一般资料：多次给药组受试者年龄在 ××~×× 岁，身高在 ××~××cm，体重在 ××~××kg，BMI 值在 ××~××（表14）。

表14　多次给药各组受试者一般资料

随机号	剂量	性别	年龄	体重/kg	身高/cm	BMI
MEAN						
STD						

2.3 观察指标：用药前各组受试者的体温、心率、呼吸、收缩压、舒张压均在正常值范围内，血常规、便常规、血生化、凝血四项符合入选标准，心电图、全胸片均未发现有临床意义的异常值。

2.3.1 生命体征：多次给药组 ×××× 药物 ××g、××g，一日 ×× 次，连续 ×× 天，每日记录给药前 30min 及给药后 1h、2h、4h、8h、12h、24h 的心率、呼吸、体温和不良事件。每次给药前、给药结束时及给药结束后 1h、2h、3h、4h、8h 监测血压。体温、脉搏、呼吸、心率、收缩压、舒张压均在正常值范围内，详见统计报告。

2.3.2 实验室检查：多次给药组试验中，血常规、便常规、血生化、凝血四项、×× 检查值分析见统计分析报告表。异常值主要表现为血常规、血生化及尿常规异常，其用药前后正常/异常变化情况详见表15~表17。

表15　多次给药招募与出院 ×× 指标检查正常异常情况

指标	剂量组	招募正常/ 出院正常	招募正常/ 出院异常	招募异常/ 出院正常	招募异常/ 出院异常

表 16 多次给药招募与随访 ×× 指标检查正常异常情况

指标	剂量组	招募正常 / 随访正常	招募正常 / 随访异常	招募异常 / 随访正常	招募异常 / 随访异常

表 17 多次给药实验室血液检查招募正常出院异常的受试者情况

剂量组	随机号	变量	招募	出院	是否有临床意义

2.4 安全性分析：本次试验共入组 ×× 名健康受试者，×× 例受试者出现不良事件，主要表现为：××。未发生严重不良事件。发生不良事件的受试各组中的分布详见表18、表19。

表 18 多次给药组不良事件例数与发生率情况

剂量	不良事件			不良反应		
	例数	例次	发生率 /%	例数	例次	发生率 /%

表 19 各剂量组不良事件受试者情况

剂量组	随机号	不良事件	出现时间	消失时间	程度	转归	处理措施	是否退出	与试验药物关系

2.5 不良事件详述列表（表20）。

表 20 不良事件详述列表

项目			×××× 药物（期类别：耐受）	
申办者			×××	
序号	编码	剂量	不良表现详述	

十一、讨论

1. 本次试验共入组 ×× 名健康受试者，其中单次给药耐受性试验入组 ×× 例，多次给药耐受性试验入组 ×× 例，试验过程中未发现严重不良事件。

2. 单次给药 ××g 剂量组未出现不良反应，××g 剂量组不良反应发生率依次为 ××。

3. 多次给药耐受性试验 ×× 剂量组未出现不良反应，××g 剂量组不良反应发生率

为 ××,不足半数出现轻度不良反应。后续临床试验中需注意监测本次试验中所发现的不良事件。

十二、结论

中国健康志愿者单次给予 ×××× 药物耐受性较好,单次最大耐受量为 ××g/d;多次给药最大耐受剂量为 ××g/d。

建议Ⅱ期临床试验时推荐的安全剂量为 ××～××g/d,在以后的临床试验中继续加强对 ×× 指标的监测。

十三、参考文献

略。

(邹 冲 王晓骁)

第六章

药物Ⅰ期临床试验信息管理系统

第一节　药物临床试验管理系统

随着计算机科学、网络通信技术的不断发展,医院信息系统(HIS)、医学影像存储与传输系统(PACS)、实验室信息系统(LIS)已在医院管理中发挥越来越重要的作用,同时药物临床试验的信息化管理也成为必然趋势。利用计算机网络管理的优势,实现病例的电子化管理,减少了研究人员的工作量,提高了药物临床试验的工作效率,达到新药临床试验的规范化管理。

药物临床试验管理系统是基于Ⅰ期及生物等效性临床试验的全过程管理,主要分为招募-体检-筛选、项目信息管理、数据库与报表3个阶段。

一、招募-体检-筛选

1. 项目添加

(1)根据试验安排,添加试验项目。

(2)项目信息包括:项目名称、期类别、申办方、计划开始日期、计划结束日期、报名截止日期。

(3)项目添加电子信息系统的设计见图6-1。

2. 报名登记

(1)登记受试者一般信息:姓名、性别、年龄、身份证号、联系电话、地址、联系人姓名及联系方式等。

(2)项目选择:在"可报项目"列表中选择项目,点击报名。

(3)报名登记电子信息系统的设计见图6-2。

3. 体格检查

(1)体检内容:身高、体重、病史、血压、体格检查。

(2)体检结果判断:体检完成后,研究医生依据方案要求对体检结果判断是否合格。

1)合格:进入理化检查流程。

2)不合格;排除。

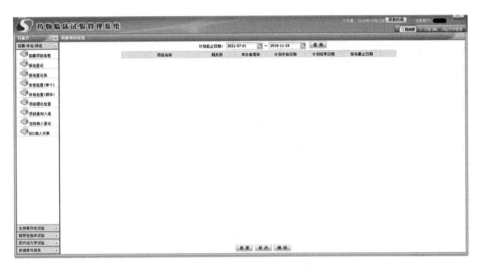

图6-1　项目添加

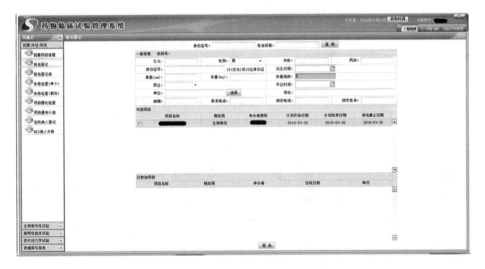

图6-2　报名登记

体格检查电子信息系统的设计见图6-3。

4. 理化检查

（1）体格检查筛选结果为合格的受试者方能进入理化检查阶段。

（2）通知项目理化检查

1）在"报名登记表"中选择体格检查筛选合格的受试者。

2）确认参加理化检查的受试者，打印"项目理化检查人员名单"。

3）项目理化检查人员名单电子信息系统的设计见图6-4。

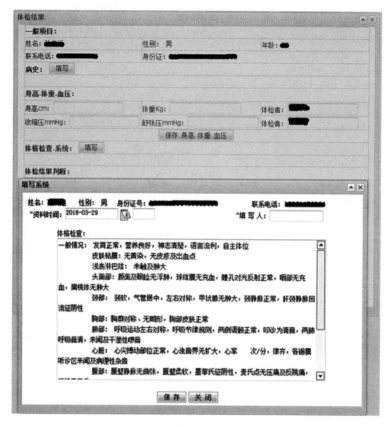

图 6-3 体格检查

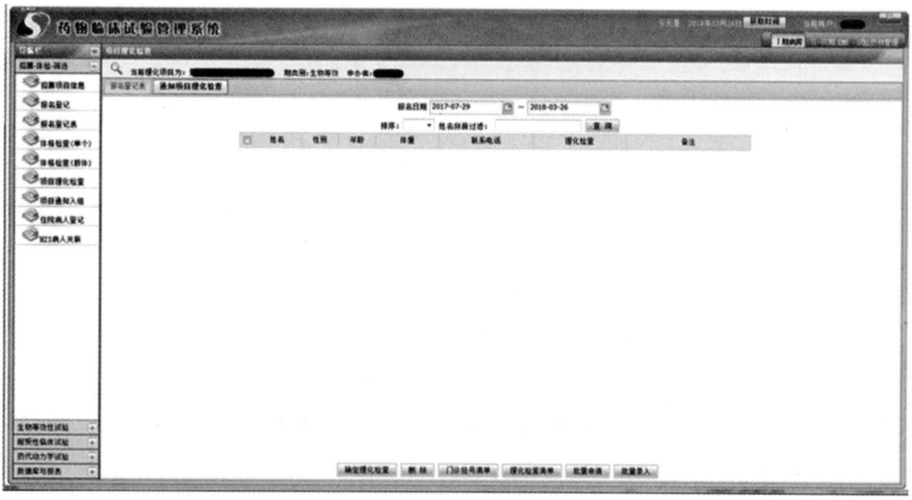

图 6-4 理化检查

（3）打印挂号清单

1）根据"项目理化检查人员名单"，打印挂号清单。

2）挂号清单内容：①首次就诊者。受试者姓名，性别，年龄，身份证号码，项目名称，期类别，申办者，经费列支；②复诊者。字段信息同上，加首次挂号条形码。

3）挂号清单一式2份，经Ⅰ期病房盖章，1份存档，1份上交门诊挂号处。

4）采用转账的方式到门诊交费挂号。

5）挂号清单电子信息系统的设计见图6-5。

挂号清单

项目名称				期类别	
项目来源				经费列支	
序号	姓名	性别	年龄	身份证	条形码

国家药物临床试验机构（Ⅰ期病房）：

日期：

图6-5 挂号清单

（4）理化检查申请与复查的名单与项目

1）申请：进入"门诊系统"选择已挂号的受试者人员；选择已设定好的理化检查套餐，批量申请或单个申请理化检查项目（女性是否需检测尿妊娠试验）。

2）复查：选择需要复查的受试者名单，开具复查的项目。

3）打印理化检查申请单，加盖研究医生处方章及Ⅰ期病房章。

（5）打印理化检查费用清单

1）理化检查清单信息：项目名称，期类别，申办者，经费列支，受试者姓名，性别，年龄。

2）理化检查清单一式2份，Ⅰ期病房盖章，1份存档，1份上交收费处。

3）携带理化检查申请单及费用清单到收费处交费，获取每位受试者发票号。

4）采用转账的方式进行交费。

5）试验完成后，理化检查清单、费用清单及发票统一归档。

6）理化检查费用清单电子信息系统的设计见图6-6。

理化检查清单

项目名称		期类别	
项目来源		经费列支	
序号	姓名	发票	

国家药物临床试验机构（Ⅰ期病房）：

日期：

图6-6　理化检查清单

5. 检查结果判断

（1）不合格者

1）排除。

2）重新选择项目，或补做理化检查，重新判断理化检查结果，合格者入组。

（2）合格者入组。

6. 入住前准备

（1）依据试验方案要求，在筛选合格的受试者名单中依次选择本次参加试验的受试者。

（2）编辑入住床号。

（3）确定参加试验的受试者名单后，办理住院手续。

（4）打印住院通知单。

1）字段包括：受试者姓名、性别、年龄、身份证号、科别、床号、批准住院日期、担保人、住院号。

2）研究医生签字并盖章。

3）住院通知单电子信息系统的设计见图6-7。

（5）打印住院费用清单。

1）字段包括：项目名称、期类别、项目来源、经费列支、受试者姓名、性别、年龄、身份证号、床号、批准住院日期。

2）一式2份，加盖Ⅰ期病房章，1份存档，1份上交收费处。

3）住院费用清单电子信息系统的设计见图6-8。

××××医院
住院通知单

受试者姓名：×××　　　性别：×　　　　年龄：××　　　　身份证号：××××

科别：Ⅰ期病房　　　　　　　　　床号：××　　　批准住院日期：××××

费用类别：自费（企业支付，医院内部转账）　　　　　担保人：××××

医生签字：

该受试者住院手续已经办妥，准予住院。住院号：

住院处盖章　　　　　　　　　　　　　日期：

××××住院患者登记卡

受试者姓名：×××　　性别：×　　年龄：××　　病区：Ⅰ期病房　　床号：××　　住院号：××××

单位：××××　　　　　　　　地址：××××

联系电话：××××　　　　　　　　身份证号：××××

费用类别：自费（企业支付，医院内部转账）

担保人：××××　　　　　　　　担保关系：××××

图6-7　住院通知单

住院费用清单

项目名称		期类别	
项目来源		经费列支	
序号	姓名	性别	年龄	身份证	床号

国家药物临床试验机构（Ⅰ期病房）：

日期：

图6-8　住院费用清单

（6）携带住院通知单及住院费用清单至住院处办理住院手续。

（7）试验完成后，住院费用明细清单归档。

二、项目信息管理

1. 观察模板设置

（1）依据试验方案要求，设置观察参数：体温、脉搏、呼吸、血压等。

（2）观察模板设置电子信息系统的设计见图6-9。

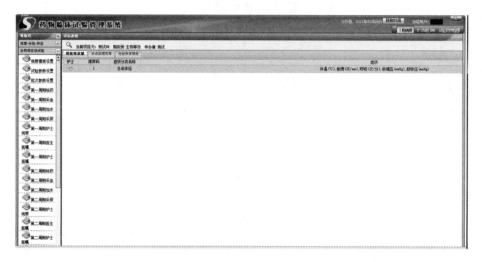

图6-9　观察模板设置

2. 试验参数设置

（1）药物参数设置

1）药物名称、规格、剂量、批号、剂量单位、制剂单位、生产厂家、有效期。

2）药物参数设置电子信息系统的设计见图6-10。

（2）批次参数设置

1）受试者例数、给药信息、采血信息等。

2）批次参数设置电子信息系统的设计见图6-11。

（3）给药参数设置

1）给药日期、给药起始时间、给药间隔时间等。

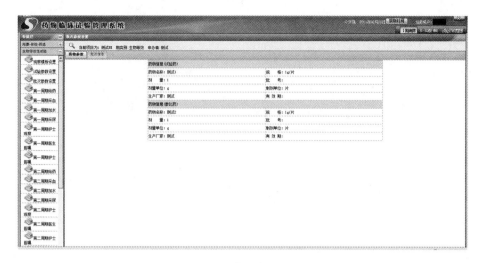

图 6-10 药物参数设置

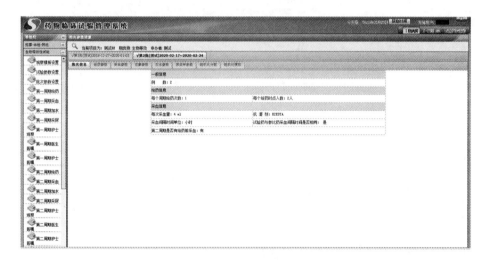

图 6-11 批次参数设置

2)给药参数设置电子信息系统的设计见图 6-12。

（4）采血参数设置

1)采血序号、采血时间间隔、采血人数,多周期临床试验可以复制第 1 周期采血参数。

2)采血参数设置电子信息系统的设计见图 6-13。

（5）观察参数设置

1)观察时点、项目等。

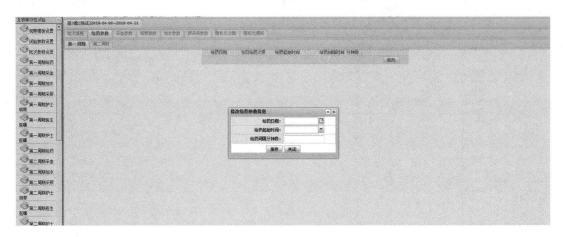

图 6-12　给药参数设置

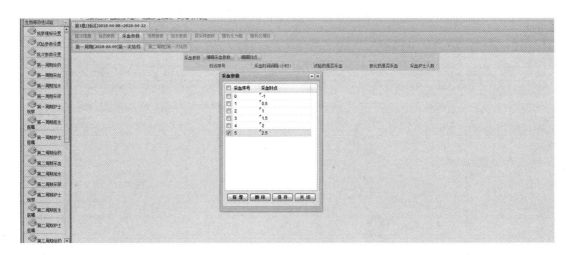

图 6-13　采血参数设置

2）观察参数设置电子信息系统的设计见图 6-14。

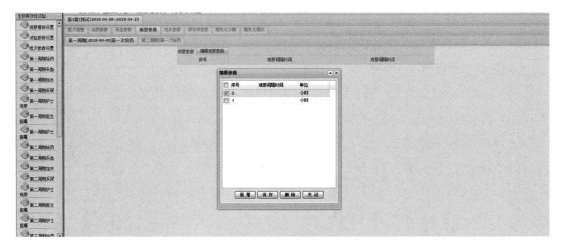

图 6-14　观察参数设置

（6）加水参数设置

1）加水时间、饮水量等。

2）加水参数设置电子信息系统的设计见图6-15。

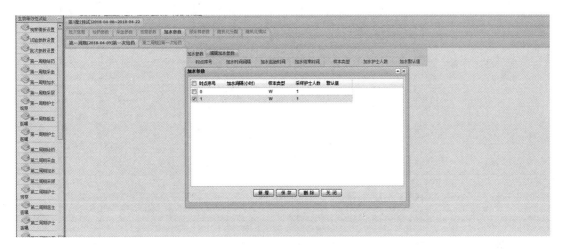

图6-15　饮水参数设置

（7）尿样采集参数设置

1）采集间隔、起始时间、结束时间等。

2）尿样采集参数设置电子信息系统的设计见图6-16。

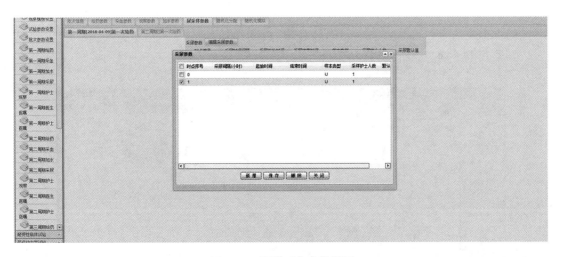

图6-16　尿样采集参数设置

（8）随机化分配：研究医生设计随机化分配方案制订种子数，总例数，区组数，区组长度。

1）等效性试验：按性别分层，体重配对，软件设计随机程序，产生"试验病例随机化分配表"，并打印归档。

2）耐受性试验：按照组别进行随机化分配，并打印归档。

3）随机化分配电子信息系统的设计见图6-17。

××××× 期类别：××××

申办者：×××× 　　　　种子数：××××××

序号	姓名	体重	受试者编码	随机数字	组别	第1周期用药	第2周期用药

图 6-17　随机化分配

（9）给药

1）根据随机化结果，生成发药表。

2）根据药物抽取结果，编辑药物编号。

3）根据发药时点，点击"发药"按钮，生成发药时间。

4）给药电子信息系统的设计见图6-18。

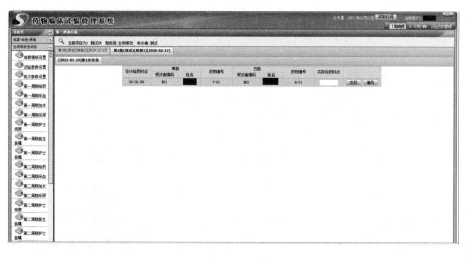

图 6-18　给药

（10）采血

1）根据采血点设置，点击"采血"，生成实际采血时间。

2）如有特殊情况，可在备注栏添加。

3）采血电子信息系统的设计见图6-19。

（11）医生观察

1）根据观察时点设置，记录不良事件发生情况。

2）无不良事件发生，则直接生成记录时间。

3）有不良事件发生，可编辑记录，并生成记录时间。

4）医生观察电子信息系统的设计见图6-20。

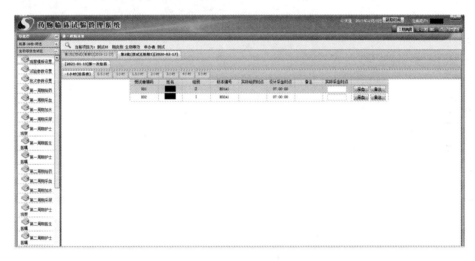

图 6-19　采血

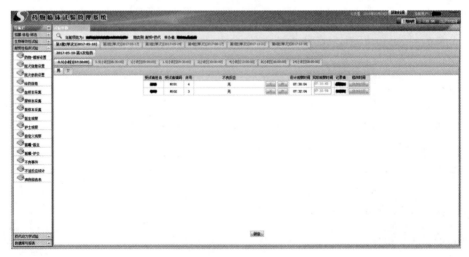

图 6-20　医生观察

（12）护士观察

1）根据观察时点设置，记录受试者生命体征。

2）点击保存，生成记录时间。

3）护士观察电子信息系统的设计见图6-21。

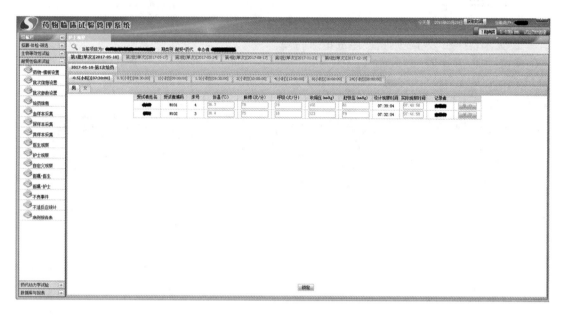

图6-21　护士观察

（13）不良事件

1）可选择受试者，新增不良事件。

2）记录不良事件详细情况：名称、发生时间、结束时间、程度、转归、处理措施、是否严重不良事件、与试验药物的关系、详细描述等。

3）不良事件列表，并可下载打印。

4）不良事件电子信息系统的设计见图6-22。

（14）CRF

1）CRF首页。

2）生物等效性：给药与血药标本采集信息（血药标本采集记录单）。

3）耐受性：给药与耐受性观察记录（生命体征、不适反应）。

4）不良事件（AE）表。

5）严重不良事件报告。

6）理化检查结果：打印结果（CRF不要求粘贴理化检查报告，是粘贴在病历中）。

7）其他资料（如有）。

8）CRF电子信息系统的设计见图6-23。

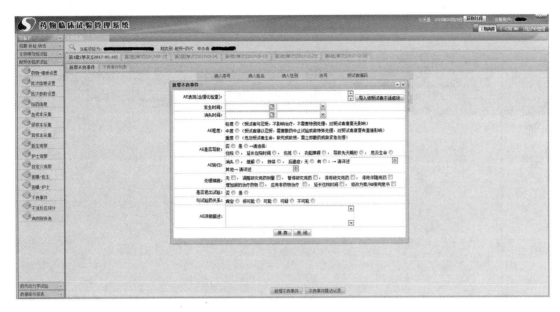

图 6-22　不良事件

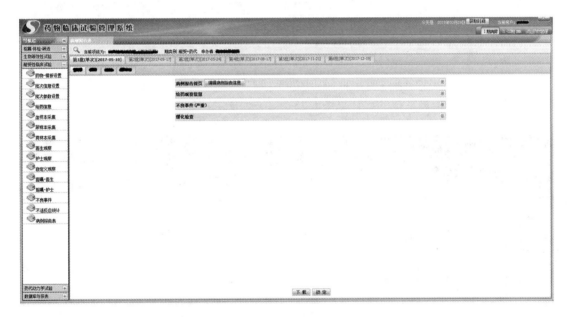

图 6-23　CRF

三、数据库与报表

1. 受试者数据库　既往参加试验受试者保存基本信息及参加筛选、试验情况。
2. 项目各类报表
（1）报名表
1）姓名、性别、出生年月、手机号、报名日期等。

2)报名表电子信息系统的设计见图6-24。

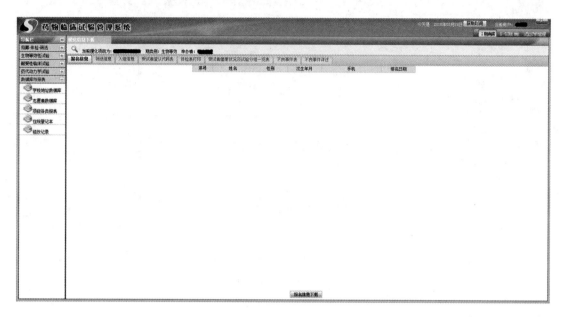

图 6-24 报名表

（2）筛选表

1)姓名、性别、出生年月、身份证号、手机号、地址、报名日期、理化检查、筛选结果等。

2)筛选表电子信息系统的设计见图6-25。

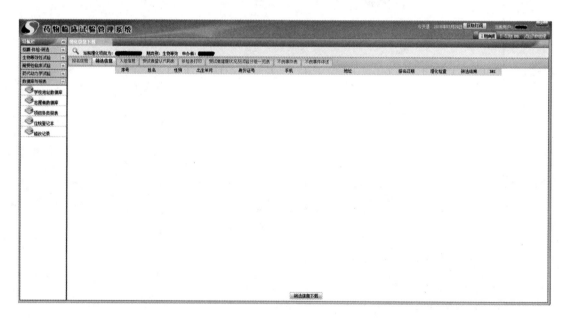

图 6-25 筛选表

（3）入组信息

1）编码、姓名、性别、年龄、住院日期、住院号等。

2）入组信息电子信息系统的设计见图6-26。

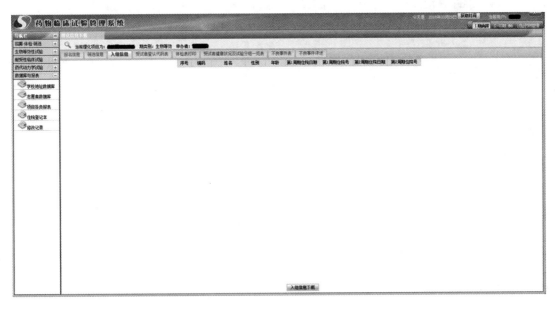

图6-26　入组信息

（4）受试者鉴认代码表

1）编码、姓名拼音首字母、姓名、性别、年龄、身份证号、住院日期、住院号、完成情况等。

2）受试者鉴认代码表电子信息系统的设计见图6-27。

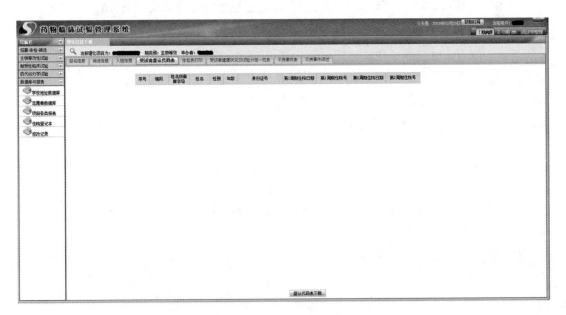

图6-27　受试者鉴认代码表

（5）不良事件表汇总

1）受试者编码、周期、不良事件、出现时间、消失时间、程度、转归、处理措施、是否退出、与试验药物关系等。

2）不良事件表汇总电子信息系统的设计见图6-28。

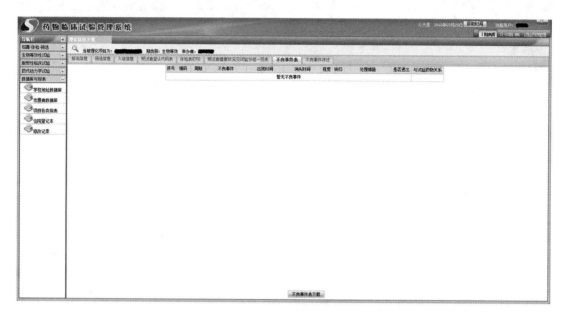

图6-28 不良事件表汇总

第二节 药物Ⅰ期临床试验电子住院病历系统

药物Ⅰ期临床试验电子住院病历系统应基于医院信息系统（HIS）。受试者的住院管理，受试者入住Ⅰ期病房，应按照医院住院流程，办理出入院并记录住院过程，在医院的住院病历系统中保存受试者的信息，以便数据的溯源，实现数据记录的真实、准确、完整、及时、合法，同时也有利于受试者安全健康的监护。

一、入院

1. 工作人员凭入院通知单至入院处办理入院手续（注：根据机构的具体情况以其他方式完成这个流程）。

2. 入院处给予受试者入院号等。

二、入院记录

1. 入院记录

（1）基本信息：姓名、性别、年龄、出生地、住址、联系电话、身份证号等。

（2）详细询问并记录主诉、现病史、既往史、个人史、过敏史及家族史，女性受试者需完善婚育史、月经史。

（3）体格检查并记录。

（4）辅助检查完整、规范，标明项目名称、检查时间等。

（5）初步诊断及入院诊断：为临床研究的正常比对和对照接受的检查（ICD10）[××（项目名称）Ⅰ期耐受性/等效性/药代动力学临床试验]。

（6）及时下载、打印入院记录，保存在研究病历中。

（7）住院通知单粘贴在打印的入院记录第一页背面。

2. 首次住院记录，流程基本同入院记录，增加：

（1）符合方案纳入标准的依据。

（2）根据方案要求，制订研究计划。

三、查房及住院过程记录

1. 耐受性（单次给药）

（1）住院上午、下午及晚上各记录一次住院过程记录，由研究医生完成，记录给药后是否出现不适症状，是否出现生命体征的波动。

（2）出院时复查理化检查项目，出院后关注的指标及随访。

（3）AE/SAE 的记录：及时记录发展趋势，同时填写 AE/SAE 表。详细记录 AE 的表现（尽可能简洁、归纳、概括），发生时间（具体到分钟），消失时间（具体到分钟），AE 的程度，处理措施，转归，相应的诊断与鉴别诊断信息，与试验药物的关系等。

（4）随访结束（试验小结）：描述随访期间有无不适症状及体征，出院时理化检查的结果，完成试验情况。

2. 耐受性（多次给药）

（1）一般每天记录 3 次，分别为上午、下午及晚上各一次。

（2）每日总结前一天给药后观察情况，下一步观察要点。

（3）出院前一天：总结住院期间用药观察情况，是否可以出院，出院时需要进行的检查及出院后关注要点。

（4）AE/SAE 的记录：同单次给药。

（5）随访结束（试验小结）：归纳试验期间用药观察情况，是否完成试验。

3. 等效性/药代动力学　记录模式基本同耐受性，增加采血情况。

四、出院与随访

1. 出院

（1）导出住院医嘱。

（2）出院诊断同入院诊断（有 SAE 者，增加诊断）。

（3）出院时间：护士执行出院的医嘱时间（医嘱单、体温单及出院记录一致）。

（4）住院天数：系统自动生成。

（5）出院记录：受试者主诉，现病史，入院后常规处理，用药情况，住院期间观察情况，出院时体检，出院后随访要求。

（6）出院医嘱：按照方案要求及受试者用药后情况制订。

（7）打印出院记录后医生签名。

（8）出院费用结算：医生、护士完善出院小结、出院医嘱后，工作人员至出院处办理费用结算。

2. 随访

（1）生物等效性试验、药代动力学试验继续按方案规定的时点采集血样标本。

（2）耐受性试验按方案规定进行随访观察；所有不良事件都要随访至症状体征消失/痊愈，或病情稳定。

五、病历排列顺序

出院病历：受试者体检表，出院记录，入院记录，首次住院记录，住院记录，耐受性观察记录表/采血记录表，心电监护记录表，不良事件表，胸片，心电图，筛选理化检查报告粘贴页，用药后心电图，用药后理化检查报告粘贴页，长期医嘱单，临时医嘱单，体温单，护理记录单，知情同意书。

（殷俊刚 俞景梅 于 茜）

第七章

药物Ⅰ期临床试验数据检查

一、概述

临床试验数据是药品审评审批的依据,其真实性、准确性决定药品的安全性、有效性,直接关系公众用药安全。开展数据核查工作是保证临床数据真实性、准确性、完整性、规范性的重要举措之一。临床试验数据检查通常包括药品注册申请人、临床研究机构和CRO公司对临床试验数据的自查、由独立于临床试验的第三方对临床试验数据的稽查、药品监督管理部门对临床试验数据进行的现场核查等形式。

二、药物临床试验数据自查

药品注册申请人、CRO、医疗机构、生物样本分析测试中心须按照《药物临床试验质量管理规范》《药物Ⅰ期临床试验管理指导原则(试行)》《药物临床试验数据现场核查要点》等相关要求,对照临床试验方案,对已申报生产或进口的待审药品注册申请药物临床试验情况开展自查,确保临床试验数据真实、可靠,相关证据保存完整。

Ⅰ期临床试验自查的内容包括但不限于:

(1)Ⅰ期研究室承担药物临床试验的条件与合规性。

(2)试验项目伦理审查情况。

(3)研究人员资质及相关培训情况。

(4)受试者知情同意书签署的情况。

(5)受试者筛选、入组和剔除情况,受试者入选和排除标准的符合情况。

(6)HIS、LIS等信息系统中的受试者信息、合并用药及理化检查数据溯源情况。

(7)临床试验方案违背、剔除、严重不良事件等关键数据。

(8)试验用药接收、运输、保存、留样以及使用等相关记录情况。

(9)生物样本的采集过程、预处理过程、储存过程及运送与交接情况。

(10)Ⅰ期研究室相关仪器设备管理情况。

(11)核对锁定的数据库与原始数据一致性,统计分析以及总结报告数据与原始记录及数据库的一致性;数据锁定后是否有修改以及修改说明等。

三、药物临床试验稽查

稽查是由独立于试验之外的第三方人员对临床试验相关活动和文件所进行的系统独立检查,通常由申办方委托第三方稽查机构完成。稽查是临床试验质量保证不可缺少的重要部分,通过对临床试验的稽查来判定试验的实施、数据的记录和分析是否与试验方案、相关法规要求相符。稽查结果有助于发现不合格的数据,改进临床试验进程,明确是否需要培训或采取进一步的措施。稽查常采用的方式包括但不限于:

1. 对临床试验的文件包括知情同意书、人员资质及相关培训和仪器设备管理、合规性文件、监查报告、原始记录、住院记录、CRF、试验药品管理、生物样本采集和处理等的稽查。

2. 对监查人员报告的某些问题或其他理由进行的稽查,通常是对临床试验的某一环节进行稽查,包括方案依从性的稽查、不良事件的稽查、数据记录的稽查等。

3. Ⅰ期临床试验稽查可在完成某个阶段如耐受试验单次给药结束,生物等效性试验空腹试验结束(即前期稽查),也可在项目完成准备递交资料时进行(即后期稽查)。前期稽查如果发现问题,可以在接下来的试验中予以及时纠正。临床试验后期稽查,则重点对临床试验数据的真实性、完整性和规范性进行检查和质量评估。

四、药物临床试验数据现场核查

药物临床试验数据现场核查是指药品监督管理部门对临床试验的文件、设施、记录和临床试验有关方面进行的检查,一般对试验机构或申办者、合同研究组织进行检查。药品临床试验数据现场核查是确保临床试验遵循 GCP 等有关法规,确定临床试验资料、数据是否真实、完整、规范的重要措施,是药品监督管理部门对药品临床研究实施监督管理的重要手段,常采用现场核查的形式进行。

1. 现场核查标准　Ⅰ期临床试验数据现场核查标准执行《药物临床试验数据现场核查要点》。

2. 现场核查内容

(1)研究者文件的检查:检查研究者是否完全按照试验方案和标准操作规程(SOP)实施临床试验,并遵循有关规定;确认临床试验有关文件的一致性、完整性和准确性。检查的文件包括但不限于:

1)主管部门批准临床试验批件或备案文件。

2)临床试验方案及其修改版。

3)伦理委员会对研究方案和知情同意书的批件。

4)伦理委员会对研究方案修改的批件。

5)伦理委员会审批成员的名单。

6)试验合同。

7)研究项目培训记录及研究人员相关分工授权。

8）研究人员的个人简历和资质。

9）研究单位实验室检查项目室间质评证书及正常值范围。

10）Ⅰ期试验用药品的运送、接受、保存、领用、发放、使用及留样保存等管理记录。

11）临床试验监查员的访视报告。

12）互通的邮件和电话、传真等记录。

（2）签署知情同意过程的检查

1）检查知情同意书内容是否与研究方案表述一致。

2）知情同意书的语言是否能被一般文化程度的人理解，有无一般人难以理解的技术性语言。是否使用了规避责任的语言。

3）知情同意书内容是否完整。是否包括研究背景、研究目的、计划受试者人数、研究方法、试验药物、研究步骤的介绍；是否说明受试者随机入组的情况、受试者预期的风险和不良反应、受试者预期的受益和其他可能的受益、如果发生损伤的赔偿和可获得治疗的机构、受试者在任何时间均可退出而不会受到报复或影响待遇等情况；是否承诺对受试者个人资料的保密；是否留有伦理委员会和研究医生的联系方式等。

4）Ⅰ期临床试验签署知情同意书应能体现其过程。

5）所有参加试验的受试者是否均签署了知情同意书。知情同意书的代签是否符合规定；研究者是否签署知情同意书；知情同意书签署的日期是否试验步骤开始之前；如试验过程中对知情同意书版本进行修改，未完成试验的受试者是否重新签署了新版本的知情同意书。

6）知情同意书签署时间和筛选时间的逻辑性。

（3）受试者筛选过程的检查

1）受试者筛选对纳入标准和排除标准的依从性：受试者的既往史、服药史、个人嗜好等记录。

2）受试者重复参加试验检查的情况：由于Ⅰ期临床试验项目开展广泛，尤其是生物等效性项目，受试者越来越存在职业化的倾向及跨地区参加试验，筛除重复参加试验及依从性差的受试者是招募合格受试者很重要的环节。目前国内大部分开展Ⅰ期临床试验的机构使用"临床研究受试者数据库系统"进行受试者筛查查重。该系统在各使用机构不断完善参加试验的受试者数据基础上进行有效地筛查，通过身份证的验证和近照的比对，能快速、准确地发现不符合试验要求的受试者。由于该系统使用不是监管部门的强制要求，不能涵盖所有参加Ⅰ期临床试验的受试者。因此在使用此查重系统的基础上，结合各地区使用的临床研究受试者数据库系统及仔细的问诊（基于受试者的诚信）、查体（手臂的针眼）、本机构的 LIS 检验系统检查等，才能比较全面地作出受试者是否违背试验方案重复参加试验的判断。

（4）受试者住院记录、CRF 和原始资料的检查

1）Ⅰ期临床试验受试者入住Ⅰ期病房期间应有详细的住院记录。

2）检查随机分组的情况。

3）现场检查将核查所有受试者的 CRF 和原始住院记录与其他源文件的一致性，确认

CRF上的所有数据在原始资料中有相应的记录。

4）检查是否所有的不良事件和合并用药均已记录在CRF中，且所发生的严重不良事件已向药品监督管理部门及申办者报告，并确认合并用药是试验方案所允许的。确定发生不良事件的受试者均已得到适当的治疗和必要的随访。

5）检查脱落受试者、剔除受试者的情况。

（5）试验用药品以及使用过程的检查

1）Ⅰ期临床试验药品是否按药品储存条件进行运输和保存，并有相关的温湿度记录。

2）生物等效性试验药品留存方法及留存数量应与试验方案和相关要求相符。

3）试验用药品的配制过程应有记录。

4）受试者按照试验方案使用试验药物的记录以及药物数量、剩余数量是否与接收数量相符。

（6）生物样品采集、处理、转运过程的检查

1）用于筛选、安全性评价的生物样品，用于药代动力学研究的生物样品应按方案的规定进行采集、预处理。

2）采集过程中的特殊情况或突发情况以及处理措施应有记录。对有特殊处理要求的生物样品实际操作过程的记录。

3）生物样品保存于Ⅰ期病房冰箱的温度记录，生物样品转运的交接记录等。

（7）试验设备的检查：检查试验相关的仪器设备使用情况，包括仪器设备使用的SOP、使用记录、仪器设备定期检定校准记录。

（8）方案依从性检查：Ⅰ期临床试验必须严格按照试验方案进行，违背试验方案可能会使受试者的临床试验数据不可评价。对研究方案依从性的检查包括：

1）受试者的入选是否符合方案规定的入排标准。

2）试验各步骤的实施方法及完成时间是否依从了研究方案的要求、试验中是否有受试者符合排除标准但未中止、是否接受错误剂量等。

3）是否使用了方案规定的违禁用药等。

（9）不良事件检查

1）检查原始记录中的所有不良事件是否已准确、完整地记入CRF，有无漏记。

2）CRF中的所有不良事件在研究报告中有无报告。

3）所有严重不良事件是否在规定的时间内报告了有关部门。

4）所有发生不良事件的受试者是否得到了应有的医疗保护。

（10）数据溯源

1）临床试验的原始记录，如执行方案、医嘱或原始住院记录（住院/门诊/研究病历）、用药记录、采血记录、观察记录、CRF等是否保存完整。

2）CRF记录的临床试验过程（如访视点、用药点、采血点、观察时间等）与执行方案是否一致。

3）CRF中的检查数据与医院检验科、影像科、心电图室等系统（LIS、PACS等信息系统）中的数据是否一致。

4)CRF 中的数据和信息与医院 HIS 系统中入组、知情同意、医嘱等是否有关联性记录。

5)CRF/研究病历中的临床检查数据是否与总结报告一致。

6)CRF 中的不良事件(AE)的记录及判断与原始病历/总结报告是否一致。

(11)数据库检查

1)核对 CRF 与数据库内数据的一致性。

2)检查数据库的录入时间。

3)确认有无潜在的数据修改,并核查是否建立了计算机分析程序的检查程序。

4)重点关注 CRF 中所有修改的数据,核实修改原因、修改人的签字及日期,对数据库中相应数据及录入时间进行检查。

五、Ⅰ期临床试验数据核查中发现问题实例介绍

Ⅰ期临床试验过程中的质量关键环节主要包括受试者的筛选、给药以及生物样本的采集、处理和保存,实际实施过程中发现的问题类型很多,不可能一一列举,仅选择一些较有代表性的问题进行警示。

1. 临床试验条件方面存在的问题

例 1. Ⅰ期病房未设在规范的医疗机构内;病房设施不符合标准,缺乏必备的抢救条件,尤其是缺乏快速抢救的绿色通道。

例 2. 未能配备Ⅰ期临床试验的专职人员,人员的执业资质、培训等不符合要求。

2. 临床试验过程记录及临床检查、检验等数据溯源方面的问题

例 1. 缺乏受试者在Ⅰ期病房中完整的住院记录,Ⅰ期临床试验原始文件仅设计各类表格,未按照医院的住院流程对受试者入住Ⅰ期病房的住院过程进行记录。

例 2. 对受试者试验期间出现的一些异常情况缺少完整的描述。如某个试验的《给药进食时间表》显示部分受试者给药后实际进食量明显降低,如 ××× 受试者中餐进食量降低至 60% 以下,中餐进食量为 0%,超过半数的受试者晚餐进食量降低至 60% 以下等。但是,原始记录未详细记录事件内容,总结报告未见相关记录。

例 3. CRF 数据缺乏源文件支持。CRF 中受试者入选、体格检查、各周期用药前后的临床观察指标数据均由研究者直接记录至 CRF 中,无源文件支持。

例 4. 受试者的信息无法在医院的 HIS 系统中溯源。

例 5. 受试者违反试验方案规定,重复参加试验。未利用受试者筛查查重系统进行查询;筛选受试者时也未在医院的 LIS 系统中查询,现场检查时发现在医院的 LIS 系统中该受试者在方案规定的时间内有参加其他临床试验的相关实验室检查。

3. 方案违背方面的常见问题

(1)违背试验方案的入排标准

例 1. 试验方案入选标准规定"试验前 2 周内未用过任何药物"。HIS 查询到受试者 2 周内的就诊信息以及用药信息。

例 2. 对受试者筛选期理化检查出现异常值的临床意义判断标准不一致,导致出现同样

异常情况下有的判为 CS 不入组,有的判为 NCS 入组;甚至理化检查异常值已经高于试验方案规定的界值仍然选择入组等。

(2)不符合试验方案规定用药

例 1. 药代动力学试验以及等效性试验的血药浓度检测常常发现受试者未按照试验方案要求服药,此类现象并不少见,尤其应注意防范。

例 2. 受试者未按药物随机化方案给药。

(3)不符合方案退出标准

例 试验过程中受试者发生呕吐、出现不良事件等,未按照试验方案判断受试者是否应该继续试验还是退出试验。

4. 安全性记录、报告方面的问题

例 1. AE 的漏报。Ⅰ期临床试验中 AE 漏报的现象比较多见,应引起重视。

例 2. AE 和试验药物关系的判断标准不一致。如在同一个试验中,服用同样的试验药物,出现相同类型和相同严重程度的 AE,判断与试验药物的关系出现多种,包括"很可能有关""可能有关""可能无关""肯定无关"。

例 3. SAE 的漏报:Ⅰ期临床试验中参加临床试验后住院时间的延长是 SAE 判断的难点。例如受试者参加临床试验按正常情况下可以出院,因为试验期间出现某些异常而滞留Ⅰ期病房进行治疗,相对其他受试者住院时间延长,这样的情况研究者往往容易忽视,仅判断为 AE,提示出现这样的异常情况应考虑为 SAE。

5. 试验用药品管理过程与记录方面的问题 比较常见的问题有保存条件例如避光保存、温湿度要求等未按照试验方案要求进行保存。

6. 生物样本采集、处理、保存、运送与交接方面的问题

例 1. 生物样本实际采集时间记录不完整、不准确。有些采血记录表及 CRF 中"采血时间"是根据服药时间推算出来的理论时间,未记录实际采血时间。

例 2. 血样采集过程中出现的异常情况如溶血、脂血等情况未记录或记录不完整,常常在血药浓度检测时发现问题,不能追溯问题发生的详细情况。

例 3. 生物样本处理过程记录不详细,如未记录试验方案要求的处理条件等;未按照标准操作规程进行操作和核对,导致血样标本编码错误、试管放置错误等,这类问题也很常见。

例 4. 生物样本保存未按规定保存温控记录,生物样本出入库情况未详细记录等。

(张 军 邹 冲 于 茜 朱玉先)

参考文献

[1] 全国人民代表大会常务委员会. 中华人民共和国药品管理法 [EB/OL]. (2019-08-26)[2019-12-01]. http://www.gov.cn/xinwen/2019-08/26/content_5424780.htm

[2] 中华人民共和国国务院. 中华人民共和国药品管理法实施条例 [EB/OL]. (2002-09-15)[2020-07-01]. http://www.gov.cn/gongbao/content/2019/content_5468873.htm

[3] 国家市场监督管理总局. 药品注册管理办法 [EB/OL]. (2020-01-22)[2020-07-01]. http://www.gov.cn/zhengce/zhengceku/2020-04/01/content_5498012.htm

[4] 国家药品监督管理局,国家卫生健康委员会. 药物临床试验质量管理规范 [EB/OL]. (2020-04-23)[202-07-01]. https://www.nmpa.gov.cn/yaopin/ypggtg/20200426162401243.html

[5] 国家药品监督管理局. 药物 I 期临床试验管理指导原则(试行)[EB/OL]. (2011-12-02)[2020-07-01]. https://www.nmpa.gov.cn/xxgk/fgwj/gzwj/gzwjyp/20111202113101617.html

[6] ICH(人用药物注册技术要求国际协调会议). Guideline For Good Clinical Practice E6(R2)(临床试验管理规范)[EB/OL]. (2016-11-09)[2020-07-01]. https://www.ema.europa.eu/en/documents/scientific-guideline/guideline-good-clinical-practice-e6r2-4-step-2b_en.pdf

[7] CIMOS(国际医学科学组织委员会). International Ethical Guidelines for Health-related Research Involving Humans(涉及人的生物医学研究国际伦理审查指南), 2016.

[8] 国家药品监督管理局. 以药动学参数为终点评价指标的化学药物仿制药人体生物等效性研究技术指导原则 [EB/OL]. (2016-03-18)[2020-07-01]. https://www.nmpa.gov.cn/zhuanti/ypqxgg/ggzhcfg/20160318210001633.html

[9] 国家药品监督管理局. 中药新药临床研究一般指导原则 [EB/OL]. (2015-11-03)[2020-07-01]. https://www.nmpa.gov.cn/xxgk/ggtg/qtggtg/20151103120001444.html

[10] 国家药品监督管理局. 临床试验数据管理工作技术指南 [EB/OL]. (2016-07-29)[2020-07-01]. https://www.nmpa.gov.cn/yaopin/ypggtg/ypqtgg/20160729183801891.html

[11] 国家药品监督管理局. 药物临床试验数据管理与统计分析的计划和报告指导原则 [EB/OL]. (2016-07-29)[2020-07-01]. https://www.nmpa.gov.cn/yaopin/ypggtg/ypqtgg/20160729184001935.html

[12] 国家药品监督管理局药品审评中心. 关于发布《药物临床试验期间安全性数据快速报告的标准和程序》的通知 [EB/OL]. (2018-04-27)[2020-07-01]. http://www.cde.org.cn/news.do?method=largeInfo&id=90755b9d6035c1b4

[13] 国家药品监督管理局药品审评中心. 关于发布《E2B(R2)安全性消息处理和个例安全性报告技术规范》的通知 [EB/OL]. (2018-07-30)[2020-07-01]. http://www.cde.org.cn/news.do?method=largeInfo&id=bc4b70117632b3fa

[14] 国家药品监督管理局. 化学药物临床试验报告的结构与内容技术指导原则 [EB/OL]. （2005-03-18）[2020-07-01]. https://www.nmpa.gov.cn/xxgk/fgwj/gzwj/gzwjyp/20050318010101201.html

[15] 国家药品监督管理总局. 关于发布化学药品新注册分类申报资料要求（试行）的通告 [EB/OL]. （2016-05-04）[2020-07-01]. https://www.nmpa.gov.cn/directory/web/nmpa/xxgk/ggtg/qtggtg/20160504175301774.html

[16] 国家药品监督管理局. 关于发布药物临床试验数据管理与统计分析的计划和报告指导原则的通告 [EB/OL]. （2016-07-29）[2020-07-01]. https://www.nmpa.gov.cn/directory/web/nmpa/xxgk/ggtg/qtggtg/20160729184001935.html

[17] 国家药品监督管理局. 中药、天然药物注射剂基本技术要求 [EB/OL]. （2007-12-06）[2020-07-01]. https://www.nmpa.gov.cn/xxgk/fgwj/gzwj/gzwjyp/20071206120001186.html

[18] 国家药品监督管理局药品审评中心. 化学药物临床药代动力学研究技术指导原则 [EB/OL]. （2007-08-23）[2020-07-01]. http://www.cde.org.cn/zdyz.do?method=largePage&id=8b461127bccfdd5e

[19] 国家药品监督管理局. 健康成年志愿者首次临床试验药物最大推荐起始剂量的估算指导原则 [EB/OL]. （2012-05-15）[2020-07-01]. https://www.nmpa.gov.cn/xxgk/fgwj/gzwj/gzwjyp/20120515120001975.html

[20] 国家药品监督管理局药品审评中心. 中药、天然药物临床试验报告的撰写原则 [EB/OL]. （2005-03）[2020-07-01]. http://www.cde.org.cn/zdyz.do?method=largePage&id=68c8220d29544e7e

[21] 国家药典委员会. 中华人民共和国药典 [S]. 北京：中国医药科技出版社，2015：356-362.

[22] 国家药典委员会. 中华人民共和国药典 [S]. 北京：中国医药科技出版社，2015：363-368.

[23] ICH 指导委员会. 药品注册的国际技术要求：临床部分 [M]. 周海钧，译. 北京：人民卫生出版社，2002：84-131.

[24] AHA. 2015 American Heart Association focused update on adult basic life support and cardiopulmonary resuscitation quality[J]. Circulation, 2015, 132（2）: 315-367.

[25] AHA. 2017 American Heart Association focused update on adult basic life support and cardiopulmonary resuscitation quality: an update to the American Heart Association Guidelines for Cardiopulmonary Resuscitation and Emergency Cardiovascular Care[J]. Circulation, 2018, 137（1）: e1-e6.

[26] AHA. 2018 American Heart Association focused update on advanced cardiovascular life support use of antiarrhythmic drugs during and immediately after cardiac arrest: an update to the American Heart Association Guidelines for Cardiopulmonary Resuscitation and Emergency Cardiovascular Care[J]. Circulation, 2018, 138: e740-e749.

[27] AHA. 2019 American Heart Association focused update on advanced cardiovascular life support: use of advanced airways, vasopressors, and extracorporeal cardiopulmonary resuscitation during cardiac arrest: an update to the American Heart Association Guidelines for Cardiopulmonary Resuscitation and Emergency Cardiovascular Care[J]. Circulation, 2019, 140: e881-e894.

[28] 中国医师协会急诊医师分会, 中国人民解放军急救医学专业委员会, 中国人民解放军重症医学专业委员会, 等. 创伤失血性休克诊治中国急诊专家共识[J]. 中华急诊医学杂志, 2017, 26（12）: 1358-1365.

[29] 中国医师协会急诊医师分会. 急性上消化道出血急诊诊治流程专家共识[J]. 中国急救医学, 2015, 35（10）: 865-873.

[30] Chinese Hypertension League, Chinese Society of Cardiology, Hypertension Committee of the Chinese Medical Doctor Association, et al. 2018 Chinese Guidelines for Prevention and Treatment of Hypertension—a report of the Revision Committee of Chinese Guidelines for Prevention and Treatment of Hypertension[J]. Journal of Geriatric Cardiology, 2019(16): 182-241.

[31] 中国临床肿瘤学会指南工作委员会. 肿瘤放化疗相关中性粒细胞减少症规范化管理指南[J]. 中华肿瘤杂志, 2017, 39(11): 868-878.

[32] National Clinical Guideline Centre (UK). Acute heart failure: diagnosing and managing acute heart failure in adults [EB/OL]. (2020-05-30)[2020-07-01]. https://pubmed.ncbi.nlm.nih.gov/25340219/

[33] 中华医学会血液学分会血栓与止血学组. 弥散性血管内凝血诊断中国专家共识(2017 年版)[J]. 中华血液学杂志, 2017, 38(5): 361-363.

[34] 中华医学会心血管病学分会, 中华心血管病杂志编辑委员会. 中国心力衰竭诊断和治疗指南 2014[J]. 中国心血管病杂志, 2014, 42(2): 3-10.

[35] 中国医师协会急诊医师分会, 中国心胸血管麻醉学会急救与复苏分会. 中国急性心力衰竭急诊临床实践指南 2017[J]. 中华急诊医学杂志, 2017, 26(12): 1347-1357.

[36] 中华医学会心血管病学分会心力衰竭学组, 中国医师协会心力衰竭专业委员会, 中华心血管病杂志编辑委员会. 中国心力衰竭诊断和治疗指南 2018[J]. 中华心血管杂志, 2018, 46(10): 760-789.

[37] 刘玉秀, 成琪, 刘丽霞. 2010 版 CONSORT 声明: 平行组随机试验报告的新指南 [J]. 中国临床药理学与治疗学, 2010, 15(10): 1189-1194.

[38] 严重急性低氧性呼吸衰竭急诊治疗专家共识组. 严重急性低氧性呼吸衰竭急诊治疗专家共识[J]. 中华急诊医学杂志, 2018, 27(8): 844-849.

[39] 宋维, 丁学忠. 急性中毒诊断与治疗中国专家共识[J]. 中华急诊医学杂志, 2016, 25(11): 1361-1375.

[40] 王怡兵, 熊宁宁, 卜擎燕, 等. 临床试验机构研究者培训的标准操作规程 [J]. 中国临床药理学与治疗学, 2004, 9(4): 474-476.

[41] 王巍, 陈玉文. 浅议新药研发中药物临床试验方案的风险管理 [J]. 药学与临床研究, 2015, 23(5): 514-517.

[42] 张欣. 急性药物过敏反应的抢救对策及护理方法 [J]. 实用药物与临床, 2016, 19(1): 89-91.

[43] 魏庆宇, 李全生. 药物过敏国际共识(2014 版)解读 [J]. 医学与哲学, 2015, 36(7B): 31-34.

[44] 胡才宝, 严静. 感染性休克血管活性药物的选择策略 [J]. 中国实用内科杂志, 2015, 35(11): 900-903.

[45] 国家卫生计生委抗菌药物临床应用与细菌耐药评价专家委员会. 青霉素皮肤试验专家共识[J]. 中华医学杂志, 2017, 97(40): 3143-3146.

[46] 陈永强.《2015 年美国心脏协会心肺复苏及心血管急救指南》更新解读 [J]. 中华护理杂志, 2016, 51(2): 253-256.

[47] 呼吸困难诊断、评估与处理的专家共识组. 呼吸困难诊断、评估与处理的专家共识[J]. 中华内科杂志, 2014, 53(4): 337-341.

[48] 周荣斌, 林霖. 急性上消化道出血急诊诊治流程专家共识的阐释 [J]. 中国全科医学, 2015, 18(33): 4021-4023.

[49] 中华医学会血液学分会, 中国医师协会血液科医师分会. 中国中性粒细胞缺乏伴发热患者抗菌药物临

床应用指南（2016 年版）[J]. 中华血液学杂志, 2016, 37（5）: 353-359.

[50] 张纯. 中性粒细胞缺乏伴发热的治疗 [J]. 临床内科杂志, 2018, 35（9）: 590-592.

[51] 姜一农. 高血压急症的处理策略与注意事项 [J]. 临床荟萃, 2015, 30（11）: 1223-1225.

[52] 张松, 刘伟. 高血压急症处理及相关指南解读 [J]. 医学研究杂志, 2016, 45（10）: 1-3.

[53] 骆红. 急性肾衰竭临床诊断治疗分析 [J]. 中国医疗前沿, 2013, 8（22）: 54.

[54] 许华, 王兵, 王勇强. 急性肾损伤的早期诊断和治疗热点及新进展 [J]. 中华急诊医学杂志, 2017, 26（9）: 992-994.

[55] 刘美琼. 对急诊洗胃的方法及护理干预措施分析 [J]. 临床医药文献电子杂志, 2015, 2（5）: 928-929.

[56] 刘金金. 急性中毒受试者洗胃护理研究进展 [J]. 临床护理杂志, 2014, 13（5）: 45.

[57] 张锡玮. 中药 I 期临床耐受性试验的设计与实施 [J]. 辽宁中医药大学学报, 2013, 15（8）: 24-26.

[58] 李睿, 王淑阁, 刘静, 等. I 期临床试验中健康受试者保护的若干问题探讨 [J]. 中药新药与临床药理, 2017, 28（1）: 117-120.

[59] 黄淑云, 吴萍, 赵兰英, 等. 中药新药 I 期临床试验病房管理及护理 [J]. 中国新药杂志, 2017, 26（4）: 394-397.

[60] 蒋萌. 中医药临床研究实践 [M]. 南京: 南京大学出版社, 2013.

[61] 王吉耀. 临床研究基本概念 [M]. 北京: 人民卫生出版社, 2010.

药物Ⅰ期临床试验管理指导原则(试行)

第一章 总 则

第一条 为加强药物Ⅰ期临床试验(以下简称Ⅰ期试验)的管理,有效地保障受试者的权益与安全,提高Ⅰ期试验的研究质量与管理水平,根据《中华人民共和国药品管理法》《药品注册管理办法》《药物临床试验质量管理规范》等相关规定,参照国际通行规范,制定本指导原则。

第二条 本指导原则适用于Ⅰ期试验,旨在为Ⅰ期试验的组织管理和实施提供指导。人体生物利用度或生物等效性试验应参照本指导原则。

第二章 职 责 要 求

第三条 申办者应建立评价药物临床试验机构的程序和标准,选择、委托获得资格认定的Ⅰ期试验研究室进行Ⅰ期试验。

第四条 申办者应建立质量保证体系,对Ⅰ期试验的全过程进行监查和稽查,确保临床试验的质量,保障受试者的权益与安全。

第五条 申办者可以委托合同研究组织(CRO)执行Ⅰ期试验中的某些工作和任务。委托前对合同研究组织的研究条件、能力、经验以及相应的质量管理体系进行评价。当合同研究组织接受了委托,则本指导原则中规定的由申办者履行的责任,合同研究组织应同样履行。申办者对临床试验的真实性及质量负最终责任。

第六条 Ⅰ期试验研究室负责Ⅰ期试验的实施。研究者应遵循临床试验相关法律法规、规范性文件和技术指导原则,执行临床试验方案,保护受试者的权益与安全,保证临床试验结果的真实可靠。

第七条 药物临床试验生物样本分析应在符合《药物临床试验生物样本分析实验室管理指南》(以下简称《实验室管理指南》)的实验室进行。从事药物临床试验生物样本分析的实验室均应接受药品监督管理部门的监督检查。

第八条 伦理委员会应针对Ⅰ期试验的特点,加强对受试者权益与安全的保护,重点关注:试验风险的管理与控制,试验方案设计和知情同意书的内容,研究团队的人员组成、资质、经验,受试者的来源、招募方式,实施过程中发生的意外情况等。

第三章 实 施 条 件

第九条 Ⅰ期试验研究室应设有足够的试验病房,也可以设有临床试验生物样本分析实验室(以下简称实验室)。试验病房应符合本指导原则的要求,实验室应符合《实验室管理指南》的要求。均应具备相应的组织管理体系、质量管理体系及能满足Ⅰ期试验需要的场所和设施设备等。

第十条　Ⅰ期试验研究室应配备研究室负责人、主要研究者、研究医生、药师、研究护士及其他工作人员。所有人员应具备与承担工作相适应的专业特长、资质和能力。实验室人员应符合《实验室管理指南》的要求。

(一)研究室负责人。研究室负责人总体负责Ⅰ期试验的管理工作,保障受试者的权益与安全。研究室负责人应具备医学或药学本科以上学历并具有高级职称,具有5年以上药物临床试验实践和管理经验,组织过多项Ⅰ期试验。

(二)主要研究者。研究室负责人和主要研究者可以是同一人。主要研究者负责Ⅰ期试验的全过程管理,熟悉与临床试验有关的资料与文献,确保试验顺利进行。主要研究者应具备医学或药学本科或以上学历、高级技术职称,具有系统的临床药理专业知识,至少5年以上药物临床试验经验,有负责过多项Ⅰ期试验的经历。

(三)研究医生。研究医生协助主要研究者进行医学观察和不良事件的监测与处置。研究医生应具备执业医师资格,具有医学本科或以上学历,有参与药物临床试验的经历,具备急诊和急救等方面的能力。

(四)药师。药师负责临床试验用药品的管理等工作。药师应具备药学本科或以上学历,具有临床药理学相关专业知识和技能。

(五)研究护士。研究护士负责Ⅰ期试验中的护理工作,进行不良事件的监测。研究护士应具备执业护士资格,具有相关的临床试验能力和经验。试验病房至少有一名具有重症护理或急救护理经历的专职护士。

(六)其他人员。主要包括:项目管理人员、数据管理人员、统计人员、质控人员、研究助理等,均应具备相应的资质和能力。

第十一条　Ⅰ期试验研究室应有相应的人员培训和考核管理制度。培训内容包括临床试验相关的法律法规、规范性文件和相关的技术指导原则,专业知识和技能,管理制度、技术规范、标准操作规程,临床试验方案等。确保参与临床试验的人员都有与其所承担的工作相适应的资质和能力。

第十二条　Ⅰ期试验研究室应建立保障健康与安全的管理制度,包括工作场所安全、饮食安全、污染控制、职业暴露防护、有害物质控制等措施,以确保研究人员和受试者的健康、安全。

第十三条　Ⅰ期试验研究室应有满足Ⅰ期试验需要的场所和设施。Ⅰ期试验的试验病房需达到如下要求,并不断完善,为受试者、工作人员和申办者提供良好的试验条件。

(一)试验场所。试验病房应具有开展Ⅰ期试验所需的空间,具有相对独立的、安全性良好的病房区域,保障受试者的安全性及私密性。应设有档案室、药物储存和准备室、配餐室、监查员办公室。除医护人员工作区以外,还应设有专门的受试者接待室、活动室、寄物柜。试验区、办公区、餐饮区和活动区应各自独立。具有安全良好的网络和通讯设施。

(二)抢救要求。试验病房应具有原地抢救以及迅速转诊的能力,配备抢救室,具有必要的抢救、监护仪器设备和常用的急救药品、紧急呼叫系统等,确保受试者得到及时抢救。

第十四条 Ⅰ期试验研究室应根据工作需要配备相应的仪器设备,并进行有效的管理,确保仪器设备准确可靠。

(一)试验病房应配备具有生命体征监测与支持功能的设备,如心电监护仪、心电图机、除颤仪和呼吸机等,并具有供氧和负压吸引装置。具有可移动抢救车,且配有抢救药品和简易抢救设备,确保抢救设备状态良好,能备应急使用。

(二)仪器设备管理。仪器设备管理应由专人负责;仪器设备操作者应具有适当资质并经过操作培训,应根据相应用途使用设备;仪器设备应有清晰的标签标明其生产日期和运行状态,并进行维护、检测和校准;仪器设备具有可操作的标准操作规程,并保留所有使用和维护的记录文档;确保专人适时对试验设施设备进行质量控制检查,对仪器资料进行归档管理;确保试验病房的仪器设备符合国家的相关要求。

第十五条 实验室的人员和设施设备与场所要求应符合《实验室管理指南》。

第四章 管理制度与标准操作规程

第十六条 Ⅰ期试验研究室应制定相应的管理制度和标准操作规程(SOP),并及时更新和完善。

第十七条 管理制度至少包括:合同管理、人员管理、文档管理、试验用药品管理、试验场所和设施管理、仪器和设备管理等。

第十八条 Ⅰ期试验的SOP至少包括以下几大类:试验设计、试验实施过程、试验用药品管理、不良事件处置、数据管理、试验总结报告、文档管理、质量控制等。

第十九条 管理制度和SOP的制定、审核和批准、实施以及修订与废止。

(一)制定。应制定管理制度和SOP,保证所有管理制度与SOP有统一格式和编码,内容符合相关的法律法规,管理制度与SOP均应标明现行版本号码及生效日期,并及时更新。

(二)审核和批准。管理制度与SOP起草后,应对SOP草稿进行审阅和讨论,保证文件简练、易懂、完整和清晰,具有逻辑性和可行性,与已生效的其他文件具有兼容性。审核后确定的文件,应规定生效日期,并由研究室负责人签署批准。

(三)实施。管理制度与SOP生效后应立即执行,所有工作人员必须接受管理制度与相关SOP的培训,更新管理制度与SOP时,需进行针对性的培训。

(四)修订与废止。根据需要对管理制度和SOP进行定期和不定期修订与废止。将相关信息记录在案,并及时更新版本和版本序列号。需撤销的管理制度与SOP需归档保管并有作废标记。保证现行所用的管理制度与SOP为最新版本,并保留最新版本的管理制度与SOP清单。

第五章 质 量 保 证

第二十条 Ⅰ期试验研究室应建立或被纳入相对独立的、完整的质量保证体系,由不直接涉及该临床试验的人员实施,所有观察结果和发现都应及时核实并记录。质量控制人员应由研究室负责人指派。

第二十一条 应根据试验项目制订内部质量控制计划,对试验进行的每个阶段和程序进行核查,在数据处理的每一个阶段和程序进行质量控制,确保试验过程符合试验方案和SOP的要求;申办者应按监查计划定期对试验项目进行核查,保证数据完整、准确、真实、可靠。核查的频率和性质应根据试验的实际情况而定。如实记录核查过程中发现的问题,督促试验人员解决问题;对发现的问题提出改进措施,确保试验人员正确执行。

第六章 风 险 管 理

第二十二条 风险管理是Ⅰ期试验的重要内容,申办者、主要研究者和实验室负责人、伦理委员会等各相关方应保持及时沟通与交流。试验开始前必须对风险要素进行评估,并制订风险控制计划;试验过程中应采取有效的风险控制措施,及时收集和分析试验用药品的新发现或信息,适时修改试验方案、暂停或中止临床试验,以及通过监查和稽查保障风险控制措施有效执行等。

第二十三条 风险评估和风险控制计划应具有科学性和可行性,风险评估内容至少应包括以下因素:

（一）试验设计中的风险要素;

（二）试验用药品本身存在的风险要素;

（三）受试者自身存在的风险要素;

（四）试验操作中的风险要素。

第二十四条 申办者在风险控制中的职责

（一）申办者在临床试验前应对试验过程中可能存在的风险进行评估,提供预期的风险信息,并与研究者达成共识;

（二）申办者应熟悉试验药物的临床前相关研究数据和资料,充分评估临床试验风险,制订临床试验方案;

（三）申办者应建立与试验病房和实验室研究者间的沟通机制,及时妥善处理不良事件,并制订数据和安全监查计划,监控并管理可能发生的不良事件;

（四）申办者应向研究者和伦理委员会及时提供与试验相关的重要新信息（尤其是关于药物安全使用和药物不良反应的新信息）。

第二十五条 研究者在风险管理中的职责:

（一）研究者应在临床试验开始前与申办者商讨制订风险控制措施,并在临床试验过程中认真执行。

（二）主要研究者应在试验开始前,建立与临床试验相关的试验病房和实验室研究者之间的有效沟通渠道,尤其要明确实验室超出规定范围的实验数值的报告方式;如果是多中心试验,需要对各研究室之间的交流程序做出规定。

（三）在分析实验过程中发现任何不正常或超出规定范围的数值时,应及时报告给主要研究者。

第二十六条 伦理委员会在风险管理中的职责:

伦理委员会应审查风险控制措施,并监督其实施;审查临床试验的暂停和中止,保障受试者权益；可以要求申办者或研究者提供药物临床试验的不良事件相关信息、处置方式及结果，并有权力暂停或中止临床试验。

第七章 合同和协议

第二十七条 试验之前，申办者和研究方应签署具有中国法律约束力的委托合同。在合同中明确试验内容和进度、双方责任和义务、委托研究经费额度，此外还应关注保密原则、受试者保险、受试者补偿或赔偿原则、试验暂停和中止的原则和责任归属、知识产权界定、发表论文方式等。

第二十八条 研究室或实验室不可将试验工作转包；如果不能完成部分工作，应事先由申办者与其他相关机构签署相关委托合同。

第二十九条 研究室或实验室不应擅自增加试验内容和改变试验方法。申办者如要求进行附加服务，双方应于相关工作开始之前签署附加协议，并承诺额外的工作不与临床试验方案相冲突、不损害受试者的权益与安全。

第八章 试 验 方 案

第三十条 Ⅰ期试验开始前应制订试验方案，该方案由申办者与研究者达成共识并签署确认，报伦理委员会审查批准后实施。

第三十一条 Ⅰ期试验方案应在符合科学性和保障受试者权益的基础上，参照相关技术指导原则制定。

第三十二条 试验过程中，Ⅰ期试验方案如需要修改，修改后的试验方案必须经伦理委员会审批或备案。如试验中发生紧急医学事件或严重不良事件，研究者可以采取临床试验方案以外的必要紧急措施，以确保受试者安全。

第九章 受试者管理

第三十三条 Ⅰ期试验必须保障受试者的权益与安全，受试者招募方式应经伦理委员会审查。

第三十四条 Ⅰ期试验受试者多为健康成人，如需选择特殊人群，如儿童、老年人、孕期妇女、患者或其他弱势群体等进行研究，应有合理的理由，并采取相应保障措施。

第三十五条 试验开始前，应使受试者充分知情并签署知情同意书；试验实施中，应保持与受试者良好沟通，以提高受试者的依从性，及时发现不良事件。试验过程中，知情同意书如需要修改，修改后的知情同意书必须经伦理委员会审批，并再次获得受试者的知情同意。

第三十六条 在Ⅰ期试验中，受试者通常未获得治疗利益，申办者应给予受试者合理的经济补偿，对因参加试验而受到损害的受试者，申办者应承担相应的治疗费用和合理补偿。

第十章 试验用药品管理

第三十七条 申办者负责提供试验用药品，并对其质量负责。

第三十八条　药物临床试验机构应设临床试验药房，具备合格的试验用药品储存设施和设备。

第三十九条　试验用药品应有专人管理，按照试验用药品管理制度和 SOP 进行试验用药品接收、保存、发放、使用、回收、返还，并保留相关记录。试验用药品的准备要符合方案的规定。如需对试验用药品称重、稀释、无菌条件下的配制等，均要符合相关规定。

第四十条　试验用药品的使用由研究者负责，研究者应按试验方案和随机表使用试验用药品，确保受试者按时按量用药，并做好记录。

第四十一条　试验用药品不得他用、销售或变相销售。

第十一章　生物样本管理和分析

第四十二条　按照临床试验方案和 SOP 采集、处理和保存临床试验生物样本。样本容器的标识应有足够的信息量，易于识别和具有唯一性。

第四十三条　生物样本转运和保存应符合试验方案和相关 SOP 的要求，保证其完整性和活性不受影响，并做好记录。

第四十四条　在试验过程中，应保证生物样本的标识性和可溯源性，建立样本标识、移交和保存等相关记录和样本的储存档案。

第四十五条　在分析工作开始之前，应根据试验方案要求，制订生物样本分析详细的实验方案，并由实验室负责人、项目负责人及申办者签署后生效。

第十二章　数据管理和统计分析

第四十六条　Ⅰ期试验的原始数据（包括电子数据）是试验过程中采集的第一手资料，应保证其真实性、准确性和完整性。产生数据的仪器设备与方法需经过验证。

第四十七条　计算机系统指直接或间接用于数据接收、采集、处理、报告和存储的信息系统，或是整合在自动化设备中的系统，包括一个或多个硬件单元和相关软件。用于临床试验数据管理和统计分析的计算机系统应经过验证，并具有系统自动生成的稽查踪迹，对数据的所有修改都自动保留更改痕迹；计算机系统升级时应及时保存原有数据，防止数据丢失或更改。计算机系统的使用应有严格的登录权限和密码管理制度。

第四十八条　数据录入应有核查措施（比如双份录入、系统自动的逻辑检查等）以避免数据录入错误。核查与锁定数据的过程应有详细记录，数据改动应有相应的文档支持。

第四十九条　统计分析人员在试验方案确定后制订统计分析计划，在数据锁定前加以细化和确认；统计分析必须采用公认的统计学软件和合适的统计学方法；统计分析过程必须程序化，程序源代码应具有可读性，以便核查；统计分析的结果表达应专业、客观、规范。

第五十条　Ⅰ期试验的统计分析应重点关注剂量对安全性指标、药代动力学参数、药效学指标的影响及其变化规律。

第十三章　总　结　报　告

第五十一条　Ⅰ期试验结束后，综合临床试验的所有数据，撰写Ⅰ期试验总结报告（以下简称总结报告）。总结报告须经申办者和主要研究者签署确认，并由申办者和药物临床试验机构盖章。生物样本分析报告应由实验室负责人签署，并由其机构盖章。

第五十二条　总结报告的结构和内容可参考有关技术指导原则，并体现Ⅰ期试验的特点。

第十四章　附　　则

第五十三条　本指导原则由国家食品药品监督管理局负责解释。

第五十四条　本指导原则自发布之日起施行。